D1727668

M. Kern, F. Beuer, R. Frankenberger, R.J. Kohal, K. H. Kunzelmann, A. Mehl, P. Pospiech, B. Reiss

Vollkeramik auf einen Blick

6. Auflage

Überarbeitete Ausgabe

Leitfaden zur Indikation, Werkstoffauswahl, Vorbereitung und Eingliederung von vollkeramischen Restaurationen

ag keramik

Viribus unitis.

Die Autoren:
Prof. Dr. Matthias Kern, Kiel
Prof. Dr. Florian Beuer, Berlin
Prof. Dr. Roland Frankenberger, Marburg
Prof. Dr. Ralf-Joachim Kohal, Freiburg
Prof. Dr. Karl-Heinz Kunzelmann, München
Prof. Dr. Dr. Albert Mehl, Zürich
Prof. Dr. Peter Pospiech, Berlin
Dr. Bernd Reiss, Malsch

ISBN 978-3-9817012-0-3 – 6. deutsche, erweiterte Auflage 2015

Herausgeber im Eigenverlag:
Arbeitsgemeinschaft für Keramik in der Zahnheilkunde e.V.,
76308 Malsch, Postfach 11 60, Deutschland

1. Auflage Deutsch: Januar 2006
2. Auflage Deutsch: November 2006
3. Auflage Deutsch: September 2008
4. Auflage Deutsch: Mai 2010
5. Auflage Deutsch: Mai 2012
6. Auflage Deutsch: Mai 2015 – Nachdruck-Auflage April 2018

1. Auflage Englisch: Juli 2007
   ISBN 978-3-00-021677-0

1. Auflage Japanisch: August 2008
   ISBN 978-4-263-46412-0

1. Auflage Französisch: November 2008
   ISBN 978-3-00-025710-0

1. Auflage Koreanisch: Juni 2011
   ISBN 978-89-8484-218-2

Bildquellen Titel: Neumann
Rückseite: Bellmann

Gestaltung: D.T.P. Grafik Service GmbH, Mainz-Kastel · Barbara Reiser I Grafik Design, Münster
Druck: Zeidler GmbH & Co. KG, Mainz-Kastel

Inhalt

Keramik in der Zahnmedizin – die Erfolgsgeschichte

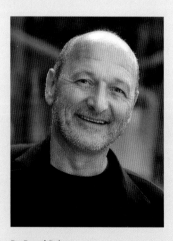

Dr. Bernd Reiss
Vorsitzender des Vorstandes
der Arbeitsgemeinschaft für Keramik
in der Zahnheilkunde e.V.

Zur 6. deutschen Auflage

„Vollkeramik auf einen Blick" ist im Jahr 2006 erstmalig als Leitfaden für Zahnärzte und Zahntechniker erschienen. Das allgemeine Echo war allseits mehr als positiv: Hochschullehrer, Rezensenten, Studenten, Vertreter der Industrie, Entwickler und insbesondere Zahnärzte sowie Zahntechniker lobten die Qualität des Buches, das dank seiner Klarheit auch für interessierte Patienten durchaus lesenswert ist.

„Vollkeramik auf einen Blick" gibt kompetente Antworten auf sämtliche Fragen rund um die vollkeramische Zahnrestauration und stellt die verschiedenen Aspekte anschaulich und praxisnah dar.

Die Autorengruppe setzt sich aus Wissenschaftlern verschiedener Disziplinen, erfahrenen Praktikern und Fachleuten führender Unternehmen zusammen. Aus der Kooperation ging dieses Kompendium hervor, das auch heute Maßstäbe setzt. Mittlerweile ist das Buch ein Standardwerk, das mehrere Universitäten auch als Studienmaterial verwenden.

Die Arbeitsgemeinschaft für Keramik in der Zahnheilkunde e.V. ist ein Zusammenschluss von zahnmedizinischen Experten, Wissenschaftlern, Hochschullehrern, Industriellen, Praktikern und Technikern. Sie verfolgt das Ziel, die Anwendung von Keramik in der Zahnmedizin kontinuierlich zu analysieren und zu optimieren, um ihren Stellenwert als Therapieverfahren in der Fachwelt und in der Öffentlichkeit zu vertreten.

Ein primäres Anliegen unserer Arbeitsgemeinschaft ist die defektorientierte und substanzschonende Behandlung erkrankter Zähne. Diese Forderung gilt sowohl für die Erneuerung vorhandener, insuffizienter Restaurationen als auch für die Erstversorgung eines destruierten Zahns.

Im klinischen Teil des Buches soll die Therapie mit Keramik durch praxisgerechte Informationen für Zahnärzte, Zahntechniker und Patienten auf eine breite Basis gestellt werden. Eine dauerhafte Versorgung der Patienten durch moderne, praxiserprobte und evidenzbasierte Verfahren wird damit sichergestellt.

Vollkeramische Therapielösungen haben in den vergangenen Jahren erheblich an Bedeutung gewonnen. Patienten schätzen vollkeramische Versorgungen, insbesondere aufgrund ihrer Ästhetik und Biokompatibilität. Zahntechniker schätzen neben den herausragenden, mechanischen Eigenschaften und der Stabilität auch die kreativen Möglichkeiten und die Perfektion, die das Material Keramik bietet. Für Zahnärzte stellt die Vollkeramik eine klinisch bewährte Therapieerweiterung dar. Neben diesen vielfältigen Vorteilen hat auch der Fortschritt in der digitalen Mess- und Fertigungstechnik zur weiteren Verbreitung der Keramik in der Zahnmedizin beigetragen.

Die klinischen Langzeitergebnisse der Autoren sind ein elementarer Bestandteil dieses Buches, denn sie sind eine wichtige Basis für die Vorhersehbarkeit des Therapieerfolges. Dieses Kompendium versteht sich deshalb auch als Leitfaden, der dazu beitragen soll, die Ergebnisse mit keramischen Werkstoffen auf einem gesichertem Fundament zu optimieren.

In den letzten Jahren hat die Materialentwicklung rasante Fortschritte verzeichnet. Die Eigenschaften der Keramik wurden hinsichtlich Festigkeit und Ästhetik stetig optimiert und kommen ihrem naturgegebenen Vorbild, dem natürlichen Zahn, immer näher.

Bei der rasch voranschreitenden Verbreitung der keramischen Restauration, der Entwicklung verbesserter und neuer Keramikwerkstoffe sowie der Optimierung der CAD/CAM-Technologien handelt es sich keineswegs um ein auf Deutschland begrenztes Phänomen. Diese Entwicklungen beeinflussen das Behandlungsprocedere weltweit.

So ist es nicht nur eine logische Konsequenz, dass dieses Buch auch in die englische, französische, japanische und koreanische Sprache sowie auszugsweise in die chinesische Sprache übersetzt und publiziert wurde – ein Beleg für die internationale Anerkennung, die unser Handbuch genießt. Und natürlich kann es auch in rein digitaler Form erworben werden.

Die vorliegende, 6. deutschsprachige Ausgabe wurde aktualisiert und erweitert. Dafür danken wir unter anderem auch der DGPro (Deutsche Gesellschaft für Prothetische Zahnmedizin und Biomaterialien e.V.). Auf diese Weise wird dem schnellen Fortschritt Rechnung getragen, die neuesten Erkenntnisse im Bereich vollkeramischer Therapielösungen zu berücksichtigen.

Mein Dank für die Mitarbeit an diesem Handbuch gilt Prof. Beuer, Prof. Edelhoff, Prof. Frankenberger, Prof. Kern, Prof. Kohal, Prof. Kunzelmann, Prof. Lohbauer, Prof. Mehl, Prof. Pospiech, Prof. Tinschert, Priv.-Doz. Dr. Rosentritt, Dr. Wiedhahn, Dr. Marquardt und Herrn Kern, Schriftführer der AG Keramik. Dank ihrer Beiträge wurde die werkstoffliche, zahntechnische und klinische Seite aktualisiert und ergänzt. Auch den zahlreichen Bildautoren sei an dieser Stelle für die Bereitstellung der Abbildungen gedankt.

Unser Anspruch bleibt auch für diese Neuauflage bestehen: Wir wollen Maßstäbe setzen.

Mai 2015

Dr. Bernd Reiss

Vorsitzender der Arbeitsgemeinschaft
für Keramik in der Zahnheilkunde e.V.

Mitglied des Vorstandes
der DGZMK

PS: Aufgrund der großen Nachfrage wurde das Werk im April 2018 vom Herausgeber nachgedruckt. Hierbei wurden redaktionelle Anpassungen an das Marktangebot der Restaurationswerkstoffe vorgenommen und klinische Fälle aktualisiert.

Keramik in der Zahnmedizin – eine Erfolgsgeschichte

Vollkeramik – individuell, ästhetisch und metallfrei

Vollkeramik ist die Bezeichnung für ausschließlich aus Keramik bestehende Restaurationen ohne Metallunterstützung. Keramiken sind abrasionsfest, haben lichtleitende und lichtbrechende Eigenschaften, sind absolut farbbeständig und ermöglichen einen unsichtbaren Übergang des Restaurationsrandes in die unbeschliffene Zahnhartsubstanz. Die Werkstoffe sind unter den Bedingungen der Mundhöhle chemisch inert, sind somit neutral zu anderen Restaurationsmaterialien im Mund, gehen nicht in Lösung und sind deshalb biologisch sehr verträglich. In ihrer Beständigkeit übertreffen Keramiken selbst hochedelmetallhaltige Gusslegierungen. Keramikwerkstoffe sind hervorragende thermische Isolatoren und deshalb ideal zur Überkappung von vitalem Dentin. Die mineralischen Grundbausteine der Keramik können beim industriellen Herstellungsprozess so selektiert und justiert werden, dass sich ideale lichtoptische Eigenschaften ergeben, um die in der Natur vielfältig auftretenden Zahnfarben für eine Restauration zu reproduzieren.

Die kennzeichnende Eigenschaft der Keramik ist ihre Sprödigkeit und im Vergleich zu Metall die geringere Biegefestigkeit und Bruchzähigkeit. Keramik ist hochdruck-belastbar, aber empfindlich auf Zugspannungen. In der zahnärztlichen Behandlung erfordern die Keramikrestaurationen mehr Aufwand für die Präparation sowie für die Eingliederung. Die Keramik muss für die vorgesehene Indikation sorgfältig ausgewählt werden und die anatomischen Voraussetzungen müssen gegeben sein. Bei der zahntechnischen Fertigung ist Sorgfalt erforderlich, besonders beim Beschleifen der Keramikgerüste. Diese Herausforderungen lassen sich heute mit geeigneten Techniken beherrschen. Für das Fertigen und Eingliedern stehen mittlerweile ausgereifte und erprobte Systeme zur Verfügung. Die geringere Bruchfestigkeit einzelner Keramiksysteme kann klinisch durch die adhäsive Befestigung am Zahn kompensiert werden.

Vollkeramische Einlagefüllungen, Veneers, Kronen und Brücken erfreuen sich wegen der ausgezeichneten Ästhetik und Körperverträglichkeit zunehmender Beliebtheit. Aus Gründen der hochwertigen Materialqualität werden bei hohen Ansprüchen an die Belastbarkeit überwiegend industriell vorgefertigte Keramiken eingesetzt, die im CAD / CAM-Verfahren verarbeitet werden.

Restaurationen aus industriell vorgefertigten Keramiken können oberflächlich individualisiert und charakterisiert werden. Ihr Vorteil gegenüber manuell geschichteten Restaurationen liegt in der verbesserten Materialqualität und in der höheren Bruchfestigkeit der unter standardisierten Bedingungen hergestellten Keramikrohlinge.

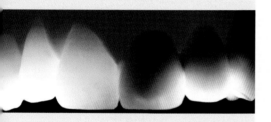

Metallkeramik verursacht einen Schattenwurf, der die Lichttransmission und somit die Ästhetik beeinträchtigt.

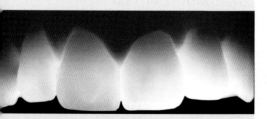

Keramikwerkstoffe sind ähnlich lichtdurchlässig wie natürliche Zahnhartsubstanz. Kristalle reflektieren einfallendes Licht, steuern die Farbgebung in den tieferliegenden Schichten und bieten eine ausgezeichnete Ästhetik.
Abb.: Edelhoff

Dentalkeramiken und ihre Derivate lassen sich in folgende Gruppen einteilen:

- Keramiken mit Glasphase: silikatische Glaskeramiken, glasinfiltrierte Keramiken
- Keramiken ohne Glasphase: Oxidkeramiken (polykristallin)
- Hybrid- und Verbundkeramiken mit Zusatz von Polymeren.

Konventionelle Dentalkeramiken bestehen in der Regel aus einer amorphen, transparenten Glasphase, in die kristalline Partikel dispers verteilt eingelagert sind. Die Kristalle erfüllen die Aufgaben

- Lichtstreuung und Trübung der transparenten Glasphase
- Dadurch farbliche Anpassung an die Zahnhartsubstanz
- Standfestigkeit beim Brennen (Sintern)
- Steuerung des Wärmeausdehnungskoeffizienten (WAK)
- Endfestigkeit unter funktioneller Belastung im Mund.

Die Kristalle beeinflussen das ästhetische Erscheinungsbild und die Stabilität der Keramik. Die Stabilität wird bestimmt durch einen hohen Kristallgehalt, durch die dichte und homogene Partikelverteilung und durch den Verbund zwischen Kristallen und Glasmatrix. Eine Zunahme an Festigkeit führt zu einem Verlust an Transluzenz und infolge dessen zu ästhetischen Einbußen.

Die polykristalline Oxidkeramik unterscheidet sich darin, dass durch die Erhöhung des Kristallanteils eine deutliche Verbesserung der Stabilität erreicht wurde. Durch die daraus resultierende Opazität kann Oxidkeramik als Gerüstwerkstoff eingesetzt und, ähnlich wie beim Metallgerüst, aufbrennkeramisch verblendet werden. Die neuentwickelte, transluzente Oxidkeramik (Zirkoniumdioxid) kann, zahnfarben koloriert, für verblendfreie Kronen und Brücken, hauptsächlich im Seitenzahnbereich, eingesetzt werden.

Silikatkeramik

- Natürlich oder synthetisch hergestellte Feldspat-Glasmatrix mit eingelagerten Kristallen (Leuzit, Lithiumdisilikat, zirkonoxidverstärktes Lithiumsilikat)
- Indikationen:
  Inlays, Onlays, Veneers, Teilkronen, Einzelkronen im Frontzahnbereich, Verblendkeramik (Gerüstverblendung), bei Lithiumdisilikat und zirkonoxidverstärkter Lithiumsilikatkeramik zusätzlich Einzelkronen im Seitenzahnbereich und kleine dreigliedrige Brücken im Frontzahn- und Prämolarenbereich, implantatgetragene Kronen, Hybrid-Abutments, Hybrid-Abutmentkronen, okklusale Veneers (Table Tops)
- Eigenschaften:
  Lichtleitend, adaptiert Umgebungsfarbe („Chamäleon-Effekt"),
  plaqueabweisend,
  bei Lithiumdisilikat und zirkonoxidverstärkter Lithiumsilikatkeramik zusätzlich höhere Festigkeit (360 – 420 MPa)

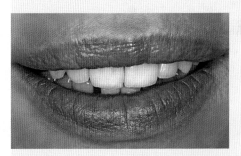

Vollkeramischer Zahnersatz, der sich unauffällig im Patientenmund integriert.
Foto: Reichel

Dentalkeramiken –
Struktur und Einsatzzweck

- Verarbeitung:
Formgebung im plastischen Zustand (Presskeramik)
Verfestigung durch Brennen im Brennofen
Alternativ computergesteuertes Ausschleifen aus industriell vorgefertigten Keramikblocks
Farbliche Individualisierung durch Bemalen oder Verblenden (Cut-Back-Methode)
Dimensionsstabil beim Brennen.

Oxidkeramik

- Rein kristallines Gerüst aus Aluminiumoxid (Al_2O_3) oder Zirkoniumdioxid (ZrO_2)

- Kristallines Gerüst aus semi- bis hochtransparentem ZrO_2 für verblendfreie, monolithische Kronen

- Indikationen:
ZrO_2: Gerüste für Einzelkronen im Front- und Seitenzahngebiet sowie Brückengerüste im Front- und Seitenzahnbereich, Implantat-Abutments (anterior), Primärkronen bei Doppelkronentechnik, vollanatomische Kronen und Brücken

- Eigenschaften:
Uneingefärbt weiß bis opak, eingefärbt zahnfarben, wenig bis stark lichtleitend, plaqueabweisend

- Verarbeitung:
Al_2O_3: Computergesteuertes Beschleifen industriell hergestellter Blocks
ZrO_2: Computergesteuertes Ausschleifen industriell hergestellter Blocks im vorgesinterten (Weißlinge) oder im dichtgesinterten Zustand (HIP), Endsinterung der vorgesinterten Gerüste im Sinterofen, Schrumpfung des Gerüsts (ca. 20 Prozent) nach Endsinterung
Evtl. Gerüsteinfärbung mit Dentinfarbe für dünne Verblendschichten
Individualisierung durch Verblenden
Bei vollanatomischen, monolithischen Kronen und Brücken abschließende Oberflächen-politur und optional Glasurbrand.

Hybridkeramik und Verbundwerkstoffe

- Gerüst aus Silikatkeramik, mit Polymer infiltriert (Hybrid) – oder
Polymermatrix mit Nanopartikeln aus Silikat- und Zirkoniumdioxid-Keramik – oder
CAD/CAM-Composite mit Keramikfüllstoff (Verbundwerkstoff)

- Indikationen:
Inlays, Onlays, Teilkronen, monolithische Einzelkronen, Endokronen mit Fassreifenumfassung, Kauflächen-Veneers zur Bisserhöhung, Implantatkronen

- Eigenschaften:
  Elastizitätsmodul ähnlich Dentin, kaudruckdämpfend unter Belastung

- Verarbeitung:
  Formgebung durch computergesteuertes, subtraktives Ausschleifen
  Hybridkeramik: Mit Flusssäure (HF) ätzbar wie Silikatkeramik
  Composite-Verbundwerkstoffe nicht HF-ätzbar
  Abstrahlen der Klebeflächen mit Korundpulver.

Optische Eigenschaften

Die lichtoptischen Eigenschaften der Glaskeramik (Transluzenz, Lichtreflektion) sind ähnlich wie die der Zahnhartsubstanz. Deshalb ist sie das Material der Wahl für Rekonstruktionen im ästhetisch sensiblen Bereich, z. B. im Frontzahnbereich.

Die Transluzenz der Keramik beeinflusst das ästhetische Erscheinungsbild maßgeblich. Sie ist von der Materialdicke abhängig. Soll ein devitaler, verfärbter Stumpf vollkeramisch rekonstruiert werden, muss für die Glaskeramik ein höheres Platzangebot geschaffen werden. „Stabilisierende Keramiken" (Oxidkeramik) sind aufgrund ihrer kristallinen Struktur opaker. Je nach Lokalisation, Stumpffarbe und Platzangebot muss bei der Werkstoffauswahl an die unterschiedlichen optischen Eigenschaften gedacht werden. Um substanzschonend und dennoch vollkeramisch zu versorgen zu können, kann die opakere Oxidkeramik (z. B. ZrO_2) gewählt werden.

Alternativ steht als Restaurationswerkstoff zur Maskierung eines verfärbten Zahnstumpfes Lithiumdisilikatkeramik mit opaken Eigenschaften zur Verfügung.

Dentalkeramiken –
Struktur und
Einsatzzweck

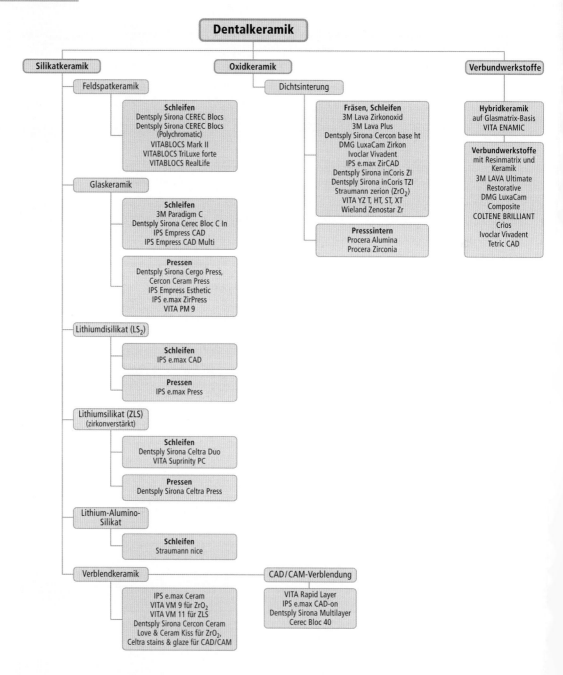

Dentalkeramik

Silikatkeramik

Feldspatkeramik

Schleifen
Dentsply Sirona CEREC Blocs
Dentsply Sirona CEREC Blocs
(Polychromatic)
VITABLOCS Mark II
VITABLOCS TriLuxe forte
VITABLOCS RealLife

Glaskeramik

Schleifen
3M Paradigm C
Dentsply Sirona Cerec Bloc C In
IPS Empress CAD
IPS Empress CAD Multi

Pressen
Dentsply Sirona Cergo Press,
Cercon Ceram Press
IPS Empress Esthetic
IPS e.max ZirPress
VITA PM 9

Lithiumdisilikat (LS$_2$)

Schleifen
IPS e.max CAD

Pressen
IPS e.max Press

Lithiumsilikat (ZLS)
(zirkonverstärkt)

Schleifen
Dentsply Sirona Celtra Duo
VITA Suprinity PC

Pressen
Dentsply Sirona Celtra Press

Lithium-Alumino-
Silikat

Schleifen
Straumann nice

Verblendkeramik

IPS e.max Ceram
VITA VM 9 für ZrO$_2$
VITA VM 11 für ZLS
Dentsply Sirona Cercon Ceram
Love & Ceram Kiss für ZrO$_2$,
Celtra stains & glaze für CAD/CAM

Oxidkeramik

Dichtsinterung

Fräsen, Schleifen
3M Lava Zirkonoxid
3M Lava Plus
Dentsply Sirona Cercon base ht
DMG LuxaCam Zirkon
Ivoclar Vivadent
IPS e.max ZirCAD
Dentsply Sirona inCoris ZI
Dentsply Sirona inCoris TZI
Straumann zerion (ZrO$_2$)
VITA YZ T, HT, ST, XT
Wieland Zenostar Zr

Presssintern
Procera Alumina
Procera Zirconia

Verbundwerkstoffe

Hybridkeramik
auf Glasmatrix-Basis
VITA ENAMIC

Verbundwerkstoffe
mit Resinmatrix und
Keramik
3M LAVA Ultimate
Restorative
DMG LuxaCam
Composite
COLTENE BRILLIANT
Crios
Ivoclar Vivadent
Tetric CAD

CAD/CAM-Verblendung

VITA Rapid Layer
IPS e.max CAD-on
Dentsply Sirona Multilayer
Cerec Bloc 40

Quelle: AG Keramik

Unter dem Aspekt der Ästhetik und Biokompatibilität sind Keramiken die Werkstoffe der ersten Wahl. Zahnärzte und Zahntechniker verstehen es heute, Restaurationen aus Keramik zu schaffen, die dem natürlichen Vorbild in Form, Oberfläche, Farbe, Transparenz und Transluzenz in nichts nachstehen. Unverträglichkeitsreaktionen wie Allergien oder toxische Gewebeschädigungen sind zwar auch bei Metallen relativ selten, doch selbst Edelmetalllegierungen können bei mangelhafter Verarbeitung korrodieren. Keramik ist hier die ideale Alternative, da sie in der Mundhöhle chemisch inert ist und nicht in Lösung geht.

Bei folgenden Versorgungen haben sich vollkeramische Werkstoffe mit unterschiedlichen physikalischen Eigenschaften bewährt und verfügen über erfolgversprechende, klinische Daten (vgl. auch Kapitel 19).

- Einlagefüllungen (Inlay, Onlay), Black-Klasse I, II und V, adhäsiv befestigt
- Teilkronen, Überkuppelung mehrerer Höcker, adhäsiv befestigt
- Restaurationen der Black-Klasse IV, adhäsiv befestigt
- Veneers im Frontzahn- und im Prämolarenbereich, adhäsiv befestigt
- Kronen als Einzelzahnversorgung im Front- und Seitenzahnbereich, auch zur Bisshebung, adhäsiv oder konventionell befestigt
- Brücken im Frontzahnbereich, 3gliedrig, adhäsiv oder konventionell befestigt
- Adhäsiv-Brücken 2 – 3gliedrig für Lückenschluss mit 1 – 2 Flügeln, adhäsiv befestigt
- Brücken im Seitenzahnbereich mit gutdimensionierten Konnektoren, bis zu 4 Gliedern, adhäsiv oder konventionell befestigt
- Primärteleskope zur Aufnahme von Sekundärkronen für abnehmbare Brücken und Teilprothesen
- Implantat-Kronen, -Abutments und -Brücken.

Bewährte klinische Anwendungen

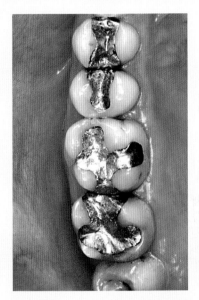

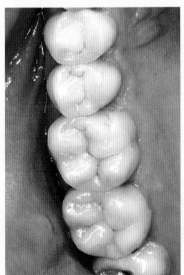

Keramikinlays substituieren Amalgamfüllungen.
Foto: Leistner

Auswahl des Restaurationswerkstoffs

Bei der Werkstoffauswahl für die vollkeramische Restauration wird empfohlen, folgende Aspekte zu berücksichtigen [Reich 2005, Sadowsky 2006]:

• Anatomische und funktionelle Gebisssituation

• Eignung des Indikationsbereich für Vollkeramik

• Erforderlicher Platzbedarf für die Rekonstruktion

• Mechanische Eigenschaften der Vollkeramik

• Lichtdurchlässigkeit und ästhetische Eigenschaften

• Erforderliche Präparationstechnik, Präparationsgrenzen

• Möglichkeit der Abformung und Trockenlegung

• Platzierung der Kontaktpunkte

• Art der Befestigung, adhäsiv oder konventionell.

Die ausgewählten Materialien sollten aufgrund ihrer mechanischen Eigenschaften eine klinische Langzeitversorgung ermöglichen.

Die Farbe und die Lichtdurchlässigkeit der Keramik sind verantwortlich für das ästhetische Restaurationsergebnis. Wenn keine verfärbten Zahnstümpfe vorliegen, kann ein Werkstoff mit guter Lichttransmission, besonders im Frontzahnbereich, angezeigt sein. Verfärbte Zähne machen einen Werkstoff mit reduzierter Lichtdurchlässigkeit erforderlich; das Farbkonzept kann durch ein „internal shading" oder mit extern aufgebrannten Malfarben gestützt werden.

Einzelzahn-Restaurationen (Inlay, Onlay, Teilkronen, Veneers): Dafür eignen sich als Werkstoff leuzitverstärkte Glaskeramiken, Feldspatkeramik oder Lithiumdisilikatkeramik. Die vergleichsweise hohe Lichtdurchlässigkeit ermöglicht monolithische Versorgungen, d. h. vollanatomisch ausgeschliffene Restaurationskörper. Durch den „Chamäleon-Effekt" passt sich die Keramik der Umgebungsfarbe der Nachbarzähne an. Durch Bemalen und Aufschichten von Verblendkeramik kann die Restauration farblich individualisiert werden. Die Befestigung erfolgt vorzugsweise adhäsiv unter weitgehender Trockenlegung des Restzahns.

Kronen im Front- und Seitenzahngebiet: Für vollanatomische, also unverblendete Kronen eignen sich Feldspat- und Lithiumdisilikatkeramik. Diese können mit Malfarben individualisiert werden. Eine gesteigerte Ästhetik kann mit geschichteter Verblendkeramik erzielt werden; hier wird der Kronenkörper um Schmelzschichtdicke zurückgeschliffen (Cut-Back-Verfahren) und aufbrennkeramisch verblendet.

Verblendkronen haben als Gerüst eine Basis aus Aluminiumoxid- oder Zirkoniumdioxidkeramik, die verblendet wird. Oxidkeramiken haben eine opake Struktur, bieten eine höhere Belastbarkeit und erfordern eine Verblendschichtdicke von mindestens 0,5 mm. Stark verfärbte Zahnstümpfe können damit maskiert werden.

Literatur:

Denry I, Kelly JR: Emerging ceramic-based materials for dentistry. J Dent Res 93, 1235-1242 (2014)

Guess P, Zavanelli RA, Silva R, Bonfante EA, Coelho PG, Thompson VP: Monolithic CAD/CAM lithium disilicate versus veneered Y-TZP crowns – Comparison of failure modes and reliability after fatigue. Int J Prosthodont 23, 434-442 (2010)

Hajto J: Zeitgemäße Vollkeramik – Materialeigenschaften und Anwendung. Der Freie Zahnarzt, CME Fortbildung 11 (2012)

Kern M, Guess P: Innovative Werkstoffe und CAD/CAM-Verarbeitung. Digital Dental News 7, 10, 52-61 (2013)

Pospiech P: Materialien für die CAD/CAM-Technik.ZMK 30, 5, 250-256 (2014)

Reich S, Wichmann M, Lohbauer U: Vollkeramische Restaurationen – eine Übersicht. Zahn Prax 25, 213-219 (2005)

Sadowsky SJ: An overview of treatment considerations for esthetic restorations – a review of the literature. J Prosthet Dent 96, 433-442 (2006)

Für den Einsatz von „Vollzirkon", d. h. monolithische, unverblendete Kronen aus semi-transparentem Zirkoniumdioxid liegen noch keine längerfristigen klinischen Studien mit Aussagen zur Langzeitbewährung vor.

Vollkeramische Brücken: Für 3gliedrige Brückengerüste im Frontzahnbereich bis zum Prämolaren eignen sich besonders Lithiumdisilikat- und Aluminiumoxidkeramik. Extendierte Brückenspannen und implantatgetragene Suprastrukturen erfordern Zirkoniumdioxid als Gerüst- oder Abutment-Werkstoff. Für den Molarenersatz sollte ausschließlich zirkonoxid verstärktes Aluminiumoxid oder Zirkoniumdioxid eingesetzt werden, um die hohe Lasteinleitung der Kaukräfte im posterioren Kieferbereich zu kompensieren.

Adhäsivbrücken: Für den Lückenschluss im Frontzahnbereich hat sich die 1-flügelige Adhäsivbrücke mit einer Gerüstbasis aus Zirkoniumoxidkeramik bewährt. Diese Versorgung lässt die Option für ein später evtl. zu inserierendes Implantat offen.

Implantataufbauten: Abutments aus Zirkoniumdioxid für implantatgetragene Frontzahnkronen haben sich klinisch bewährt. Vor allem im ästhetisch wichtigen, aber weniger belasteten Frontzahn- und Prämolarengebiet ist Zirkoniumdioxid eine Alternative zu Titan-Abutments. Implantatgetragene Kronen und Brücken aus Lithiumdisilikat und verblendetem Zirkoniumdioxid haben sich klinisch bewährt.

Teleskopkronen für die abnehmbare Prothetik: Primärkronen aus Zirkoniumdioxid mit Kontakt zu Galvano-Sekundärkronen zeigen klinisch gute Langzeitprognosen.

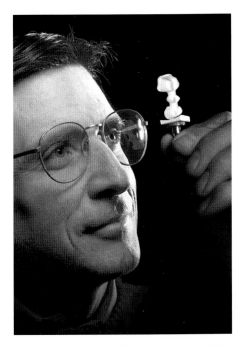

Vollkeramiken bieten hinsichtlich Stabilität, Belastbarkeit, Lichttransmission und Ästhetik sehr differenzierte Eigenschaften.
Foto: Sirona

Der klinische Einsatz

Generelle Überlegungen:

Auf den folgenden Seiten werden alle Bedingungen aus klinischer und anwendungstechnischer Sicht für die verschiedenen Indikationen vollkeramischer Restaurationen dargestellt. Die bewusste Reduzierung des Leitfadens auf das Wesentliche soll die Anwendung praxisgerecht vereinfachen.

Folgende Überlegungen sind anzustellen, um eine indikations- und werkstoffgerechte Verarbeitung der Keramik zu gewährleisten:

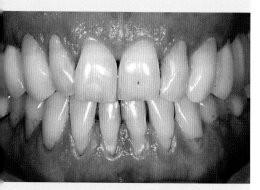

Ausgangssituation für eine semi-invasive Veneer-Versorgung: Freiliegende Zahnhälse, insuffiziente Kompositfüllungen, stark gealterte Zähne mit knappem Überbiss können mit Veneers therapiert werden.

- Welche Restaurationen sind geplant?
- Wie umfangreich ist der Substanzverlust, die kariöse Läsion?
- Wo endet die Präparationsgrenze?
- Sind Einzelzahn-Restaurationen oder Brückenversorgungen erforderlich?
- Sind die Restaurationen im Front- oder im Seitenzahnbereich?
- Sind Anzeichen von Parafunktionen und Bruxismus vorhanden?
- Wie ist die Belastungsverteilung der statischen und dynamischen Okklusion?
- Soll die Restauration geklebt oder konventionell zementiert werden?
- Sind Stellungsänderungen erwünscht?
- Sind Zahnsubstanz-Verfärbungen vorhanden, die abgedeckt werden müssen?
- Welchen Grad an Transparenz und Transluzenz haben die natürlichen Zähne?
- Wieviel sieht man von den Zähnen und von den Zahnfleischrändern an den geplanten Restaurationen?

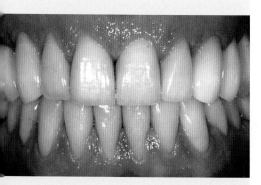

Die Zähne 13-23 und 33-43 wurden mit Veneers aus Lithium-Disilikat versorgt.
Fotos: Hajto

Die vielfältigen Möglichkeiten der verfügbaren vollkeramischen Systeme machen eine sorgfältige Diagnostik und Planung im Vorfeld erforderlich, denn danach richten sich auch Präparation und Konstruktion der Restauration. Physikalische und anatomische Gegebenheiten müssen einbezogen werden. Auch die Wünsche und Vorstellungen des Patienten sollten berücksichtigt werden.

Indikationen

Vollkeramik ist zur Behandlung aller Defekte und Substanz-Ergänzungen am Einzelzahn geeignet.

Bei Teilrestaurationen und bei der Notwendigkeit der adhäsiven Befestigung ist darauf zu achten, dass eine Trockenlegung durch Kofferdam möglich ist.

Gegenüber konventionellen Füllungen und metallischen Teilkronen besteht der Vorteil der adhäsiven Befestigung im Schmelz darin, dass selbst dünne Höcker nicht zwingend überkuppelt werden müssen.

Bei folgenden Indikationen sollte der Einsatz von Vollkeramik jedoch überdacht werden:

- Bei sehr flachen und schmalen Kavitäten (Mindestschichtdicke). Alternative: Erweiterte Fissurenversiegelung und Kompositrestauration
- Wenn keine ausreichende Trockenlegung möglich ist
- Bei Bruxismus oder Verdacht auf parafunktionelle Okklusionsverhältnisse sollte die zusätzliche Anfertigung eines Aufbissbehelfes als Schutz für die Nacht erwogen werden.

Bei der Keramikauswahl für Inlays, Onlays und Teilkronen sind die Silikatkeramiken (Glas-, Feldspatkeramik) das Mittel der Wahl, da sie am besten den Zahnschmelz imitieren können. Diese Restaurationen müssen adhäsiv eingesetzt werden.

Farbauswahl

- Vor Beginn der Präparation festlegen. Erfolgt bei Substitution von Amalgamfüllungen nach dem Exkavieren (siehe Seite 109).

Präparation

Bei der Präparation für Keramikrestaurationen verzichtet man auf

- Federrand
- Dentinunterstützung des Schmelzes
- Extensive Retentionsformen.

Eine Schmelzbegrenzung ist nicht zwingend erforderlich. Dennoch sollte bei tiefliegenden Kavitätenrändern Kofferdam einsetzbar sein. Nicht einsehbare Ränder am Dentin-Komposit-Verbund oder die Überschussentfernung nach dem Einsetzen könnten sonst zu Problemen führen.

Vollkeramik für Einlagefüllungen, Onlays und Seitenzahn-Teilkronen

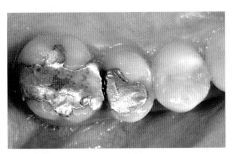

Insuffiziente Amalgamfüllungen Zahn 25, 26.

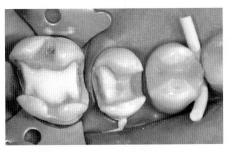

Situation nach entsprechender Präparation mit ausgedehnten Kavitäten unter Schonung der Resthöckerwände. Zur Stabilisierung der Höcker ist eine Adhäsiv-Versorgung mit Keramikinlays vorgesehen.

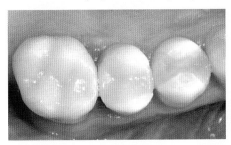

CAD/CAM-gefertigte Keramikinlays aus zirkonverstärktem Lithiumsilikat (Celtra Duo, Dentsply Sirona) nach adhäsiver Befestigung und Politur.
Fotos: Zimmermann / Mehl

Vollkeramik für Einlagefüllungen, Onlays und Seitenzahn-Teilkronen

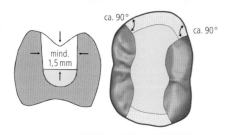

Präparationsdesign für Keramikinlays.
Isthmusbreite und Schichtstärke sollten okklusal 1,5 mm nicht unterschreiten. Im Bereich des Präparationsrandes ist auf einen nahezu senkrechten Übergang zur Zahnoberfläche zu achten (ca. 70–110°).
Abb.: Mehl

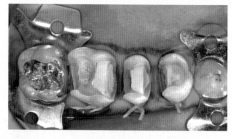

Restzahnsituation mit ausgedehnten Kavitäten.
Zur Stabilisierung der Höcker ist eine Adhäsiv-Versorgung mit Keramikinlays vorgesehen.

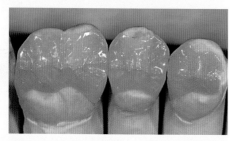

Inlays aus Presskeramik auf dem Modell.
Fotos: Mehl

Durch den Einsatz der Adhäsivtechnik wird ein weitgehend defektorientiertes, substanzschonendes Präparieren möglich. Okklusalkontakte im Bereich der Inlayränder sollen vermieden werden.

Bei festeren Keramiken wie Lithiumdisilikat können die Mindestwerte aus der Abbildung (links) unterschritten werden (Herstellerangaben beachten).

Die Kavitätengeometrie für die Einlagefüllung sollte folgende Bedingungen erfüllen:

- Öffnungswinkel der Kavitätenwand nicht weiter als 6°, nach okklusal divergierend (erleichtert die technische und klinische Verarbeitung)
- Präparation approximal soweit extendieren, dass die Approximalkontakte zu den Nachbarzähnen vollständig separiert und Kavitätenränder zum Entfernen von Kunststoffüberschüssen zugänglich sind
- Übergang zwischen den Präparationswänden und Kavitätenboden abrunden
- Breite des Inlays (Isthmus) sollte so bemessen sein, dass die Mindeststärke von 1,5 mm nicht unterschritten wird
- Okklusale Mindestschichtstärke 1,5 mm im tiefsten Bereich der Fissur, Ausnahme: Lithiumdisilikat, bei der 1 mm okklusale Stärke ausreichen
- Überhänge approximaler Inlayanteile sollten nicht größer als 1,5–2 mm sein.
- Präparationsgrenzen so anlegen, dass am Übergang von der Restauration zur Zahnhartsubstanz ein Kavitäten-Oberflächenwinkel von ca. 90° entsteht (Festigkeit der Randbereiche maximieren)
- Auf eine prophylaktisch stabilisierende Höckerüberkupplung kann verzichtet werden
- Finieren der Kavitätenwände, Diamantkorngröße bis 40 µm
- Evtl. approximal oszillierende Diamant-Feilen oder -Instrumente einsetzen (mechanisch, Ultraschallantrieb)
- Keine „Schmelznasen" stehen lassen.

Die Präparationsbedingungen für das Onlay und die Seitenzahn-Keramikteilkrone sind:

- Materialstärke (mind. 1,5 mm), Ausnahme: Lithiumdisilikat, bei der 1 mm Mindeststärke ausreichen
- Isthmus zur Steigerung der Retention ist nicht erforderlich
- Innenkanten müssen abgerundet werden
- Keine langen und verzweigten Kavitätenränder
- Axiale Restwandstärken nicht unter 1,5 mm
- 90° Stufe am gesamten Präparationsrand ist anzustreben

- Für verschiedene Situationen sind Hohlkehl-Präparation und leicht abfallende Stufen akzeptabel.

Präparation avitaler Zähne

- Gleiche Präparation wie Inlay und Teilkrone.

Temporäre Versorgung – weiteres Vorgehen

Abhängig vom gewählten Fertigungsverfahren ist eine temporäre Versorgung der Kavität erforderlich. Wird die Restauration chairside, d. h. mittels CAD / CAM-System (z. B. Cerec) in einer Sitzung hergestellt, kann auf ein Provisorium verzichtet werden.

Für die temporären Versorgungen sollten zur besseren Stabilisierung keine semiplastischen Materialien, sondern mechanisch stabile Bis-GMA- oder PMMA-Kunststoffe verwendet werden.

Abformung

- Bei Einsatz eines praxisgeeigneten CAD / CAM-Systems erfolgt die optische Abformung mittels 3D-Messkamera direkt im Mund des Patienten.
- Wird die Restauration im Labor hergestellt, ist eine konventionelle Abformung für das Modell oder eine digitale Abformung für die weitere zahntechnische Verarbeitung erforderlich.

Labor-Procedere

Für Einlagefüllungen und Teilkronen umfasst dies die nachstehenden Arbeitsschritte:

- Farbauswahl, Bestimmung der farblichen Individualisierung
- Modellherstellung: Superhartgips, Verwendung von dentinfarbenen Kunststoffstümpfen (nur bei Silikatkeramiken)
- Gezielter Einsatz des Dye-Spacer für den Zementspalt (bei CAD / CAM-Technik übernimmt das die Software)
- Striktes Einhalten der Herstellervorgaben für Mindestschichtstärken zur Verhinderung von inneren Spannungen und Rissen, Vermeidung von Lufteinschlüssen und Oberflächendefekten
- Okklusionskonzepte mit dem Zahnarzt koordinieren zur Sicherstellung eines minimalen Einschleifaufwands, Antagonisten einbeziehen
- Anpassung der Approximalkontakte am ungesägtem Kontrollmodell.

Vollkeramik für
Einlagefüllungen, Onlays und
Seitenzahn-Teilkronen

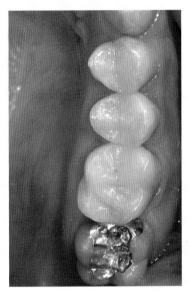

Keramikinlays, nach 9 Jahren in situ.
Foto: Mehl

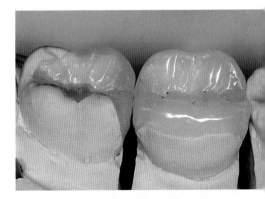

**Überkuppelung der Höcker mit einer
substanzschonenden Teilkrone.**
Foto: Kunzelmann

17

Vollkeramik für Einlagefüllungen, Onlays und Seitenzahn-Teilkronen

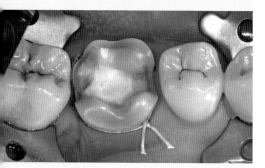

Präparation einer Endo-Teilkrone

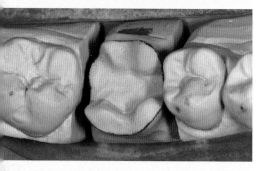

Modell mit definiertem Kronenrand

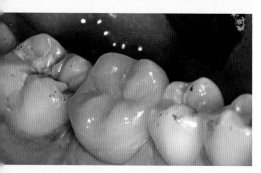

Adhäsiv eingegliederte Endo-Teilkrone aus Presskeramik.
Quelle: Krekel

Chairside-Procedere

Für chairside-gefertigte Einlagefüllungen und Teilkronen umfasst die CAD/CAM-Technik folgende Arbeitsschritte:

- Konstruktion der Restauration auf dem Bildschirm, striktes Einhalten der Herstellervorgaben für Schichtstärke zur Verhinderung von Spannungen, Rissneigung und Berücksichtigung des Okklusionskonzeptes zur Sicherstellung eines minimalen Einschleifaufwandes
- Vollautomatisches Ausschleifen der Restauration
- Entfernen des Schleifzapfens und Politur oder Glanzbrand.

Eingliedern

- Einprobe der Keramik-Restauration ohne Druck und ohne Okklusionskontrolle
- Überprüfen der Approximalkontakte und Randschlusskontrolle mit Silikon (niedrigviskös) oder Puder
- Farbkontrolle durch Einprobe mit Glycerin-Gel oder Try-in Pasten
- Auf restloses Entfernen der Kontrollhilfen und völlige Entfettung nach der Einprobe achten
- Kein provisorisches Tragen unter Verwendung provisorischer Zemente
- Trockenlegung (Kofferdam) bei Verwendung von Kompositbefestigungswerkstoffen
- Ätzen und Konditionieren der Restauration mit Flusssäure und Silan erst kurz vor dem Einsetzen (chairside)
- Silan auftragen, produktspezifische Einwirkzeit beachten, trocken blasen
- Ätzen und Konditionieren der Kavität
- Dentinadhäsiv verwenden, das eine sichere Polymerisation des Befestigungskomposits sicherstellt
- Eingliedern mit Befestigungskomposit
- Glyceringel auftragen vor dem Aushärten
- Vor Kofferdam-Entfernung Überschüsse entfernen
- Okklusionskontrolle auf der befestigten Restauration
- Politur der eingeschliffenen Bereiche.

Der adhäsive Befestigungsprozess ist im Kapitel Befestigungstechnik, Seite 111 – 127, ausführlich beschrieben.

Ausarbeitung und Politur

- Okklusion prüfen, bearbeiten und kontrollieren
- Letzte Komposit-Überschüsse entfernen, Einsatz von Diamantfeilen und Finierstreifen (40 μm, 25 μm, 10 μm)
- Polieren der restlichen Oberflächen
- Fluoridierung der mit Ätzgel behandelten Schmelzoberfläche.

Nachsorge der Restauration

Dazu dienen folgende Arbeitsschritte:

- Überschusskontrolle
- Okklusionskontrolle
- Nachpolitur
- Fluoridierung der Schmelzoberfläche
- Recall mit dem Patienten vereinbaren (Prophylaxeprogramm).

Vollkeramik für Einlagefüllungen, Onlays und Seitenzahn-Teilkronen

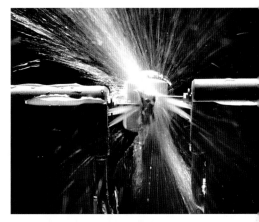

Die CAD/CAM-Technik ermöglicht das vollautomatische Ausschleifen der Restauration in 10–15 Minuten.
Fotos: Sirona

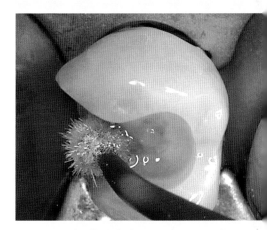

Die adhäsive Befestigung der Restauration erfordert das Konditionieren von Schmelz bzw. Dentin und der Keramikoberfläche.
Foto: Frankenberger

Literatur:

Frankenberger R, Mörig G, Blunck U, Hajto J, Pröbster L, Ahlers MO: Präparationsregeln für Keramikinlays und -Teilkronen. Teamwork J Continuing Dent Education 10, Heft 6 (2007)

Guess PC, Selz CF, Steinhardt YN, Stampf S, Strub JR: Prospective clinical split-mouth study of pressed and CAD/CAM all-ceramic partial-coverage restorations: 7-year results. Int J Prosthodont 26, 21-25 (2013)

Kern M, Kunzelmann KH: Keramikschichtstärken neu definiert. ZWR 122, 104-107 (2013)

Pröbster L: Keramikinlays. Betrachtungen aus der Praxis für die Praxis. ZWR 123, 206-211 (2014), Erstveröffentlichung ZBW 2013

Pröbster L, Groten M: Keramikinlays, der konservative Ansatz. Quintessenz 61, 597-605 (2010)

Vollkeramik für
Einlagefüllungen, Onlays und
Seitenzahn-Teilkronen

Teilkronen, semi-chairside mit Cerec Omnicam und MCXL-Schleifeinheit ohne Modell hergestellt

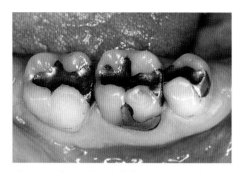

Abb. 1: **Im Rahmen einer Bisshebung zu ersetzende Amalgamfüllungen.**

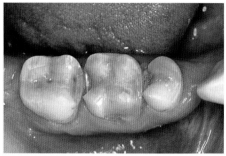

Abb. 2: **Präparationen für vollkeramische Teilkronen.**

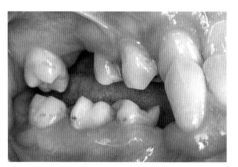

Abb. 3: **Frontaler Kreuzbiss; bukkale Ansicht mit dem auf der linken Seite eingesetzten Bissregistrat zur Bissanhebung; Situation zur Durchführung der bukkalen Registrierung.**

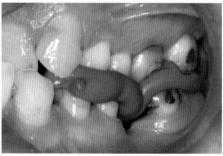

Abb. 4: **Im Artikulator hergestelltes Bissregistrat zur Bissanhebung.**

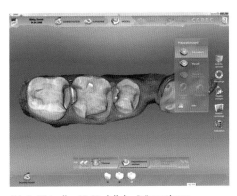

Abb. 5: **Virtuelles 3D-Modell der Präparationen,
basierend auf dem Intraoralscan mit Omnicam (Sirona).**

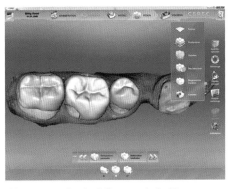

Abb. 6: **CAD-Design der Teilkronen mit der biogenerischen Software (Cerec SW 4.2).**

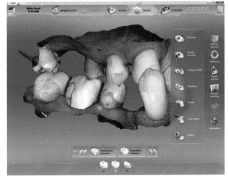

Abb. 7: **CAD-Design der Teilkronen unter
Berücksichtigung der neuen Bisslage.**

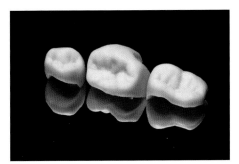

Abb. 8: **Ausgeschliffene Teilkronen aus Lithium-Disilikat
(e.max CAD LT, Ivoclar Vivadent) im blauen Zustand vor
dem Kristallisationsbrand.**

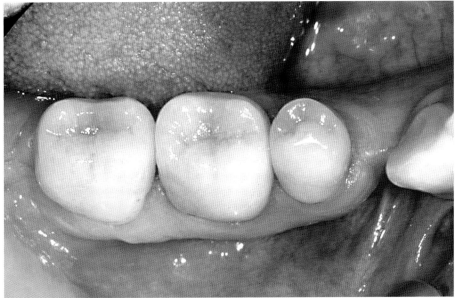

Abb. 9: **Adhäsiv eingesetzte Teilkronen.**
Fotos: Bindl

Vollkeramik für Einlagefüllungen, Onlays und Seitenzahn-Teilkronen

Schrittweises Vorgehen bei der Versorgung einer Keramikinlay-Kavität

Behandlungsschritt	Hinweise	Instrumente/Materialien
Kariesdiagnostik	nach Entfernung vorhandener Füllungen ggf. wiederholen	Spiegel, Diaphanoskopie (FOTI), optische Verfahren (z. B. Diagnocam), Bissflügelröntgenaufnahme
Farbauswahl	feuchter Zahn, natürliches Licht, keine grellen Farben	Zum Materialsystem gehörender Farbschlüssel bzw. Vita-Farbskala
Abformung für Provisorien	Bei indirekter Herstellung der Provisorien ggf. korrigieren	Löffel, Abformmaterial
Okklusionspunkte markieren	Möglichst keine Präparationsränder in Okklusionskontaktbereiche legen	Hanelfolie (12 µm)
Vorverkeilen	Cave: Zahnfleischpapillen, Beschädigung des Nachbarzahnes bei der Präparation	Holzkeile
Kariesexkavation Präparation	Kavitätenmindesttiefe (Inlay-schichtdicke mindestens 1,5 mm, 1 mm bei Lithiumdisilikat)	Rosenbohrer, Präparierdiamanten (80 µm), Finierdiamanten (40 µm), SonicSys Keramikinlay-Ansätze
Kavitätenreinigung	Desinfektion	CHX (0,2 %)
Ggf. Versorgen der Dentinwunde (Cp)	Wenn pulpanahe Dentinbereiche freiliegen (<1 mm Restdentinstärke)	Kalziumhydroxydpräparat -wässrige Ca (OH)$_2$-Suspension (z. B. Calicur, Calxyl)
Unterfüllung	flache Kavitäten: keine Unter-füllung, tiefe Kavitäten: mit Unterfüllung abdecken oder partiell ausblocken	Adhäsive Unterfüllung, Dentinadhäsiv und flowable Komposit
Finieren der Kavität	„abgerundete" Innenkanten keine Randanschrägung, Kanten nur brechen keine dünn auslaufenden Randbereiche, okklusal ggf. Soflexscheiben	Finierdiamanten (25 µm) ev. Intra-Eva-Kopf (61 LA) und Eva-Feilen (Cavisshape, Bevelshape: 25 µm) oder Sonicsys (Mini: Torpedoansatz)
Plastische Abformung: erst Löffel befüllen, dann Applikations-spritze, Brücken im selben Kiefer ausblocken	Abformlöffel einprobieren, evtl. nach distal abdämmen, okklusale Stopps, stark unter sich gehende Bereiche (Brücken-glieder) ggf. ausblocken, Herstellerangaben für Aushärt-zeit beachten!	Löffel bereits vorbereiten (Stopps) Auswahl anhand der Situationsmodelle Abformlöffel evtl. Stangen-Kerr zum Individualisieren, Retraktionsfäden, Fadenlegeinstrument oder Heide-mannspatel, Abformmaterial
Gesichtsbogen, Okklusionsregistrat	Bei unklarer Okklusionssituation bzw. bei ausgedehnten Versor-gungen wie z. B. Inlaystraßen	Gesichtsbogenset, Registriersilikon
Gegenkieferabformung	Bereits vorher möglich	Abformlöffel, Alginat
Anfertigen und Eingliedern des Provisoriums	Kavität isolieren, zervikale Unter-schnitte ausblocken, Provisorienma-terial blasenfrei in Überabformung mit Spritze einfüllen, Aushärtezeit lt. Herstellerangaben! Okklusions-kontrolle, Durchtasten des Provi-soriums zur Kontrolle der Präpara-tionstiefe, Einsetzen mit eugenol-freiem Zement	Überabformung, besser Tiefziehfolie Paraffinöl, Protemp II, Provicol, Fräse + Technikhandstück, Hanelfolie, Folienhalter

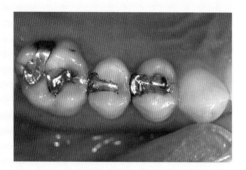

Amalgam-Füllungen zur Substitution mit Keramik.

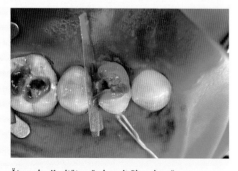

Ätzen der Kavitätenränder mit Phosphorsäure.

Schrittweises Vorgehen bei der Versorgung einer Keramikinlay-Kavität

Behandlungsschritt	Hinweise	Instrumente/Materialien
Provisorium entfernen	Kavitätenränder nicht verletzen	Kralle, Scaler
Zahn reinigen		Polierpaste (z. B. Zircate), Polierkelch oder Bürstchen
Inlayeinprobe	keine Oklusionskontrolle, nur Passgenauigkeit und Approximal-kontakte prüfen (evtl. verkeilen)	Zahnseide, Lupenbrille, ggf. „Softprobe" und feine Diamantschleifkörper, keine Blutung provozieren
Kofferdam legen	bei Klammerapplikation Zahn und Gingiva nicht verletzen	Kofferdamgummi – mittel, Spannrahmen, ggf. Klammern und -zange, Wedjets (teuer), alternativ: Gummilasche
Inlay adhäsiv vorbe-handeln (Ätzen, Silanisieren, Bond)	Silikat-Keramikinlays 60 s, Lithium-disilikat 20 s ätzen, Flusssäure vor dem Weggießen verdünnen oder neutralisieren, Lösungsmittel des Silans verdunsten lassen (bis 5 min), Bond nicht härten	Flusssäure (z. B. Vita Ceramics Etch), Silanlösung (z. B. Monobond Plus), Bond (siehe DBA), Pinsel, Schälchen für Lösungen, diamantierte Pinzette, Applikationsinstrument, z. B. OptraStick
Zahn vorbehandeln (Schmelz bzw. Schmelz und Dentin ätzen, Dentinadhäsiv und Bond)	Genaue Anleitung des Herstellers beachten, Primer und Monomere nur mit Pinsel oder Applikatoren berühren, Schmelz 30 s, Dentin 15 s	Phosphorsäure und Applikationskanüle, Dentinadhäsiv u. Bond, mehrere Pinsel bzw. Applikatoren
Befestigungskomposit anmischen und einbringen	bei tieferen Defekten nur dual härtende Komposite verwenden; Befestigungskomposit mit Spatel an allen Kavitätenwänden adaptieren	Befestigungskomposit, Spatel, Block
Inlay einsetzen	Inlay vorsichtig eindrücken, ggf. mit Ultraschall in definitive Position bringen (ca. 3 bis 5 s)	diamantierte Pinzette, OptraStick, ggf. Ultraschallgerät mit speziellem Ansatz
Überschüsse entfernen	approximal genauestens auf Überschüsse kontrollieren	Zahnseide, Scaler, Lupenbrille
Glyzeringel applizieren	erforderlich, wenn die Überschüsse vor Aushärtung vollständig entfernt werden	Glyceringel, z. B. LiquidStrip, Airblock Gel, Applikationskanüle
Lichthärtung	von allen Seiten jeweils mind. 40 s	Polymerisationslampe, evtl. Schutzbrille
Kofferdam entfernen	Überprüfen, dass keine Kofferdam-reste zurückbleiben	Kofferdamklammerzange, ggf. Schere oder Zahnseide, Scaler
Zahnfleischsulcus sondieren	trotz Kofferdam häufig gehärtete Überschüsse des DBA im Sulcus, die sonst übersehen werden	Scaler/Kürette
Okklusionskontrolle	auch Latero- und Mediotrusion prüfen	ggf. Feinkorndiamantschleifer
Politur	Klebefuge möglichst nicht mit abrasiven Polierpasten bearbeiten, sonst entstehen muldenförmige Abrasionen	Klebefugenbereich mit Aluminiumoxid-scheibchen (Soflex) polieren, Keramikfläche ggf. mit Diamantpolier-pasten oder Keramikpolierer
Fluoridierung	Duraphat ist aufgrund seiner Farbe psychologisch ungünstig	Elmex fluid oder Fluorprotector
Nachkontrolle	nach wenigen Tagen nochmals Restauration überprüfen, Über-schüsse meist besser erkennbar	Spiegel, Sonde, Lupenbrille

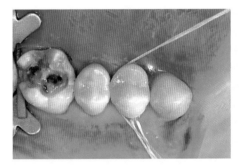

Eingliederung eines Keramikinlays mit Entfernen der Überschüsse.

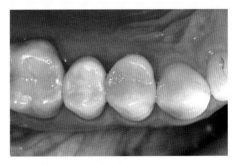

Zähne 44 – 46 keramisch rekonstruiert.
Fotos: Kunzelmann

Veneers, Frontzahn-Keramikteilkronen

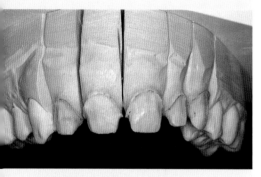

Präparation für vollkeramische Teilkronen, die im vestibulären Bereich einer Veneer-Präparation entspricht. Approximal und palatinal werden alle Defekte in die Präparation einbezogen.

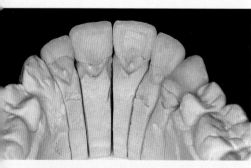

Silikatkeramik-Restaurationen nach dem Rohbrand. Es wurde defektorientiert präpariert.
Fotos: Pröbster

Begriffsbestimmung

Für die Begriffe des vollkeramischen Veneers und der adhäsiv befestigten Keramik-Teilkrone werden auch die Bezeichnungen Facing, Laminate, Laminate Veneer, Frontzahn-Teilkrone und Verblendschale genutzt.

Aufgrund der wissenschaftlichen Verlautbarung der DGZMK liegt dann eine Teilkrone vor, wenn bei defektbezogener Präparation die Inzisalkante und/oder Approximalflächen ganz oder teilweise in die Präparation einbezogen werden. Bei Seitenzähnen gelten Restaurationen als Teilkronen, wenn Höcker mit ersetzt werden.

Indikation

Das Keramik-Veneer ist als Restauration nicht nur auf Frontzähne beschränkt, sondern ist auch im Prämolaren- und im Molarenbereich einsetzbar. Durch Veneers bzw. Keramikteilkronen kann häufig eine Krone vermieden werden.

- Korrekturen von Zahnformen, z. B. bei Zapfenzahn
- Stellungsveränderungen, Schließen eines Diastemas
- Schließen von interdentalen Dreiecken
- Versorgung nach Frakturen
- Farbkorrekturen natürlicher Zahnhartsubstanz, z. B. durch Fluorose oder bei Tetracyclin-Verfärbungen, ungenügendes Bleachingergebnis (intern/extern)
- Reparatur prothetischer Elemente mit Keramikverblendung oder Kompositverblendung, Wiederaufbau einer Kronenfraktur
- Zur Korrektur der statischen und dynamischen Okklusion, bei Bisslageänderungen (palatinale Eckzahn-Veneers, aufgeklebte Kauflächen, Okklusionsschalen, Okklusionsaufbauten).
- Bei Bruxismus muss der Patient über die erhöhten Risiken aufgeklärt werden (vgl. Seite 140).

Kontraindikation

- Wenig Schmelz
- Große approximale Füllungen
- Hohe Belastung der Inzisalkante bei Verlust der Bisshöhe im Seitenzahnbereich.

Werkstoff und Herstellungsverfahren

Veneers werden zur Erfüllung hoher ästhetischer Ansprüche fast ausschließlich aus Silikatkeramik hergestellt. Die Herstellverfahren sind:

- Pressen (z. B. Empress Esthetic, e.max Press u.a.)
- Additive Formgebung durch Schichten aus optimierter Silikatkeramik für Inlays und Veneers (vergleichbar zur Verblendkeramik)
- Subtraktive Formgebung durch Schleifen aus Silikatkeramik-Rohlingen (z. B. Vitablocs, EmpressCAD, Everest G-Blank, Procera Laminates, e.max CAD).

Individualisierung

Zur Individualisierung eignet sich die Maltechnik mit

- labial aufzutragenden Keramikmalfarben
- rückseitig aufzutragenden Komposit-Malfarben (nicht mit Keramikmalfarben), wobei die Farbwirkung von der Schichtstärke und von der Transparenz der Keramik abhängt
- der Schichttechnik, evtl. kombiniert mit einer Basis aus gepresster Glaskeramik (z. B. Empress Esthetic, e.max Press) oder geschliffener Feldspatkeramik (z. B. Vitablocs).

Anforderungen an das Veneer

Für die Alltagstauglichkeit des Veneers bzw. der Teilkrone ist verantwortlich

- die Stabilität der Veneer-Basis
- die Präzision der Randgestaltung
- Farbanpassung.

Vorbereitung

Zuerst sollte das Farb- und Formkonzept mit dem Patienten besprochen werden:

- Form- und Farbvorstellungen, ebenso Charakterisierung wie Flecken, Risse, Sprünge
- Durch Exkursionsbewegungen oder Modellanalyse kann die Realisierbarkeit von Formänderungen überprüft werden
- Zu starke Kontakte auf Schneidekanten führen zu Abplatzungen, besonders bei der Verlängerung von Frontzähnen.

Als Hilfsmittel können eingesetzt werden:

- Diagnostisches Wax-up
- Mock-up
- Imaging.

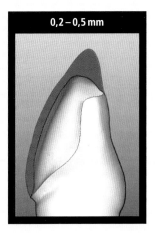

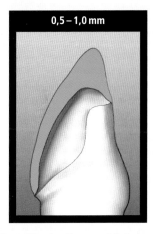

Die Wandstärke eines Veneers mit inzisaler Überkuppelung wird beeinflusst von der Extension des Defekts, von der Verfärbung der Zahnhartsubstanz, von der Erfordernis einer anatomischen Form- oder Okklusionskorrektur. Die Wertebereiche beschreiben die unterschiedlichen Wandstärken, abhängig von der Indikation. Dünn-Veneers unter 0,2 – 0,3 mm Keramikdicke sind technisch kaum möglich.
Quelle: Hajto

Veneers,
Frontzahn-Keramikteilkronen

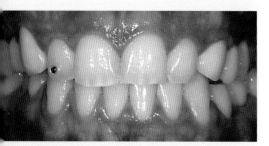

Die stark abradierten Schneidekanten (Zahn 12 mit Strass-Stein) und dadurch zu kurzen Zahnkronen ...

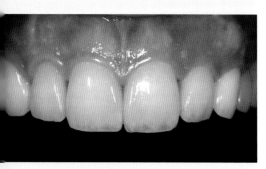

... wurden mit Veneers aus Lithium-Disilikat (regio 12 – 22) wiederhergestellt.
Fotos: Hajto

Für die Zahntechniker-Arbeit sind zu dokumentieren:

- Zahnfarbe
- Farbbesonderheiten, z. B. durch Vorgeben von Hell-Dunkel-Grenzen, Charakteristika
- Gesichtsform mit Lachlinien, Lippen, Zahnform, Biss, Gingiva und Lippen (durch Fotos)
- Ideal wäre: Farbbestimmung im Labor, da hier die gleichen Lichtverhältnisse vorliegen wie bei der Herstellung. Der Zahntechniker kann die Farbe auch mit Zahnarzt und Patient gemeinsam in der Praxis bestimmen.
- Alternative: Zahntechniker stellt individuelle Keramikmuster her (nur für Dentinfarbe), so dass der Zahnarzt die Farbe mit dem Patienten bestimmen und eine hohe Übereinstimmung mit dem Laborprozess erzielt werden kann.
- Verwendung von aufeinander abgestimmten Farbmessgeräten in Praxis und Labor.

Vor der eigentlichen Präparationssitzung sollte stattfinden:

- Zahnreinigung 1 Woche vor der Behandlung, alle Beläge entfernen (evtl. Abheilung einer Gingivitis)
- Als Vorbehandlung evtl. Bleichen der Zähne
- Bei Bedarf Erneuerung vorhandener Füllungen.

Präparation

- Farbbestimmung
- Wax-up vorbereiten
- Präparationsschablone für den Zahntechniker, auch bei Stellungsveränderungen, zur Beratung des Patienten
- Vorbereiten eines Silikonschlüssels zur Schichtstärkenkontrolle
- Vorbereitung des Provisoriums.

Bei der Vorbereitung mehrerer Veneers sollte möglichst symmetrisch gearbeitet werden (z. B. 11 – 21, 12 – 22). Vorhandene Füllungen werden in die Präparation integriert. Die Präparationsgrenze sollte nicht erneuerte Füllungen überdecken. Zugunsten einer geringen Substanzreduktion wird lediglich mit Finier-Diamantinstrumenten (25 – 40 µm) gearbeitet:

- Die Schmelzschicht wird weitgehend erhalten
- Die Säureätzung schafft eine bessere Retention als die Verwendung eines grobkörnigen Diamanten.

Zur Festlegung der Substanzreduktion und Tiefenmarkierung ist zu prüfen und zu bewerten:

- Altersabhängige Zahnfarbe, vorhandene Verfärbung
- Berücksichtigen, dass der Schmelz mit zunehmendem Lebensalter durch Erosion, Abrasion und Attrition dünner wird. Bei älteren Patienten muss daher meist weniger Schmelz reduziert werden
- Korrekturnotwendigkeit als Indikator für die Schichtdicke des Veneers
- Mindestens 0,7 mm Schichtdicke, um eine effektive Farbkorrektur zu erreichen
- Abwägung: Schonung von Zahnsubstanz vs. erforderliche Schichtdicke zur Erzielung der gewünschten ästhetischen Wirkung
- Randpräparation auch bei sehr geringer Schichtdicke, wichtig für definitive Endposition, wichtige Hilfe zur Erkennung der Präparationsgrenze für den Zahntechniker.

Erforderliche Eindringtiefe in den Schmelz festlegen durch

- Anlegen von horizontalen Orientierungsrillen durch Rillenschleifer oder Kugelform, die ggfs. durch das zuvor aufgebrachte Mock-up aus Kunststoff geführt werden.

Zum Schutz des Margo gingivae evtl. dünnen, dunklen Faden einlegen.

Präparationstechnik zervikal, approximal, inzisal, evtl. falls erforderlich auch palatinal:

- Buccale Schmelzreduktion
- Fassung der Inzisalkante, falls eine Kronenverlängerung erforderlich ist; in diesen Fällen aber möglichst inzisale Auflage gestalten (Mindeststärke 1,5 mm), evtl. Überkuppelung nach palatinal
- Präparation in Approximalbereiche ausdehnen, Approximalkontakte möglichst nicht auflösen
- Approximal-Ränder in den nicht einsehbaren Bereich legen
- Zervikale Hohlkehle am Rand
- Ausdehnung isogingival bzw. leicht supragingival, abhängig von der Lachlinie der Lippen
- Bei Farbmaskierung ist eine gewisse Schichtstärke auch am Rand erforderlich
- Bei Lückenschluss ausreichend weit nach palatinal präparieren (konvexe Form)
- Sichtbare Präparationsgrenzen anlegen
- Inzisalen Minimalabstand einhalten
- Alle inneren Kanten abrunden (z. B. Soflex-Disks)
- Überprüfung der Substanzreduktion durch Silikonschlüssel bzw. durch Messen der Schichtstärken des Provisoriums vor dessen Befestigung.

Literatur:

Gürel G: The science and art of porcelain laminate veneers. Quintessence, Chicago 2003

Hickel, R., Kunzelmann, K.H.: Keramikinlays und Veneers. Buchbeitrag, Hanser, München (1997).

Kunzelmann, K.H., Kern, M.: Lächeln für mehr Selbstbewußtsein. Vollkeramische Veneers bieten faszinierende Möglichkeiten. Aesthet Zahnmed 8: 30-36 (2005).

Pröbster L, Groten M: Adhäsive Keramikveneers und -Teilkronen im Frontzahngebiet. Zahnmedizin Update 4, 453-477 (2010)

Veneers, Frontzahn-Keramikteilkronen

Klinischer Fall: Frontzahn-Veneers aus geschichteter Feldspatkeramik

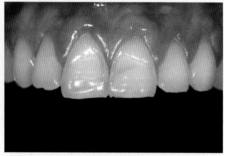

Abb. 1: **Zähne 11–21 mit labialen Säureerosionen und freiliegendem Dentin (sensibel auf thermische und gustatorische Reize). Zahnmittellinie OK leicht nach rechts geneigt, kaum Verlust der FZ-Länge.**

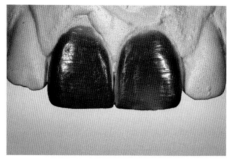

Abb. 2: **Mit dem additiven Waxup wird der ursprüngliche Schmelzverlust ausgeglichen.**

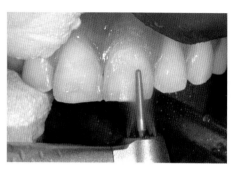

Abb. 3: **Minimalinvasive Schmelzpräparation mit Feinkorn-Diamant.**

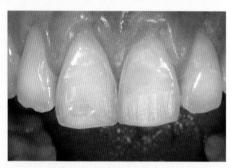

Abb. 4: **Präparation bis in den Approximalbereich; Approximalkanten werden nicht aufgelöst.**

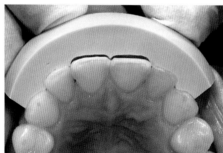

Abb. 5: **Prüfen des Substanzabtrags und der späteren Keramikdicke (0,6–0,8 mm) mit Silikonschlüssel.**

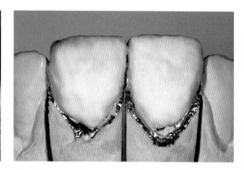

Abb. 6: **Die sehr dünnwandigen Veneer aus Feldspatkeramik werden auf Platinfolie individuell geschichtet und gesintert.**

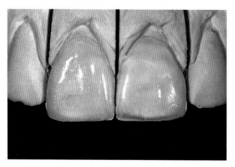

Abb. 7: **Die fertigen Veneers beim modellseitigen Aufpassen.**

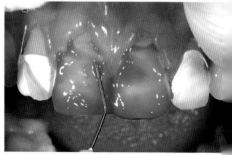

Abb. 8: **Schmelzätzung nach relativer Trockenlegung. Auf Kofferdam wurde verzichtet, um die beginnende Rezession mit Halteklammern nicht zu verstärken.**

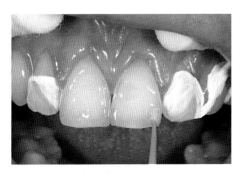

Abb. 9: **Auftragen des Adhäsivs.**

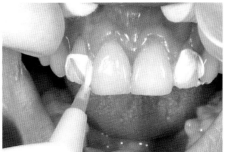

Abb. 10: **Eingliedern mit Befestigungskomposit (Variolink II transparent, Ivoclar Vivadent) und Überschussentfernung.**

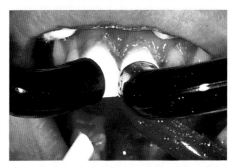

Abb. 11: **Aushärten durch Lichtpolymerisation, jeweils 40 s aus verschiedenen Richtungen.**

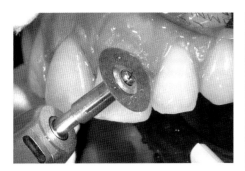

Abb. 12: **Feinausarbeitung mit Al$_2$O$_3$-Scheiben (Soflex, 3M) und Polieren.**

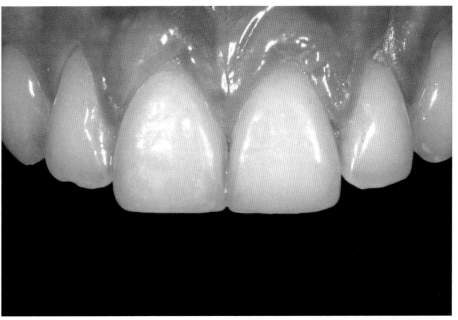

Abb. 13: **Veneers 11–21 in situ.**

Alle Abb.: Hajto

Veneers, Frontzahn-Keramikteilkronen

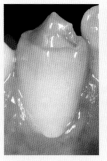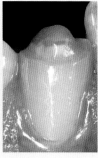

Abb. 1a: **Ausgangssituation: Zahn 43 mit Schmelzhypoplasie im inzisalen Kronendrittel mit**

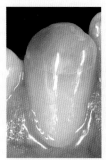

Dentinexposition und bestehenden Kompositresten.

Abb. 1b: **Situation nach defektspezifischer Präparation zur Rekonstruktion der Eckzahnführung.**

Abb. 1c: **Zahn 43 nach adhäsiver Eingliederung eines Teilveneers aus Presskeramik.**

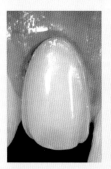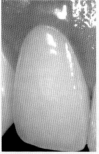

Abb. 2a: **Präparation des Zahnes 12 (Zapfenzahn) für ein traditionelles Veneer. Der distale Kontaktpunkt wurde erhalten (Medium wrap design). Der mesiale Kontaktpunkt war vor der Präparation nicht vorhanden.**

Abb. 2b: **Situation nach adhäsiver Eingliederung eines traditionellen Veneers aus Presskeramik.**

CAD/CAM-Systeme ermöglichen die kontralaterale Reproduktion (Zwilling) eines natürlichen Frontzahns zur Fertigung eines formgleichen Veneers für den Nachbarzahn.

Veneers können auch zur Funktionskorrektur von Okkusalflächen und Eckzahnaufbauten eingesetzt werden.

Reduktionswerte:

- Teilveneer (Abb. 1a – 1c)
  Ausdehnung: defektspezifisch und funktionsspezifisch
  Randgestaltung: Hohlkehldesign
  Minimale Abtragwerte: äquatoriales Drittel 0,3 mm, mittleres Drittel 0,5 mm, inzisales Drittel 0,7 mm.

- Traditionelles Veneer unter Erhaltung der Kontaktpunkte („Medium wrap design") (Abb. 2a – 2b)
  Randgestaltung: Hohlkehldesign
  Minimale Abtragwerte: zervikales Drittel 0,3 mm, mittleres Drittel 0,5 mm, inzisales Drittel 0,7 mm.

- Erweitertes Veneer unter Auflösung der Kontaktpunkte („Long wrap design" Abb. 3a – 3b)
  Randgestaltung: Hohlkehldesign
  Minimale Abtragwerte: zervikales Drittel 0,3 mm, mittleres Drittel 0,5 mm, inzisales Drittel 0,7 mm, approximale Ausdehnung: ca. 2/3 der oralen Tiefe des Approximalraumes.

- Vollveneer (zirkuläres Veneer oder Hybridkrone, „Full wrap design" Abb. 4a – 4b)
  Randgestaltung: Hohlkehldesign
  Minimale Abtragwerte: zervikales Drittel 0,5 mm, mittleres Drittel 0,7 mm, inzisales Drittel 1 mm.

Abformung

- Retraktionsfaden legen

- Bei nicht aufgelöstem Approximalkontakt abgeschnittenen Matrizenstreifen (ca. 8 – 10 mm lang, soll nicht mit dem Abformlöffel kollidieren → prüfen) in den Approximalkontakt schieben (wird in den Abdruck integriert, erleichtert ZT das Separieren der Zähne)

- Gingivaretraktion

- Einsatz von Polyäther oder Additions-Silikon zur Abformung, Retraktionsfaden bleibt in situ

- Bei dünner Restzahnsubstanz sollte nach der Entfernung eine Verstärkungsrille in die Abformung eingeschnitten werden, um den Bruch des Gipszahnmodells zu verhindern

- Gegebenenfalls einen Kunststoffstumpf herstellen.

Bei chairside arbeitenden CAD/CAM-Verfahren (z. B. Cerec) entfällt die konventionelle Abformung. Die Messdaten werden intraoral mit der Triangulationskamera generiert. Das diagnostische Mock-up kann dreidimensional kopiert werden und dient als Formvorlage für das Keramik-Veneer.

Dentinschutz und temporäre Versorgung

- Bevorzugte Variante: Exponiertes Dentin beim Einsetzen adhäsiv vorbehandeln. Alternative Möglichkeit: DBA (Dentin-Bonding-Agent) vor der Abformung applizieren, z. B. bei Hypersensitivitäten etc.
- Bei sehr hohen ästhetischen Ansprüchen: Laborgefertigtes Veneer-Provisorium eingliedern
- Ansonsten: In situ mit Abformung oder Tiefziehschiene (scharf zeichnende Schiene verwenden), Provisorium herstellen
- Option der direkten Modellation des Provisoriums hat den Nachteil, dass beim Ausarbeiten der bereits abgeformte Präparationsrand gefährdet ist. Diese Möglichkeit wird daher nicht empfohlen
- Einsetzen: Anwendung von Punktätzung, Schmelzadhäsiv (z. B. Heliobond) und dünnfließendem Komposit-Flowable
- Überschussentfernung vor dem Aushärten
- Aufklärung des Patienten, Provisorium bzw. präparierten Zahn nur gering belasten.

Provisorische Versorgung bei Teilkronen

Bei Teilkronen mit klassischer Retention eugenolfreien, temporären Zement verwenden. Bei geringer Retention ist analog zu Veneers auch eine Punktätzung möglich. Bewährt haben sich hierfür auch provisorische Kunststoffzemente (z. B. TempBond Clear).

Laborherstellung

- Bei harten Abformmassen besteht beim Entformen die Gefahr, dass Gipszähne abbrechen
- Wenn der Übergang von der Präparationsgrenze von Veneer 1 zum Kontaktpunkt des angrenzenden Veneer 2 zu eng ist, sollte schon der Zahnarzt mit Matrizen (Frasaco-Streifen, Metallmatrizen) für eine Trennung sorgen, sonst kann kein Sägemodell erstellt werden. Besonders bei CAD/CAM-Fertigung muss die Präparationsgrenze deutlich erkennbar sein
- Der Festigkeitsunterschied zwischen Presskeramik und Fräskeramik (CAD/CAM) ist nicht relevant, weil die klinische Haltbarkeit besonders von der Adhäsivtechnik abhängt
- Bei Handschichtung auf feuerfestem Stumpf kann die Dicke des Veneers auf 0,4 mm reduziert werden, mit Platinfolie als Basis bis auf 0,2 mm

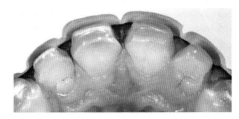

Abb. 3a: **Präparation der OK-Frontzähne für Veneers mit Aufhebung des Kontaktpunktes (Long wrap design). Die Präparationen wurden auf das vom Zahntechiker angefertigte Wax-up ausgerichtet, dessen Außenkontur durch den Silikonindex wiedergegeben wird.**

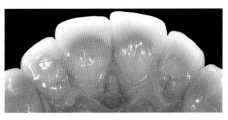

Abb. 3b: **Situation nach adhäsiver Eingliederung von 6 Veneers, die in der Sintertechnik auf feuerfesten Stümpfen hergestellt wurden.**

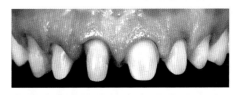

Abb. 4a: **Präparation der OK-Frontzähne für Kronen (13 und 11) und zirkuläre Veneers (12 und 21 im Full wrap design) mit Aufhebung der Kontaktpunkte.**

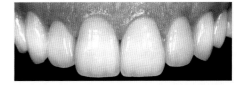

Abb. 4b: **Situation nach adhäsiver Eingliederung von vollkeramischen Restaurationen aus Lithiumdisilikat in der Verblendtechnik.**
Alle Fotos: Edelhoff, Brix

Veneers, Frontzahn-Keramikteilkronen

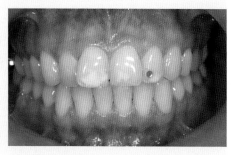

Patientin mit flächig ausgedehnten, weißlichen Verfärbungen der Zähne 11, 21, 22 – zusätzlich leichte Inklination des Zahnes 12.

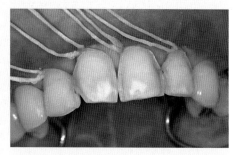

Präparation nur im Schmelz für Veneers 12 – 22. Kofferdam-Applikation zum Einsetzen.

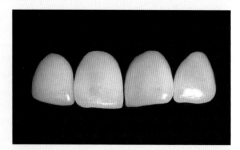

Veneers aus IPS Empress Multi Block A2 (Ivoclar Vivadent); Keramikschichtstärke zwischen 0,3 und 0,5 mm, Oberfläche mit IPS Empress Shades 1 aktiviert, Transluzenz mit IPS Empress Stains Inzisal 2, Glasur. Oberflächenpolitur mit EVE-Gummipolierer und Diamantpaste.

Fotos: Schneider

- Dickere Schichten ermöglichen mehr Farbmodulation
- Die Wärmeausdehnung der feuerfesten Einbettmasse muss zur Veneer-Keramik passen
- Die Schichten setzen sich zusammen aus a) Konnektor, b) Dentinmasse 1, c) Korrekturbrand 1, d) Korrekturbrand 2, e) Glanzbrand
- Zeitplanung: 5 – 7 Arbeitstage für die Herstellung einplanen. Zeitbedarf für ein chairsidegefertigtes CAD / CAM-Veneer 1 – 1,5 Stunden.

Zeitbedarf:

- Modellherstellung 0,5 Tag
- Farbbestimmung parallel
- Schichtungen und Brennen, 4 – 6 Einheiten pro Tag
- Aufpassen und Polieren 0,5 Tage
- Transport und Pufferzeiten bei Wiederholungen.

Farbeinprobe und Eingliedern

- Einprobe und Korrekturoption (vormittags Einprobe, nachmittags Einsetzen, dazwischen Korrektur, Glasur)
- Einprobe: Glyceringel, Farbkontrolle, Approximal- und Randkontrolle.

Mit der Wahl der Farbe des Befestigungskomposits (z. B. Variolink Veneer) kann die resultierende Zahnfarbe des Veneers beeinflusst bzw. bestimmt werden. Mittels eingefärbter Try-in-Pasten (Glyceringel) lassen sich verschiedene Farbalternativen klinisch austesten.

Vorbehandeln der Keramik:

- Bei mehreren Veneers symmetrisch von der Mitte ausgehen
- Veneer 60 s (Silikatkeramik) bzw. 20 s (Lithiumdisilikat) anätzen mit 5 – 10 %iger Flusssäure (HF)
- Silan auftragen, Lösungsmittel nach Herstellerangaben verdunsten lassen, trocken blasen
- Bonding auf Keramikoberfläche auftragen.

Vorbereiten des Zahns:

- Absolute Trockenlegung mit Kofferdam
- Nachbarzahnschutz mit Matrizen, dadurch gehen Kleberreste leichter ab.

Einsetzen des Veneers:

- Entfernen des provisorischen Veneers und des temporären Zements
- Im Bereich der Punktätzung finieren (Feinkorndiamant)
- Befestigungskomposit lichthärtend oder dualhärtend verwenden
- Kleber kann auf das Veneer oder alternativ auf den Zahn aufgebracht werden
- Einsetzen des Veneers mittels Telio CS Inlay oder ähnlichem, individualisierten Pinsel-halter (zuverlässige Alternative zum Adhäsivstick)
- Veneer positionieren mit Druck. Keine Diamantpinzette verwenden (zerkratzt Keramik)!
- Veneer in Position halten und Kleber mit Licht anhärten (z. B. Wave-Technik). Vorteilhaft ist, mit einem punktförmigen Lichtleiter das Befestigungskomposit vorerst nur in der Mitte des Veneers auszuhärten, um danach die Kleberüberschüsse in den Randbereichen noch in der elastischen Abbindephase zu entfernen
- Überschüsse mit Sonde, Scaler und Zahnseide entfernen
- Randschlusskontrolle
- Kleber vollständig mit Licht auspolymerisieren.
- Reinigung der Zähne (z. B. mit Occlubrush).

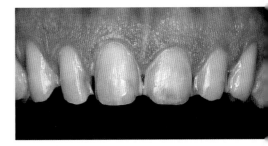

Präparationen für Veneers.

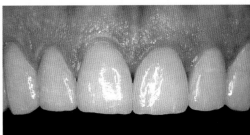

Veneers aus leuzitverstärkter Silikat-Presskeramik.
Fotos: Edelhoff

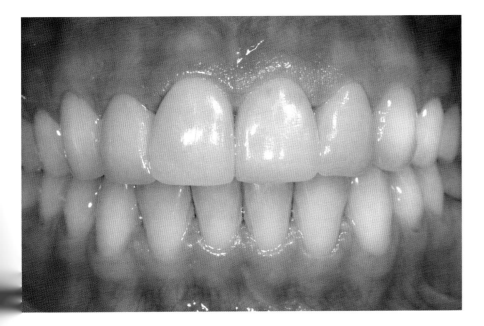

Veneers eingesetzt mit Variolink Veneer.
Foto: Schneider

Tenuia-Veneers

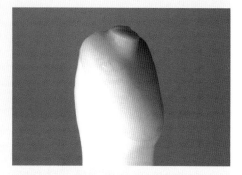

Tenuia-Veneer nach dem Formpressen.

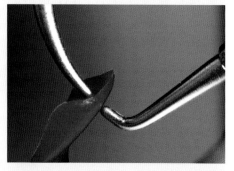

Substanzschonende Wandstärke 0,3 mm.

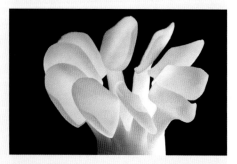

„Tenuia" (Thin)-Veneers nach dem Pressen.
Fotos: Seger / Ivoclar Vivadent

Tenuia-Veneers

Aufgrund der Weiterentwicklung in der Keramiktechnologie hat sich als Sonderform der seit vielen Jahren in der Zahnmedizin bewährten Veneer-Versorgung das Tenuia-Veneer (lat. tenuis = dünn, tenuia = Nom., häufig als „Thin-Veneer bzw. Non-Prep Veneer" genannt) entwickelt. Mit diesen nur ca. 0,3 mm dünnen Keramikschalen lassen sich vorwiegend ästhetische Zahnformkorrekturen im Frontzahnbereich erzielen. Der Unterschied zu den traditionellen Veneers liegt darin, dass auf eine abtragende Zahnpräparation verzichtet wird und nur labiale Keramikfacetten auf die Schmelzareale aufgeklebt werden.

Das Tenuia-Veneer orientiert sich ausschließlich an der Möglichkeit, dass heute sehr dünne Wandstärken gepresst und durch CAD / CAM-Verfahren hergestellt werden können. Dadurch kann unter Umständen bei idealen klinischen Bedingungen auf eine Schmelzpräparation verzichtet werden. Die Anwendung ist eingeschränkt, wenn die Schmelzmenge unzureichende Haftflächen bietet oder die Restkronenlänge zu kurz ist. Der Verzicht auf eine Schmelzpräparation erfordert eine längere Ätzzeit mit Phosphorsäure-Gel.

Voraussetzung zur traditionellen Herstellung von Tenuia-Veneers ist allerdings, dass das ZT-Labor bzw. das chairside arbeitende CAD / CAM-System in der Lage ist, dünnwandige Keramikschalen zu fertigen. Um sicherzustellen, dass dünne Randbereiche gepresst werden können, modelliert der Zahntechniker die Ränder in der Regel etwas dicker und schleift die fertigen Veneers anschließend mit Finierdiamanten unter Wasserkühlung in die gewünschte Endstärke. Die geringe Schichtdicke beschränkt den Einsatz bei dunklen Verfärbungen des Zahns, da dünne Keramikschichten Farbänderungen nur in sehr geringem Umfang erlauben.

Tenuia-Veneers können in einem gleichförmig ausgeformten Zahnbogen in Anbetracht der Veneer-Schichtstärke (0,3 – 0,5 mm) nicht einzeln eingegliedert werden, ohne dass die zusätzliche Keramikschicht auffällt. Oft werden daher zwei bis vier Veneers in symmetrischer Verteilung angefertigt; medizinisch kann das eine „Übertherapie" sein. Der Verzicht auf eine Präparation bedeutet, dass die Ränder überkonturiert und sondierbar sind. Die zusätzliche Retention begünstigt die Anhaftung von Plaque und Randverfärbungen.

Indikation

- Korrekturen an Zahnformen
- Schließen von Diastema unter Berücksichtigung funktioneller Gegebenheiten.

Vorbereitung

- Zuerst sollte das Farben- und Formenkonzept mit dem Patienten besprochen werden.
- Gegebenenfalls eignet sich ein vorgeschaltetes Bleaching zur Zahnaufhellung. Beläge (z. B. bei Rauchern) müssen professionell entfernt werden, um Verfärbungen zu eliminieren.
- Artikulations- und Okklussionsprüfungen zur Festlegung der maximalen Ausdehnung der Tenuia-Veneers.
- Reinigung der betroffenen Schmelzareale mit handelsüblicher Reinigungspaste.
- Alte Kompositfüllungen sollten bei Bedarf erneuert und in die Präparation einbezogen werden.
- Ätzen der Schmelzfläche, verlängerte Einwirkzeit > 60 s
- Ggfs. 0,1 – 0,2 mm Präparation mit Feinkorn-Diamantinstrument (25 μm-Korn).

Abformung

- Retraktionsfäden legen
- Abformung mit einem dünnfließenden A-Silikon oder Polyäther.

Werkstoffe und Herstellungsverfahren

Für Tenuia-Veneers eignen sich Glaskeramiken, bevorzugt Lithiumdisilikatkeramik (LS_2). Die labiale Schichtstärke sollte bei der Wachsmodellation oder im CAD/CAM-Design 0,3 mm nicht unterschreiten. Nur an den Rändern dünn auslaufend modellieren. Durch Bemalen, Überpressen oder Aufsintern können individuelle Farbcharakteristika erzielt werden.

Die adhäsive Eingliederung ist identisch mit dem eines konventionell gefertigten Keramik-Veneers (Flusssäure-Ätzzeit Lithiumdisilikat nur 20 s). Bei Verzicht auf eine Präparation kann es schwierig sein, die korrekte Endposition des Veneers zu finden. Bei flachen Zähnen sollte daher eine Positionierungshilfe in Form einer kleinen Vertiefung (ca. 1 – 2 mm Durchmesser, ca. 0,5 – 1,0 mm tief) in Bereichen mit ausreichender Schmelzdicke präpariert werden.

Tenuia-Veneers

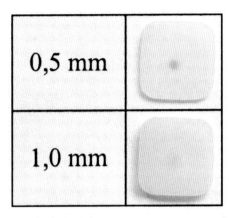

Dünne Keramikschichten erschweren es, dunkle Verfärbungen (hier ein dunkler Punkt auf weißem Papier) zu maskieren bzw. auszugleichen.
Abb.: Kunzelmann

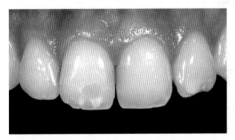

Ausgangssituation für ein Non-Prep-Veneer. Zahn 11 und 22 mit Schmelz-Fehlbildungen und Kompositfüllungen.

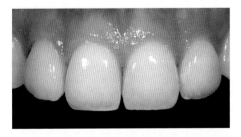

Nach Kavitätenbehandlung wurde der Schmelz lediglich angerauht, geätzt, und die dünnwandigen Veneers (Wandstärke 0,3 mm) adhäsiv befestigt.
Fotos: Hajto

Tenuia-Veneers

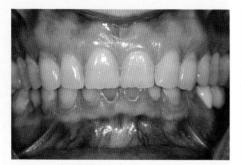

Abb. 1: **Ausgangssituation für eine Tenia-Veneer-Versorgung.**

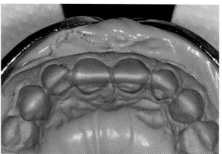

Abb. 2: **Abformung Situationsmodell.**

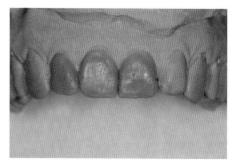

Abb. 3: **Wax-up auf dem Modell.**

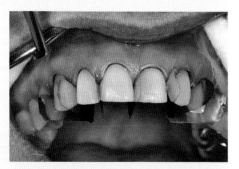

Abb. 4: **Retraktionsfaden zur Darstellung der Präparationsgrenze. Da die Kontaktpunkte bei der Präparation nicht aufgelöst wurden, wird die Modellherstellung erleichtert, indem vor der Abformung dünne Matrizen zwischen die Zähne gesteckt werden. Auf diese Weise muss das Modell nicht gesägt werden, da die Stümpfe dank der Matrize bereits separiert sind.**

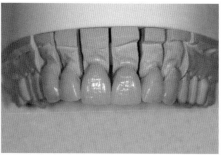

Abb. 5: **Veneers aus Presskeramik.**

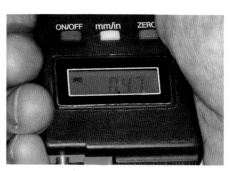

Abb. 6: **Wandstärken von 0,4 – 0,5 mm sind möglich.**

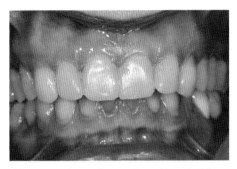

Abb. 7: **Intraorale Anprobe. Das Wax-up kann mit Abform-silikon kopiert werden.** Anschließend kann intraoral die Situation gemäß Wax-up simuliert werden, indem man mit dieser Silikonform analog der Herstellung eines Provisoriums die Wax-up-Situation auf die Zähne überträgt. Der Patient kann anhand des Mock-up so beurteilen, wie die neue Situation aussehen wird.

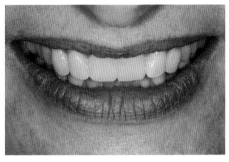

Abb. 8: **Das Wax-up wurde mit Hilfe einer Silikonabfor-mung kopiert und mit Komposit für eine temporäre Versorgung umgesetzt.** Der Patient kann so das spätere Erscheinungsbild der Veneers besser abschätzen.

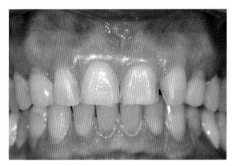

Abb. 9: **Minimalinvasive Präparationen regio 13 – 23. Die vorhandene Füllung mesial 22 wurde entfernt und der Defekt in die Präparation integriert.**

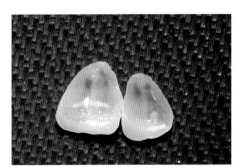

Abb. 10: **Individualisieren der Veneer-Farbe durch Hinter-malen (internal shading).**

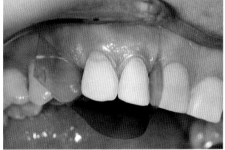

Abb. 11: **Matrizen als Vorbereitung der Schmelzätzung.** Die entzündungsfreie Gingiva und trockene Arbeits-umgebung ermöglichen es, auf Kofferdam zu verzichten. Die Zähne, die nicht mit Veneers beklebt werden, werden mit der Matrize vor der adhäsiven Vorbehand-lung geschützt, so dass sich Kleberüberschüsse leicht entfernen lassen.

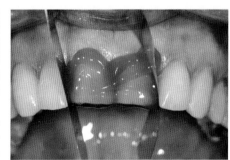

Abb. 12: **Schmelzätzung bei Verwendung eines Dentinadhäsivs nach dem „total etch"-Verfahren.**
Fotos: Kunzelmann

Fortsetzung Seite 38

Literatur:

Kunzelmann, K.H., Kern, M.: Wunsch und Wirklichkeit. Bewertung von prep-freien Tenuia-Veneers und ihre Grenzen in der Praxis. Dtsch Zahnärztl Z 64, 582-586 (2009)

Tenuia-Veneers

Fortsetzung von Seite 37

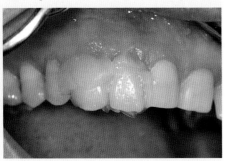

Abb. 13: **Adhäsive Befestigung, die Kleberüberschüsse werden sorgfältig entfernt, Glyceringel gegen Sauerstoffinhibition aufgetragen.**

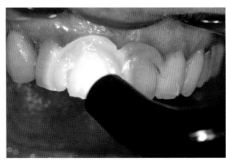

Abb. 14: **Photopolymerisation des Befestigungskomposits**

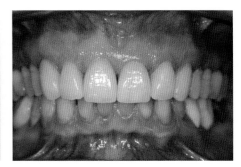

Abb. 15: **Tenuia-Veneers in situ.**
Fotos: Kunzelmann

Farbänderungen mit keramischen Veneers

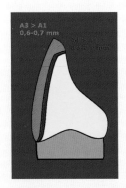

Schematische Darstellung der unterschiedlichen Präparationsformen in Abhängigkeit von der Differenz zwischen Stumpffarbe und Zielfarbe.

Keramische Veneers ermöglichen neben Veränderungen der Zahnform und der Zahnstellung auch eine minimale Modifikation der Zahnfarbe. Bei diesen Fällen liegt die Herausforderung in der Realisierung der Farbänderung mit einer möglichst geringen Schichtstärke der Veneers.

Präparationsform und zahntechnische Ausführung werden bei einer Farbänderung durch Veneers maßgeblich durch die Differenz zwischen Stumpffarbe und Zielfarbe bestimmt. Damit kommt der Bestimmung der Stumpffarbe eine wichtige Bedeutung zu.

Indikation

Bei starken, bleichresistenten Verfärbungen der natürlichen Zähne – nur auf ausdrücklichen Wunsch des Patienten (Leistung auf Verlangen, meist keine medizinische Notwendigkeit).

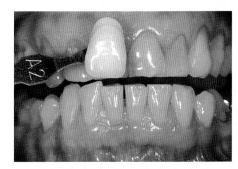

Farbbestimmung und Präparationstiefe für Veneers

Hierbei gelten folgende Empfehlungen:

- Differenzen von bis zu zwei Zahnfarbstufen (Vitapan-Classic), z. B. A3 bis A1, können mit einer Schichtstärke der Veneers von 0,6 bis 0,7 mm überbrückt werden.

- Differenzen von bis zu drei Zahnfarbstufen (Vitapan-Classic), z. B. A4 bis A1, erfordern eine erhöhte Schichtstärke der Veneers von 0,8 bis 0,9 mm. Zudem ist in diesen Fällen eine paragingivale oder leicht subgingivale (0,5 mm), vestibuläre Präparation zu empfehlen. Approximale Präparationsgrenzen sollten in den nicht sichtbaren Bereich verlagert werden.

Bleaching

Für eine möglichst Substanz sparende Präparation gilt es daher, die Differenz zwischen Stumpffarbe und Zielfarbe möglichst stark zu minimieren. Darum hat sich das präoperative Bleichen als ein Standardverfahren für die Farbänderung mit Veneers etabliert. Hier bieten sich im Wesentlichen drei Vorgehensweisen an:

- In-office-Bleaching mit 30 – 35 %igen Carbaminperoxid-Gelen (z. B. Opalescense oder Illuminee), ein- bis zweimalige Anwendung

- Home-Bleaching mit 10 – 15 %igen Carbaminperioxid-Gelen oder 7,5 – 10 %igen H_2O_2-Gelen (z. B. Opalescence, Illuminee, Visalys), Anwendung 7 bis 14 Tage

- Kombinationstherapie: Einmaliges In-Office-Bleaching mit nachfolgendem Home-Bleaching für 5 bis 7 Tage. Die Kombinationstherapie empfiehlt sich insbesondere bei großen Farbdifferenzen

Präparation

Aus folgenden Gründen sollte eine Veneer-Präparation frühestens 7 bis 10 Tage nach Abschluss der Bleichtherapie erfolgen:

- Die definitive Farbbeurteilung kann erst nach 5 bis 7 Tagen vorgenommen werden.

- Direkt nach der Bleichtherapie ist der erzielbare adhäsive Verbund zwischen Zahn und Keramik reduziert.

Die Veneer-Präparation, Keramikauswahl, Einprobe und Befestigungstechnik erfolgt nach den Regeln der „Veneer-Versorgung".

Farbänderungen mit keramischen Veneers

Deutliche sichtbare Differenz der Zielfarbe von der aktuellen Zahnfarbe.

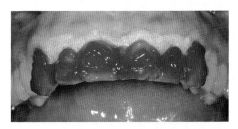

In-Office-Bleaching der Oberkieferfrontzähne.

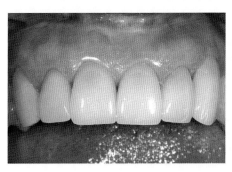

Neuversorgung mit 6 presskeramischen Veneers.
Abb.: Rinke

Literatur:

Rinke, S.: Keramische Veneers - Perfekte Ästhetik in vielen Indikationen. Ästhetische Zahnmedizin 10, 24-33 (2007).

Korrektur der Funktion

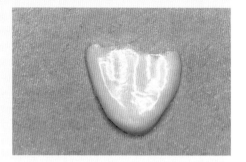

Funktionskorrigierendes Veneer für Zahn 23.

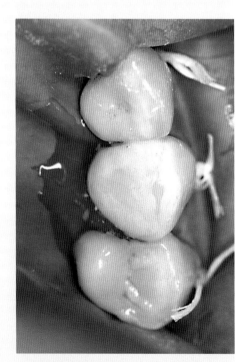

Funktionskorrigierende Veneers beim Einkleben unter Kofferdam. Glyceringel zum Schutz der Klebefuge aufgetragen.

Die Fraktur ist die häufigste Ursache für Misserfolge mit vollkeramischen Werkstoffen, wenn funktionelle Bedingungen vernachlässigt werden. Vielfach wurden Verblendfrakturen (Chipping) auf Zirkoniumdioxidgerüsten dann beobachtet, wenn die Verblendung keine oder eine insuffiziente Höckerunterstützung zeigte.

Verblendfreie Kronen und Brücken aus monolithischem Lithiumdisilikat und Zirkoniumdioxid bieten keinen Anlass zu Verblendfrakturen; Zirkoniumdioxid kann möglicherweise aber unter schwierigen, funktionellen Bedingungen Parafunktionen im Gegenkiefer auslösen.

Aufgrund der hohen Abrasionsfestigkeit von monolithischem Zirkoniumdioxid zeigt die Werkstoffoberfläche einen deutlich geringeren Verschleiß gegenüber anderen Restaurationsmaterialien und gegenüber der Zahnhartsubstanz. In der Folge können langfristig vertikaldimensionale Abrasionsunterschiede auftreten und die Okklusion verändern, die vom stomatognathen System nicht ausgeglichen werden kann.

Für funktionskorrigierende Restaurationen mit Vollkeramik haben sich bewährt:

Führungs-Veneers

Zur Wiederherstellung der Front-Eckzahn-Führung bieten sich funktionelle Führungs-Veneers aus Keramik an, die den Abrasionsverlust wieder beheben. Als Werkstoffe stehen Lithium-Disilikat, Hybrid- oder Verbundkeramik und Feldspatkeramik zur Verfügung, deren Abrasivität dem Zahnschmelz entspricht.

Inzisaler Frontzahnaufbau

Zur ästhetischen Verlängerung der Frontzähne und/oder aber auch zur Wiederherstellung einer definierten Protrusion durch Frontzahnführung eignen sich Frontzahnaufbauten. Wahlweise kommt hier Komposit zum Einsatz, das mit dem „Chamäleon-Effekt" die Farbangleichung im Inzisalbereich zu den Nachbarzähnen erleichtert.

Vertikale Erhöhung durch Table Tops

Bei starken Abrasionsgebissen und Verlust der vertikalen Höhe können durch die moderne Adhäsivtechnik und die hochfesten Keramik- und Polymer-Werkstoffe minimalinvasiv das okklusale Relief durch sogenannte Table Tops (okklusale Veneers) rekonstruiert werden.

Quelle: Beuer F, Edelhoff D, Schweiger J: Sicherheit in der Frontzahnästhetik; welche Möglichkeiten der Kontrolle gibt es? Referat auf der AG Dentale Technologie (2013)

Nach Analyse, Planung mit Wax-up und nach der Bestimmung der korrekten Vertikaldimension (z. B. durch eine funktionelle Schienentherapie oder therapeutischen Übergangsrestaurationen) können Table Tops sowohl auf intakten Restaurationen als auch natürlichen Zähnen zumeist ohne größere Präparation angefertigt werden. Dabei können mit der CAD / CAM-Technik verschiedene Materialien zum Einsatz kommen: Lithium-Disilikat, Glaskeramik, Hochleistungspolymere etc.

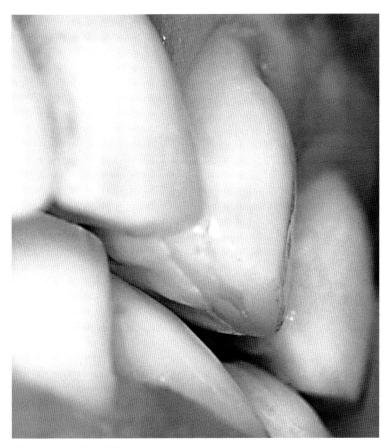

Palatinales Veneer in Position.

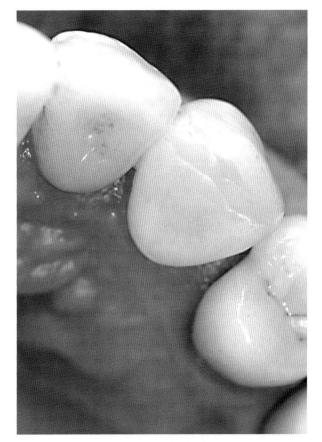

Wiederhergestellte Eckzahnführung.
Fotos: Kern

Keramische Kauflächen (Table Tops)

Die Substitution einer kompletten, okklusalen Kaufläche ist, je nach Ausdehnung, dem Onlay, Overlay, der Teilkrone oder der Halbkrone mit fließenden Übergängen zuzuordnen. Kriterium ist, dass die Kaufläche des betreffenden Zahns voll ersetzt wird, ohne die Extension einer Dreiviertel- oder Vollkrone. Die Ausführung als anatoform gestaltete, adhäsiv befestigte Kaufläche in Form einer Okklusionsschale gewährleistet eine ästhetische Adaptation an die Nachbarzähne sowie aufgrund der Metallfreiheit eine gute Temperaturisolation.

Indikation

- Im Abrasionsgebiss zur Wiederherstellung von anatomischen Kauflächen nach funktions-morphologischen Prinzipien
- Zur Bisshebung
- Bei Bisslageänderungen
- Zur Korrektur der statischen und dynamischen Okklusion.

Kontraindikation

- Nicht im kariesanfälligen Gebiss indiziert, da die Gefahr einer Sekundärkaries oder einer neuen Karies (z. B. approximal oder zervikal) im Vergleich zu einer Vollkrone größer ist.

Bei Bisslageänderungen bzw. Bisserhöhungen aufgrund von Erosion / Abrasion sind häufig zahlreiche Rekonstruktionen erforderlich, die oft die finanziellen Möglichkeiten der Patienten überschreiten. Man kann die erforderliche Bisserhöhung auch erzielen, in dem nur ein Kiefer (OK oder UK) versorgt wird. Die Entscheidung, nur einen Kiefer zu rekonstruieren, wird von den vorhandenen, intakten Restaurationen beeinflusst und auch von der Form der Speeschen Kurve. Es erscheint sinnvoll, mit den neuen Versorgungen die Form der Speeschen Kurve zu verbessern und so den entsprechenden Kiefer auszuwählen. Alternativ müssen auch ästhetische Gesichtspunkte berücksichtigt werden. Meist sieht man die Übergänge zwischen den Kauflächen-Veneers und den Zähnen im Unterkiefer weniger deutlich als im Oberkiefer.

Werkstoffe und Herstellungsverfahren

Keramische Kauflächen werden zur Erfüllung der ästhetischen Ansprüche aus Silikatkeramik herstellt:

- Glaskeramik (z. B. Empress Esthetic)
- Lithiumdisilikatkeramik (LS_2) gepresst (e.max Press) oder computerunterstützt ausgeschliffen (e.max CAD)
- Subtraktive Formgebung durch Schleifen von Silikatkeramik-Rohlingen, Fertigung chairside (Cerec) oder labside (inLab und alle anderen CAD / CAM-Systeme).

Aufgrund der hohen Belastung im Kauflächenbereich sollte Lithiumdisilikat-Keramik (LS_2) bevorzugt werden. Bei der Präparation ist zu beachten, dass der Klebeverbund zum Schmelz besser ist als zu Dentin. Gleichzeitig stabilisiert das hohe E-Modul von Schmelz die Keramik. Im Zweifelsfall sollte daher Schmelz erhalten und statt dessen eine geringere Schichtdicke der Keramik realisiert werden.

Vorbereitung – Zahnarzt

- Bei Bisserhöhung: Trainingsphase mit okklusal adjustierter Aufbissschiene und provisorischen Kunststoffaufbauten einplanen
- Abformung für Situationsmodelle
- Modellmontage, dabei Übertragung der Bisshöhe von der diagnostischen Schiene auf die montierten Modelle
- Zahnreinigung
- Farbbestimmung.

Vorbereitung – ZT-Labor

- Diagnostisches Wax-up
- Vorbereiten eines Silikonwalls bzw. einer Tiefziehschiene zur Schichtstärkenkontrolle
- Vorbereitung eines Provisoriums.

Präparation

Bei der Planung ist die Zahl der Restaurationen zu berücksichtigen. Bei einer Bisslageänderung oder Bisserhöhung ist es sinnvoll, alle Restaurationen in einer Sitzung zu präparieren und später auch in einer Sitzung einzugliedern. Dies ist unter Umständen anstrengend und sollte nicht unter Zeitdruck erfolgen. Die Eingliederung sollte kurzfristig nach der Präparation erfolgen (Laborabstimmung).

Vorgehen

- Nur falls erforderlich: Abtrag der Okklusalfläche mit Finier-Diamant (25 – 40 μm-Korn), bei Bisserhöhungen reichen meist geringfügige, lokale Korrekturen
- Okklusaler Schichtabtrag, so dass eine Mindestschichtstärke von 1 mm erzielt wird
- Bestehende Füllungen werden in die Präparation einbezogen (defektorientierte Adhäsiv-Teilkrone)
- Weitgehender Erhalt des Schmelzmantels ist wünschenswert
- Horizontale Orientierungsrillen im Schmelz erleichtern die spätere, exakte Positionierung der keramischen Kaufläche

Keramische Kauflächen (Table Tops)

- Schichtstärken mit Silikonschlüssel kontrollieren
- Kein zirkulärer Stützrand erforderlich; die Präparationsgrenze muss jedoch vorhandene Füllungskavitäten überdecken
- Vor der Abformung kontrollieren, dass approximal Zahnseide genutzt werden kann (zur späteren Überschussentfernung).

Abformung

- Vorgehen wie bei klassischen Veneers (Seite 30, 35) oder optoelektronischer Scan (Cerec, Lava C.O.S., iTero)
- Bei Bisserhöhung: Die Bestimmung der Kieferrelation kann mit Hilfe der Aufbissschiene erfolgen, die mit Abformmasse beschichtet wird.

Dentinschutz und temporäre Versorgung

- Wenn beim Präparieren Dentin freigelegt wurde, Dentin-Bonding-Agent zum Schutz vor postoperativer Hypersensivität auftragen
- Provisorium aufbringen, eugenolfreien, temporären Zement verwenden (aufgrund der fehlenden Retention gehen Provisorien leicht verloren). Bewährt haben sich provisorische Kunststoffzemente (z. B. Temp Bond Clear, Kerr). Alternativ: Befestigung wie bei Veneers mit „Punkt-Ätzung" mit Phosphorsäure (zentral 1 mm Durchmesser), Befestigung der Provisorien mit fließfähigem Komposit.

CAVE: Dentin-Bonding nicht mit Punktätzung kombinieren, sonst kann die provisorische Versorgung nicht mehr entfernt werden.

Laborherstellung

- Vorgehen wie bei Veneers und Teilkronen (Seite 31). Die Handhabung der meist zierlichen Kauflächenveneers ist sensitiv und erfordert einen höheren Zeitaufwand für die Zahntechnik
- Bei der Chairside-Methode (Cerec) computerunterstütztes Konstruieren und Ausschleifen der Kauflächen
- Bei der Gestaltung der Approximalflächen beachten, dass beim Eingliedern Matrizen verwendet werden können, ohne dass die Position des Veneers durch die Matrize verändert wird.

Einprobe

- Einprobe mit Glycerin-Gel, Farbkontrolle, Approximal- und Randkontrolle
- Reihenfolge des Einsetzens festlegen
- Bei Korrektur nur Feinkorndiamant verwenden (15 – 30 µm-Korn)
- Einschleifmaßnahme mit gründlicher Politur (diamantkorngefüllte Silikonpolierkörper), oder Glanzbrand wiederholen
- Für das Einsetzen werden die Nachbarzähne mit Matrizen geschützt
- Matrizen positionieren und vor der Vorbehandlung von Zahnhartsubstanz bzw. Keramik den Sitz der Keramikschalen erneut kontrollieren.

Eingliedern

- Vorbehandeln der Keramik (HF-Ätzen: Glaskeramik 60 s, Lithiumdisilikat 20 s, Silan-Auftrag, nach Herstellerangabe verdunsten lassen, trocknen, Bonding-Auftrag)
- Vorbereiten des Zahns (Trockenlegen mit Kofferdam)
- Dentin-/Schmelzadhäsiv auftragen
- Befestigungskomposit dual- oder lichthärtend verwenden
- Kleber kann auf die Restauration oder auf die Zahnoberfläche aufgebracht werden
- Einsetzen der Restauration mit Diamantpinzette oder mittels Fermit individualisiertem Pinselhalter
- Überschüsse mit Sonde und Zahnseide entfernen
- Polymerisieren des Befestigungskomposits
- Randschlusskontrolle
- Okklusionskontrolle
- Politur und Fluoridierung.

Hinsichtlich der klinischen Bewährung von Kauflächen-Veneers gibt es noch keine klinischen Daten. Patienten mit hohen okklusalen Belastungen sollte man auf ein mögliches Fraktur-risiko der Kauflächen-Veneers hinweisen. Da diese aber problemlos repariert werden können, scheint es vor allem bei Zähnen mit wenig oder ohne Karies bzw. ohne Füllungen die substanzschonendere Lösung zu sein, Kauflächen-Veneers zu wählen anstatt den Zahn für eine Vollkeramikkrone zu präparieren.

Keramische Kauflächen
(Table Tops)

Rekonstruktion von generalisierten Zahnhartsubstanzdefekten durch Kauflächen-Veneers mit Anhebung der Vertikaldimension der Okklusion (VDO)

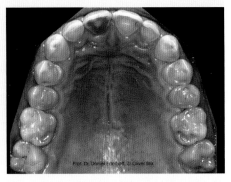

Abb. 1: **Ausgangssituation: Generalisierte Abrasionen mit biokorrosiver Komponente (exogene Ursache) an allen OK-Zähnen.**

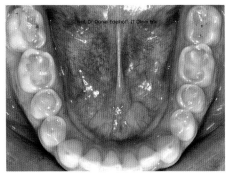

Abb. 2: **Korrespondierende Ausgangssituation im UK.**

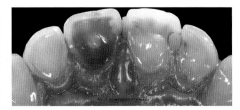

Abb. 3: **Palatinale Destruktionen und insuffiziente Kompositfüllungen.**

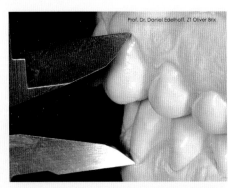

Abb. 4: **Messung der Erhöhung der vertikalen Dimension der Okklusionsebene (VDO) am diagnostischen Wax-up. Das diagnostische Wax-up wurde zuvor als sog. „Ästhetische Evaluierung" am Patienten erfolgreich einprobiert.**

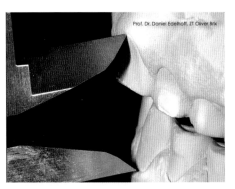

Abb. 5: **Anschließend werden die VDO-Daten des Wax-ups auf die in zentrischer Relation einartikulierten Ausgangsmodelle zur Herstellung einer Repositionierungsschiene übertragen.**

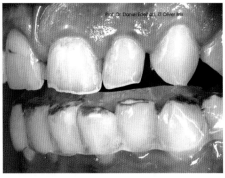

Abb. 6 **Auf der Grundlage der im Wax-up vorgenommenen Erhöhung der VDO gefertigte Repositionierungsschiene mit Front-Eckzahn-Führung für eine etwa 3monatige Tragedauer („Funktionelle Evaluierung").**

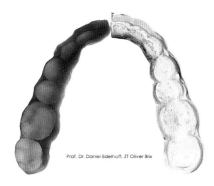

Abb. 7: **Beim Präparationstermin kann die erfolgreich evaluierte VDO anhand der Repositionierungsschiene übertragen werden. Dazu wird zunächst der 1. und 4. Quadrant präpariert, die Schiene geteilt und eine Schienenhälfte auf die noch nicht präparierten Zähne im 2. und 3. Quadranten aufgesetzt.**
Die Kieferrelationsbestimmung in der erprobten VDO kann in Referenz zur geteilten Schiene erfolgen. Später werden auch die Zähne im 2. und 3. Quadranten präpariert und die Kieferrelationsbestimmung für den 1. und 4. Quadranten verlängert.

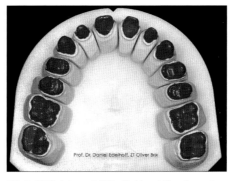

Abb. 8: **OK-Meistermodell für die bisserhöhenden und funktionskorrigierenden Restaurationen.**

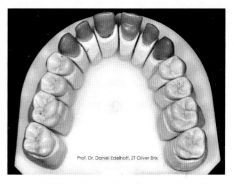

Abb. 9: **Aufgewachste Seitenzahnrestaurationen (Maltechnik = monolithisch) und Gerüste für Frontzahnkronen (Schichttechnik = manuelle Verblendung).**

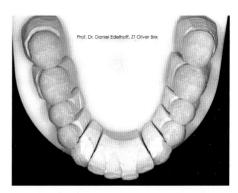

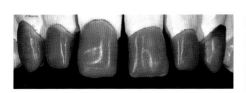

Abb. 10: **Labialalansicht der Gerüste für die OK-Frontzahnkronen.**

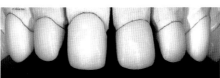

Abb. 11: **Gepresste Kronengerüste aus Lithium-Disilikat (IPS e.max Press).**

Abb. 12: **Monolithische Onlay-Veneers (Prämolaren) und Onlays (Molaren) nach dem Pressvorgang auf dem UK-Modell. Die Veneers auf den Eckzähnen wurden durch Sintertechnik auf feuerfesten Stümpfen hergestellt. Die Frontzähne 32 bis 42 werden nach Eingliederung der glaskeramischen Restaurationen mit Komposit aufgebaut.**
Abbildungen: Edelhoff, Brix

Fortsetzung Seite 48

Keramische Kauflächen (Table Tops)

Fortsetzung von Seite 47

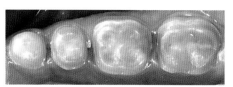

Abb. 13: **Präparation in Schmelzbegrenzung für keramische Onlay-Veneers (Prämolaren) und Onlays (Molaren).**

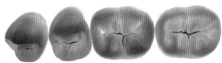

Abb. 14: **Kauflächen aus monolithischer Lithium-Disilikat-Keramik (IPS e.max Press, Eintrübungsgrad HT, Mindeststärke 1 mm).**

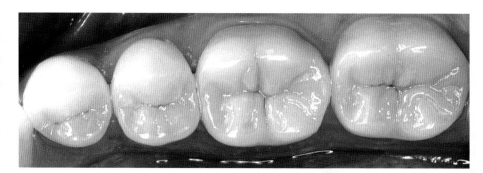

Abb. 15: **Kauflächen in situ nach der adhäsiven Befestigung mit Total-Ätz-Technik.**

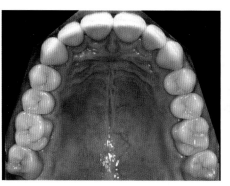

Abb. 16: **OK-Situation nach der adhäsiven Eingliederung.**

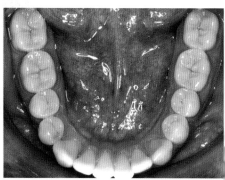

Abb. 17: **UK-Situation nach der adhäsiven Eingliederung.**

Keramische Kauflächen
(Table Tops)

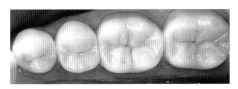

Abb. 18: **Kauflächen-Veneers in klinisch perfektem Zustand, 6 Jahre nach Eingliederung.**

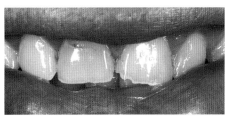

Abb. 19: **Frontzahn-Ansicht vor der Behandlung.**

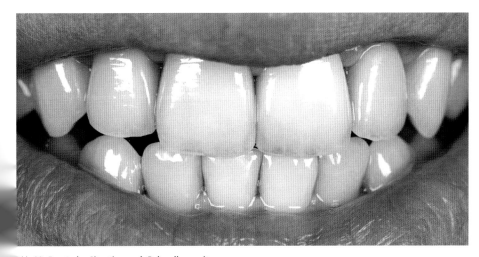

Abb. 20: **Frontzahn-Situation nach Behandlung mit Veränderung der vertikalen Dimension.**

Abbildungen: Edelhoff, Brix

Literatur:

Abduo J: Safety of increasing vertical dimension of occlusion: a systematic review. Quintessence Int 43, 369-380 (2012)

Ahlers MO, Möller K: Repositions-Onlays und -Veneers zur atraumatischen Restauration einer physiologischen Kiefer- und Kondylenposition. Quintessenz 62, 211-222 (2011)

Clausen JO, Abou Tara M, Kern M: Dynamic fatigue and fracture resistance of non-retentive all-ceramic full-coverage molar restorations. Influence of ceramic material and preparation design. Dent Mater 26, 533-538 (2010)

Edelhoff D, Brix O, Stimmelmayr M, Beuer F: Ästhetische und funktionelle Gesamtrehabilitation eines Patienten unter Einsatz von Lithiumdisilikatkeramik – Ein Fallbericht. Quintessenz 64, 623-638 (2013)

Edelhoff D, Beuer F, Schweiger J, Brix O, Stimmelmayr M, Güth JF. CAD/CAM-generated high-density polymer restorations for the pre-treatment of complex cases. Quintessence Int 43, 457-467 (2012)

Edelhoff D, Beuer F, Güth JF, Brix O: Vollkeramische Restauration. Präparation und Farbnahme. ZWP 19, 60-64 (2013)

Edelhoff D: CAD/CAM-gefertigte Table Tops korrigieren die Bisslage. Zahnmed Mitteilungen (ZM) 104, No 8 A, 48-50 (2014)

Harper RP: Clinical Indications for Altering Vertical Dimension of Occlusion. Functional and Biologic Considerations for Reconstruction of the Dental Occlusion. Quintessence Int 31, 275-280 (2000)

Keough B: Occlusal-Based Treatment Planning for Complex Dental Restorations: Part 1. Int J Periodontics Restorative Dent 23, 237-247 (2003)

Lerner J: A systematic approach to full-mouth reconstruction of the severely worn dentition. Pract Proced Aesthet Dent 20, 81-87 (2008)

Schweiger J, Stumbaum M, Richter J, Beuer F, Gernet W: Rehabilitation der vertikalen Kieferrelation mittels CAD/CAM-Technik. Teamwork J Cont Dent Educ 2, 158-171 (2011)

Weber C, Edelhoff D, Brix O: Restauration erodierter Zähne unter Einsatz von Vollkeramik. Quintessenz 58, 1277-1289 (2007)

Keramische Kauflächen (Table Tops)

Fall: Bisshebung

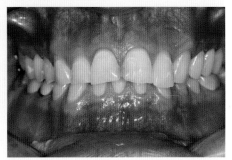

Abb. 1: **Ausgangssituation für eine Bisshebung mit Kauflächen-Veneers.**

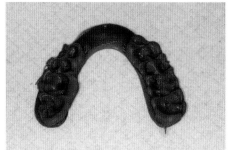

Abb. 2: **Die sorgfältige Kieferrelationsbestimmung ist sehr wichtig, da bei der Präparation alle Kauflächen in der Stützzone verändert werden. Eine sehr pragmatische Alternative ist, aus lichthärtendem Löffelmaterial von der Situation am Modell, mit der die Aufbissschiene angefertigt worden war, eine Schablone vorbereiten zu lassen. Diese wird mit Löffeladhäsiv beschichtet. Mit Präzisionssilikon für Bissregistrate wird zunächst die Gegenkiefersituation fixiert (Bild). Vor der Präparation wird die UK-Front registriert. Anschließend werden nach der Präparation die jeweiligen Zähne registriert.**

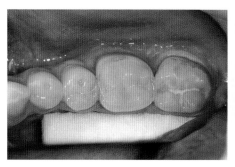

Abb. 3: **Präparation für Kauflächen-Veneers. Die Prämolaren wurden nur minimal präpariert, z. B. im Bereich der Höckerspitze. Zahn 46 ist eine Metallkeramikverblendkrone, die nicht erneuert wurde; hier wurde eine zirkuläre Stufe präpariert. 47 ist noch nicht präpariert, da erst eine Registrierung vorgenommen wurde (aktuell 45 – 46. Zahn 47 wird anschließend nach der Präparation ergänzt).**

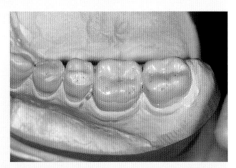

Abb. 4: **Kauflächen-Veneer-Provisorien auf dem Modell (Vorbereitung im Labor).**

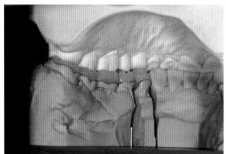

Abb. 5: **Prüfen der Okklusion.**

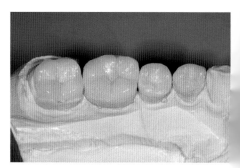

Abb. 6: **Gepresste Kauflächen-Veneers für Molaren.**

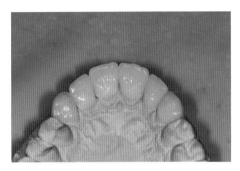

Abb. 7: **Frontzahn-Versorgungen zur Bisshebung.** Hier handelt es sich um sog. „Veneer-Kronen", d. h. es wurde nur sehr wenig Schmelz präpariert. Die Keramik wird direkt auf dem Schmelz befestigt; die Schichtdicke ist daher weniger dick als bei klassischen Keramikkronen. Die Festigkeit der „Veneer-Kronen" resultiert aus dem guten Klebeverbund zum Schmelz und dem hohen E-Modul des verbliebenen Schmelzmantels.

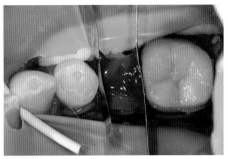

Abb. 8: **Schmelzätzung, Eingliederung mit Matrizen.** Es wurde auf die Langloch-Technik ausgewichen. Die Matrizen aus Metall schützten die Nachbarzähne und ermöglichten, Überschüsse zu vermeiden. Wichtig ist, vor dem Einsetzen den korrekten Sitz der Kauflächen-Veneers zu prüfen. Bei richtiger Gestaltung der Kauflächen-Veneers im Labor erleichtern die Metallmatrizen das Auffinden der exakten Endposition.

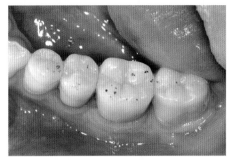

Abb. 9: **Kauflächen-Veneers in situ.**

Fotos: Kunzelmann

Fall: Kauflächen-Veneers

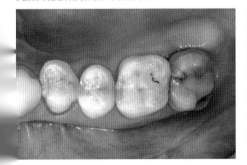

Abb. 1: **Präparation für keramische Kauflächen.**

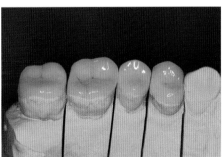

Abb. 2: **Keramische Kauflächen aus Lithiumdisilikat auf dem Modell, Mindeststärke 1 mm.**

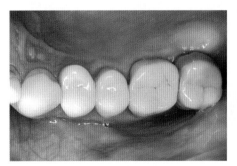

Abb. 3: **Adhäsiv befestigt in situ.**

Fotos: Kern

Inlaybrücken, Teilkronenbrücken

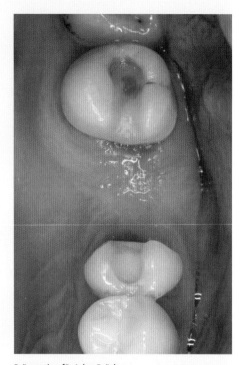

Präparation für Inlay-Brücke.

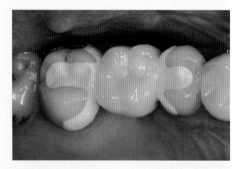

Inlaybrücke in situ.

Fotos: Kern

Versorgung mit Inlaybrücken bzw. Teilkronenbrücken

Der therapeutische Ansatz für dreigliedrige Inlaybrücken aus Vollkeramik als Lückenversorgung ist im Wesentlichen die Substanzschonung der an die Lücke angrenzenden Zähne (Brückenpfeiler). Auch kosmetische Aspekte können eine Rolle spielen, um die natürlichen Zahnstrukturen weitestgehend zu erhalten. Da sich Inlaybrücken aus Silikatkeramiken nicht langfristig bewährt haben, wird heute die Verwendung von Zirkoniumdioxidkeramik auch für Inlaybrücken empfohlen.

Die Verankerung erfolgt durch zwei Inlays, wobei die Brückenpfeiler zusätzlich mit kleinen Adhäsivflügeln versehen werden sollten, um die hoch belastbare Klebefläche am Schmelz zu erhöhen. Ziel ist also, eine maximale Klebefläche für den adhäsiven Verbund zu erzielen; Torsionskräfte auf die Inlays werden bei nicht axialer Belastung minimiert.

Indikationen

- Lückenschluss eines fehlenden Zahns durch Keramikinlays oder Teilkrone, dreigliedrige Verbindung durch ein Brückenglied, begrenzt auf eine Brückenspanne.
- Einsatz im Prämolaren- und Molarenbereich.
- Minimal-invasive, substanzschonende Präparation.

Limitierung

Anwendung nur bei kariesresistentem Gebiss und bei guter Mundhygiene.
Statisch nicht so stabil wie eine Vollkrone.

Kontraindikation

Bei Patienten mit Bruxismus, bei Parafunktionen.

Verfahren

Die Inlay-Präparation wird als okklusales Inlay mit einem Klebeflügel ergänzt. Die Gerüste von Inlay und Adhäsivflügel werden mittels eines CAD/CAM-Systems aus Zirkoniumdioxidkeramik gefräst und anschließend aufbrennkeramisch oder überpresstechnisch verblendet. Der Adhäsivflügel soll die Belastung, die durch Torsionskräfte bei nicht axialer Belastung auf das Inlay einwirken, vermindern und die Klebefläche vergrößern. Die Befestigung erfolgt adhäsiv.

Werkstoffe

Inlay- bzw. Brückengerüst aus Zirkoniumdioxidkeramik (z. B. e.max ZirCAD, VITA YZ Cubes inCoris TZI) Verblendung aus Fluorapatit-Sinterglaskeramik oder Überpresskeramik bzw. mittels der CAD-on-Technik.

Präparation

- Prüfung der Pfeilerzähne auf Lockerungsgrad 0 mit Sondierungstiefen 2 – 3 mm

- Defektorientierte Präparation gemäß dem Vorgehen bei Inlays bzw. Teilkronen mit kastenförmigen Inlaykavitäten, Diamantkorn 30 – 40 μm. Dentin nicht unnötig freilegen
- Anlegen einer minimal 1,2 mm tiefen okklusalen Kavität von mindestens 1,5 x 3 mm Ausmaß
- Präparationsgrenze Stufe ohne Abschrägung
- Minimale Verbinderstärke und auch Abmessung des approximalen Inlaykastens 3 x 3 mm (Höhe x Breite), gesamt also 9 mm^2. Minimale Schichtstärke der Adhäsivflügel (0,6 mm)
- Die Inlays und Adhäsivflügel werden nur glasiert, während das Brückenzwischenglied mit Silikatkeramik vollständig verblendet wird.

Abformung, Modell

- Abformung in Doppelmischtechnik (additionsvernetzendes Silikon oder Polyäthermaterial)
- Modellherstellung aus Epoxydharz
- Gerüstmodellation mit Komposit-Kunststoff

Das Gerüst enthält als Brückenanker Inlays mit zusätzlichem Adhäsivflügeln und/oder Teilkronen und das Brückenglied.

Zahntechnische Herstellung

- Fräsen des Gerüsts aus Zirkoniumdioxidkeramik und Sinterung
- Passungskontrolle mit dünnfließendem A-Silikon. Ziel: Gleichmäßig dünne Schichtstärke des Silikons
- Aufbrennkeramische Verblendung oder Überpresstechnik.

Befestigung

- Zirkoniumdioxidkeramik durch Korundstrahlung vorbereiten (50 μm Al$_2$O$_3$, Druck 1,0 bar, 10 s), übrige Keramikanteile wie verblendetes Keramikzwischenglied durch Abdecken schützen (z.B. Silikon oder Kunststoff-Halbschalen)
- Pfeilerzähne mit Kofferdam schützen
- Ätzen und Konditionieren der Pfeilerzähne
- Inlaybrücke befestigen: Phosphatmonomerhaltigen Kleber (Panavia 21 TC) direkt auf die Keramik auftragen – oder Keramik mit speziellem ZrO$_2$-Primer vorbehandeln (z. B. Monobond Plus) und dazu passenden Kleber verwenden (z. B. Multilink Automix)
- Überschüsse entfernen.

Klinische Bewährung

Zirkoniumdioxidkeramik-getragene Inlay- bzw. Teilkronenbrucken stellen eine noch neue, innovative Behandlungsmethode, für die noch keine langfristigen klinischen Daten vorliegen. Eine erste klinische Studie weist allerdings eine ermutigende Erfolgsrate von 94 Prozent nach 5 Jahren Beobachtungszeit auf.

Literatur:

Abou Tara M, Eschbach S, Wolfart S, Kern M: Zirconia ceramic inlay-retained fixed dental prostheses-first clinical results with a new design. J Dent 39, 208-211 (2011)

Attia A, Kern M: Long-term resin bonding to zirconia ceramic with a new universal primer. J Prosthet Dent 106, 319-327 (2011)

Harder S, Wolfart S, Eschbach S, Kern M: Eight-year outcome of posterior inlay-retained all-ceramic fixed dental prostheses. J Dent 38, 875-881 (2010)

Kern M: Bonding to oxide ceramics-Laboratory testing versus clinical outcome. Dent Mater 31, 8-14 (2015)

Chaar MS, Kern M: Five-year clinical outcome of posterior zirconia ceramic inlay-retained FDPs with a modified design. J Dent 43, 1411-1415 (2015)

Kern M, Eschbach S: Kleben – Neue Wege in der Prothetik. Zahnärztl Mitt 98, 3392-3398 (2008)

Mehl C, Ludwig K, Steiner M, Kern M: Fracture strength of prefabricated all-ceramic posterior inlay-retained fixed dental prostheses. Dent Mater 26, 67-75 (2010)

Ohlmann B, Rammelsberg P, Schmitter M, Schwarz S, Gabbert O: All-ceramic inlay-retained fixed partial dentures: preliminary results from a clinical study. J Dent 36, 692-696 (2008)

Puschmann D, Wolfart S, Ludwig K, Kern M: Load-bearing capacity of all-ceramic posterior inlay-retained fixed dental prostheses. Eur J Oral Sci, 117, 312-318 (2009)

Shahin R, Tannous F, Kern M: Inlay-retained cantilever fixed dental prostheses to substitute a single premolar: Impact of zirconia framework design after dynamic loading. Eur J Oral Sci 122, 310-316 (2014)

Wolfart S, Ludwig K, Uphaus A, Kern M: Fracture strength of all-ceramic posterior inlay-retained fixed partial dentures. Dent Mater 23, 1513-1520 (2007)

Wolfart S, Kern M: Ein neues Design vollkeramischer Inlaybrücken. Quintessenz 57, 619-625 (2006)

Wolfart S, Bohlsen F, Wegner SM, Kern M: A preliminary prospective evaluation of all-ceramic crown-retained and inlay-retained fixed partial dentures. Int J Prosthodont 18, 497-505 (2005)

Kronen, Brücken, Implantate

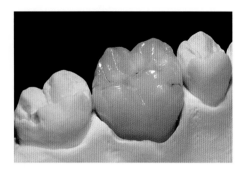

Gerüstfreie, anatomisch gefräste Vollkrone aus Silikatkeramik. Foto: KaVo / Ivoclar Vivadent

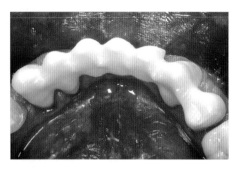

Unverblendetes Brückengerüst aus hochbelastbarer Zirkoniumdioxidkeramik, teilweise Implantat-getragen, bei der Einprobe. Foto: Tinschert

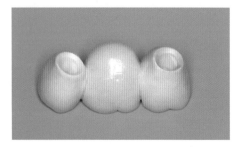

Vollkeramikbrücke für zwei Straumann-Implantate mit Massivabutments. Verdrehschutz konnte frästechnisch dargestellt werden. Foto: Pospiech

Einsatzbereich der Vollkeramik in der Prothetik

- Frontzahn-Kronen
- Seitenzahn-Kronen
- Frontzahn-Brücken
- Seitenzahn-Brücken
- Adhäsivbrücken im Frontzahnbereich („Marylandbrücke")
- Modifizierte Inlaybrücken im Seitenzahnbereich
- Primärkronen für Teleskop-Arbeiten
- Implantatpfosten, Abutment, Implantatkronen
- Implantat-Brücken.

Vorbereitung durch Aufbaufüllung

Aufbaufüllungen müssen gelegt werden, um einfache Strukturen zu schaffen. Wenn Ecken und Kanten nach der Karies-Exkavation verbleiben, erschweren sie eine gute Passgenauigkeit. Auch die Ästhetik wird durch ungleichmäßige Schichtdicken der Restauration beeinflusst. Starke Schicht-Schwankungen erschweren eine gleichmäßige Lichtführung in der Keramik. Deshalb sind besonders im Frontzahnbereich zahnfarbene Aufbaufüllungen unabdingbar.

Werkstoffe

Die Weiterentwicklung der traditionellen Verblendkeramik hat inzwischen zu einer Fülle moderner Keramikwerkstoffe geführt, die sich hinsichtlich ihrer Eigenschaften stark unterscheiden. Man kann diese Keramiksysteme einteilen in:

- Silikatkeramiken, z. B. IPS Empress CAD / Esthetic, Cergo, Everest G-Blank, Vitablocs
- Lithiumdisilikat-Keramik wie e.max CAD / Press
- Pressgesinterte Oxidkeramik, wie Procera-Kronenkappen (Al_2O_3 oder ZrO_2) und Procera-Brückengerüste (ZrO_2)
- Teilgesinterte Zirkoniumdioxidkeramik, Y_2O_3 teilstabilisiertes, polykristallines Zirkoniumdioxid für Kronen- und Brückengerüste zur anschließenden Verblendung wie Lava Frame, Cercon base, Vita YZ Solutions, Everest ZS-Blank, e.max ZirCAD
- Dichtgesintertes HIP Zirkoniumdioxid für Kronen- und Brückengerüste zur Verblendung, wie Everest ZH-Blank, Etkon Zerion, Zeno Tec.

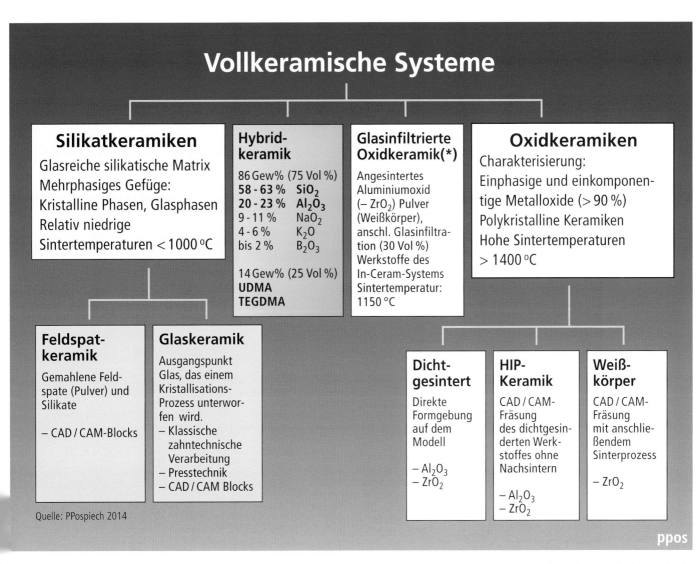

Vollkeramische Systeme

Silikatkeramiken

Glasreiche silikatische Matrix
Mehrphasiges Gefüge:
Kristalline Phasen, Glasphasen
Relativ niedrige
Sintertemperaturen $< 1000\,°C$

Feldspatkeramik

Gemahlene Feldspate (Pulver) und Silikate

– CAD / CAM-Blocks

Glaskeramik

Ausgangspunkt Glas, das einem Kristallisations-Prozess unterworfen wird.
– Klassische zahntechnische Verarbeitung
– Presstechnik
– CAD / CAM Blocks

Quelle: PPospiech 2014

Hybrid-keramik

86 Gew% (75 Vol %)
58 - 63 %   **SiO_2**
20 - 23 %   **Al_2O_3**
9 - 11 % NaO_2
4 - 6 % K_2O
bis 2 % B_2O_3

14 Gew% (25 Vol %)
UDMA
TEGDMA

Glasinfiltrierte Oxidkeramik(*)

Angesintertes Aluminiumoxid ($- ZrO_2$) Pulver (Weißkörper), anschl. Glasinfiltration (30 Vol %)
Werkstoffe des In-Ceram-Systems
Sintertemperatur: 1150 °C

Oxidkeramiken

Charakterisierung:
Einphasige und einkomponentige Metalloxide ($> 90\,\%$)
Polykristalline Keramiken
Hohe Sintertemperaturen
$> 1400\,°C$

Dicht-gesintert

Direkte Formgebung auf dem Modell

– Al_2O_3
– ZrO_2

HIP-Keramik

CAD / CAM-Fräsung des dichtgesinterten Werkstoffes ohne Nachsintern

– Al_2O_3
– ZrO_2

Weiß-körper

CAD / CAM-Fräsung mit anschließendem Sinterprozess

– ZrO_2

ppos

(*) Glasinfiltrierte Oxidkeramik (In-Ceram) wurde vom Hersteller 2015/16 komplett vom Markt genommen.

Grundsätzliche Unterscheidungsmerkmale:
Silikatkeramiken erfüllen hohe ästhetische Ansprüche – hochfeste Oxidkeramiken sind für Gerüste (Kronen, Brücken) geeignet.

Monolithische Kronen und Brücken

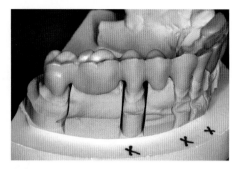

Mehrgliedrige Brücke aus semitransparentem Zirkoniumdioxid vor der Politur, vorbereitet für vestibuläre Verblendungen.
Quelle: Kern

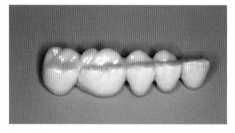

ZrO_2-Brücke, zum Schutz der Antagonisten professionell polierte Kaufläche. Die vestibulären Flächen werden herkömmlich verblendet.
Quelle: Kern

Monolithische Kronen und Brücken – Lithiumdisilikat vs. Zirkoniumdioxid

Monolithische Kronen und Brücken sind vollanatomisch geformt und tragen keine Verblendung. Damit entfällt das Risiko einer Verblendfraktur.

Auch bei Kronen und Brücken aus Zirkoniumdioxid mit unverblendeten Kau- und Funktionsflächen, aber mit Verblendungen der sichtbaren vestibulären Flächen, ist das Risiko von Verblendfrakturen deutlich minimiert.

Der erste Schritt bei der Werkstoffauswahl ist die Beurteilung der Referenzzähne hinsichtlich Lichtdurchlässigkeit und Helligkeit. Weisen die Zähne eine hohe Transparenz auf, ist für die Restauration die Lithiumdisilikatkeramik zu bevorzugen.

Im Gegensatz dazu steht der helle, opake Referenzzahn, oftmals mit monochromer Farbwirkung. Hier ist auch Zirkoniumdioxid mit seinen zahnfarbenen und tendenziell wenig lichtdurchlässigen Eigenschaften geeignet. In Kombination mit einer Infiltration und oberflächlichen Charakterisierung mit Keramikmalfarben kann mit diesem hellen, opaken Material ein ästhetisches Ergebnis erzielt werden. Da das Einfärben von Zirkoniumdioxid nicht zu Ergebnissen führt, die mit Silikatkeramik vergleichbar sind, ist dieser Werkstoff eher Restaurationen im weniger sichtbaren Bereich, d.h. vor allem für Molaren und ggf. Prämolaren geeignet. Angemerkt muss allerdings, dass im Gegensatz zu monolithischer Lithiumdisilikatkeramik für monolithische Zirkonoxidkeramikrestaurationen noch keine längerfristigen klinischen Daten der Bewährung vorliegen.

Das zur Verfügung stehende Platzangebot im bukkalen Bereich oder der Verfärbungsgrad der Zahnstümpfe beeinflussen die Entscheidung für eine monolithische, d. h. verblendfreie Rekonstruktion. Mit dem Verzicht auf eine Verblendung kann substanzschonender präpariert oder der Raumgewinn für die Kronen-Wandstärke genutzt werden.

Bei stark verfärbten Zahnstümpfen ist eine totale Maskierung erforderlich; das erfordert ein opakes Restaurationsmaterial oder höhere Wandstärken.

Um beim antagonistischen Kontakt von Zirkoniumdioxid Substanzabtrag im Gegenkiefer zu unterbinden, muss die Restauration gründlich poliert werden.

Der zweite Schritt der Evaluation bewertet die Lage der Rekonstruktion im Kiefer. Im posterioren Segment können sowohl mit Lithiumdisilikat als auch mit Zirkoniumdioxid ästhetische Lösungen mit monolithischen Kronen erzielt werden.

Im Frontzahngebiet ist das transluzente Lithiumdisilikat angezeigt. Die Keramik kann sowohl presstechnisch als auch im CAD / CAM-Verfahren verarbeitet werden, wobei gepresste Proben etwas höhere Materialkennwerte aufweisen als die CAD / CAM-Keramik. Lithiumdisilikat ist für monolithische Kronen im Seitenzahnbereich geeignet. Gemäß Hersteller sollte zur Aufnahme einer Krone eine ausgeprägte, klar definierte Hohlkehle präpariert und eine okklusale Materialstärke von 1,5 mm ermöglicht werden. Als Kronen können sie konventionell befestigt werden. Es empfiehlt sich jedoch eine adhäsive Befestigung mit Komposit-Kunststoffen.

Zur gleichen Werkstoffklasse zählt das zirkonoxidverstärkte Lithiumsilikat (ZLS). Diese Keramik ist auschließlich im CAD/CAM-Verfahren zu verarbeiten und ebenfalls für verblendfreie Kronen geeignet.

Allerdings können monolithische Rekonstruktionen ästhetische Defizite aufweisen, die dann mit dem gezielten Ergänzen mit transluzenten Verblendmassen ausgeglichen werden sollten (Cutback-Verfahren).

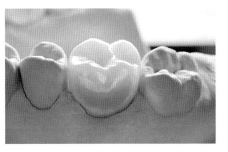

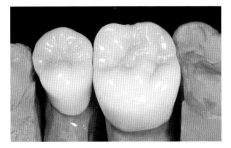

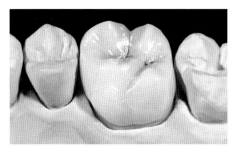

Anatoform gefräste Kronen aus Zirkoniumdioxid, koloriert mit Farbindikatoren (hinten) für die Zahnfarbe nach Sinterung.
Foto: Knappe/Birg

Verblendfreie Kronen aus semitransparentem Zirkoniumdioxid nach Politur (System Zenostar, Wieland).
Foto: Knappe/Birg

Monolithische Krone aus Lithium-Disilikat-Keramik gepresst, mit Malfarben individualisiert.
Foto: Ivoclar-Vivadent

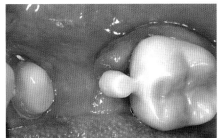

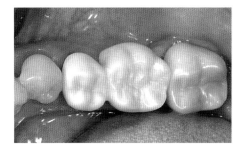

Verblendfreie Krone aus semitransparentem Zirkoniumdioxid, CAD/CAM-gefräst und poliert. Ästhetische Limitationen des Werkstoffs beschränken den Einsatz auf den Seitenzahnbereich. Indikation auch bei Bruxismus angezeigt.
Foto: Neumann

Zahngetragene, monolithische Molarenkrone aus ZrO_2 mit Geschiebe-Patrize zur Aufnahme einer zweigliedrigen, monolithischen ZrO_2-Brücke.
Foto: Neumann

ZrO_2-Brücke in situ mit eingefräßter Matrize. Zahn 5 ist noch nicht poliert.
Foto: Neumann

Literatur:

Fehmer V, Grohmann P, Sailer I: Monolithische Kronen – Lithium-disilikat versus Zirkonoxidkeramik. Quintessenz 65, 683-691 (2014)

Guess P, Zavanelli RA, Silva R, Bonfante EA, Coelho PG, Thompson VP: Monolithic CAD/CAM lithium disilicate versus veneered Y-TZP crowns – Comparison of failure modes and reliability after fatigue. Int J Prosthodont 23, 434-442 (2010)

Reich S: Monolithische Restaurationen im Seitenzahnbereich – aktueller Stand. Quintessenz ZT 40, 1083-1087 (2014)

Rinke S: Der Einsatz monolithischer vollkeramischer Restaurationen. Quintessenz ZT 40, 1192-1193 (2014)

Tholey M, Fischer J: Die monolithische Versorgung – eine Übersicht als Leitfaden. Quintessenz ZT 40, 1090-1100 (2014)

Frontzahnkronen

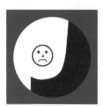

**Falsche Hohlkehl-
präparation.
„Dachrinnen"-Stufen
sind kontraindiziert.**

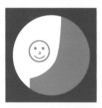

**Korrekte Hohlkehlpräpa-
ration. Die „Hohlkehle" mit
6 Grad axialer Konvergenz
ist das ideale Präparationsdesign für den zirkulären
Kronenrand.**

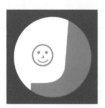

**Schulterpräparation:
Insbesondere auch für
Doppelkronentechnik
mit vollkeramischen Pri-
märteilen eignet sich
die gerundete Stufe.**

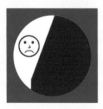

**Die Tangential-Präpara-
tion ist für Vollkronen
wenig geeignet, da keine
korrekte, anatomische
Kontur erzielt werden
kann. Für Vollkeramik ist
sie problematisch, da sie
Zugspannungen und
Frakturen auslösen kann.**
Alle Abb.: Vita Zahnfabrik

Indikation

Bei ausgedehnten Defekten mit Verlust des Zahnschmelzes.

Die Auswahl der Keramik richtet sich nach der Belastung der Krone (Restbezahnung, dynamische Okklusion) und nach den lichtoptischen Eigenschaften des Werkstoffs. Einfluss auf die Auswahl haben aber auch das Design der Stumpfpräparation, das Platzangebot für Wandstärken und Kronenrand sowie die vorgesehene Befestigungstechnik.

Bei der Materialwahl werden auch berücksichtigt:

- Die Art des Stumpfaufbaus
- Indikation und Material des Wurzelstiftes
- Qualität des Dentins (Opazität, Transluzenz, Farbe)
- Farbauswahl: Speziell bei Frontzahnkronen empfiehlt sich die Farbauswahl durch den ausführenden Zahntechniker.

Präparation

Die allgemeinen Grundsätze der Kronenpräparation gelten auch für vollkeramische Kronen. Der größte Umfang des Zahns befindet sich im Bereich der gingivalen Präparationsgrenze. Es muss anatoform präpariert werden, d. h. Form und Stellung des Zahns müssen berücksichtigt werden.

Die optischen Abtastsysteme für das computerunterstützte Ausschleifen der Restauration tolerieren keine unterschnittigen Bereiche. Flächen und Facetten müssen entsprechend ihrer Grundform anguliert werden. Die Wiederherstellung der Anatomie mit gleich bleibender Keramikstärke ist ohne Überkonturierung möglich. Die jeweiligen antagonistischen Flächen sollten senkrecht aufeinander treffen und somit die maximal mögliche Drucklast erreichen. Dadurch werden Zug- und Biegespannungen vermieden. Tangentialpräparationen waren bisher problematisch eingeschätzt worden. Erste klinische Studien weisen allerdings daraufhin, dass mit ZrO_2-Kronen versorgte Tangentialpräparationen möglicherweise doch klinisch akzeptabel sein können. [Schmitt J, Wichmann M, Holst S, Reich S: Restoring severely compromised anterior teeth with zirconia crowns and feather-edged margin preparations: a 3-year follow-up of a prospective clinical trial. Int J Prosthodont 23, 107-109 (2010)]

Weiterentwicklungen der Gerüst-Grundfarben und Verblendungen erlauben eine Reduzierung der erforderlichen Wandstärken. Das Einbringen der Dentinfarbe in das Gerüst ermöglicht eine substanzschonende Präparation.

Je nach ausgewähltem Werkstoff sollte eine gleichmäßige Stufen- oder Hohlkehlpräparation mit mindestens 0,8 mm Tiefe durchgeführt werden – in Ausnahmefällen bis 0,5 mm bei parodontalgeschädigten Zähnen.

Eine Stufenpräparation oder die Stufe mit abgerundeter Innenkante sollte bevorzugt genutzt werden für

- Silikat-Keramik wie Feldspatkeramik und Glaskeramik.

Für Keramiken mit erhöhter Biegefestigkeit (über 350 MPa) kann ebenso die Hohlkehlpräparation gewählt werden:

- Lithiumdisilikat-Keramik
- Infiltrierte Oxidkeramiken
- Polykristalline Oxidkeramiken.

Folgende Gerüstwandstärken der Frontzahnkrone sind zu berücksichtigen:

- Silikatkeramik, Lithiumdisilikatkeramik 1,0 mm
- Aluminiumoxid- und Zirkoniumdioxidkeramik 0,5 mm.

Verblendschichtdicke inzisal:

- Max. 1,5 mm, minimale Schichtstärke 0,7 mm.

Randbereich für Vollkeramikkrone mit zirkulärer Hohlkehle oder zirkulär abgerundeter Stufe:

- Supra- oder isogingival, wenn immer möglich
- Ein Konvergenzwinkel 4 – 6° ist angezeigt.

Frontzahnkronen

Negativ-Beispiel:

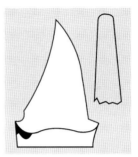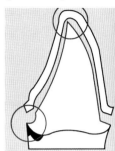

Die Kanten und Übergänge müssen mindestens dem Radius der Schleifkörper in den Fräsmaschinen entsprechen.
Abb.: Pospiech. Quelle: Vollkeramik-Kompendium, 3M Espe

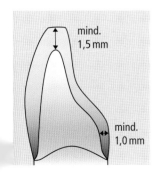

mind. 1,5 mm

mind. 1,0 mm

Schichtstärken für gerüstfreie Silikatkeramikkrone

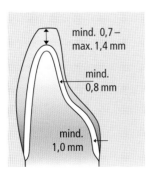

mind. 0,7 – max. 1,4 mm

mind. 0,8 mm

mind. 1,0 mm

Schichtstärken für Gerüst aus Lithiumdisilikat und Verblendung

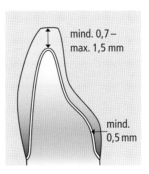

mind. 0,7 – max. 1,5 mm

mind. 0,5 mm

Schichtstärken für Gerüst aus Oxidkeramik (Al$_2$O$_3$, ZrO$_2$) und Verblendung

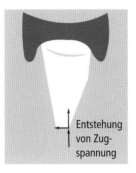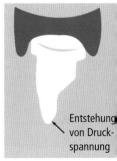

Entstehung von Zugspannung

Entstehung von Druckspannung

Der antagonistische Kontakt entscheidet auch über die Spannungsentwicklung in der Restauration.
Abb.: Pospiech. Quelle: Vollkeramik-Kompendium, 3M Espe

Frontzahnkronen

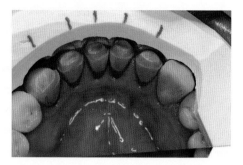

Silikonschlüssel für die Kontrolle der Substanzreduktion.

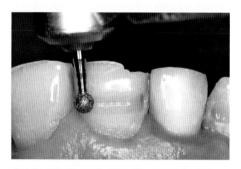

Horizontale Rillen mit definierter Tiefe, die durch den Kugeldurchmesser vorgegeben ist.

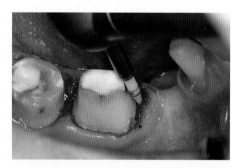

Interne Gingivektomie mit einer Spitze aus Zirkoniumdioxid.
Fotos: Pospiech

Verarbeitungsabhängige Einzelheiten sollten mit dem Zahntechniker abgestimmt werden. Die Schichtstärke der Verblendkeramik sollte die angegebenen Maximalmaße nicht überschreiten, da sonst Risiken für Frakturen und Abplatzungen entstehen.

Die Konizität der Achsneigung soll 4 – 6° betragen. Damit wird eine ausreichend gute mechanische Verankerung auf dem Zahn erreicht. Die Kronen müssen rotationsfrei in eindeutiger Position auf dem Pfeilerzahn sitzen. Eine nur linienförmige Passung am Kronenrand und Auffüllen des Spalts mit Zement ist nicht akzeptabel (sog. Zylinderhutpassung).

Bei kurzen klinischen Kronen sollten Rillen von 1 mm Breite und mind. 0,5 mm Tiefe angelegt werden, um einen eindeutigen Sitz und Retention zu gewährleisten.

Orientierung bei Substanzreduktion

Ein Silikonschlüssel, vor der Präparation von der Zahnreihe angefertigt, wird horizontal und vertikal aufgeschnitten. Er ermöglicht die Kontrolle der bereits entfernten Schichtstärke im Vergleich zur Ausgangssituation.

Abformtechnik

Grundsätzlich gilt, dass jedes Abformverfahren geeignet ist, mit dem der Zahnarzt gute Erfahrungen gemacht hat. Für optimale Ergebnisse sind additionsvernetzende Silikone oder Polyäther mit der Doppelmischtechnik ideal geeignet, da man drucklos abformen kann und diese Werkstoffe hydrophil sind.

Beim chairside arbeitenden CAD/CAM-System (Cerec) entfällt die konventionelle Abformung für eine Krone. Die Messdaten werden mit der Intraoralkamera ermittelt.

Formdaten für die geplante Krone können durch Kopien einer bestehenden Form, aus verschiedenen Zahndatenbanken und durch Spiegeln eines kontralateralen Zahns gewonnen werden.

Gewebe-Management

Es ist nur jene Situation perfekt abzuformen, die man auch sehen und trockenhalten kann. Tief im Sulkus verborgene Präparationsgrenzen oder auf der Höhe des Limbus alveolaris gefährden den Erfolg. Deshalb: Präparationsgrenzen freilegen und relative Trockenlegung gewährleisten.

Retraktionsfäden sind non-invasiv und gut geeignet, subgingivale Präparationsgrenzen darzustellen. Zusatz von Epinephrin, Aluminiumchlorat u. a. wirkt lokal blutungsstillend.

Für das Legen der Fäden hat sich die „V-Technik" bewährt: Faden der Größe 1 einlegen, passgenau abschneiden. Faden der Größe 2 einlegen. Dann Watterollen legen, kleiner Suktor einhängen, Fäden komprimieren. Nach 10 Minuten abformen. Bei geringen Sulkustiefen Retraktionsfaden vor der Abformung entfernen.

Gingivektomie

Überschüssiges oder krankes Gewebe wird mit Skalpell, Elektrotom oder Laser entfernt. Auch eine rotierende Spitze aus Zirkoniumdioxid (Turbine, max. Drehzahl) ohne Wasserkühlung entfernt drucklos Gingivagewebe durch Reibungswärme.

Provisorische Versorgung

Die temporäre Versorgung kann im Prinzip wie bei allen prothetischen Versorgungen hergestellt werden.

Bei schwierigen Situationen oder hohen Anforderungen an die Interimsästhetik kann auf einem anatomischen Planungsmodell ein Wax-up hergestellt werden. Marginale Randsäume werden geringfügig verstärkt, um etwas Substanz für die Ausarbeitung des Provisoriums zu haben. Das Modell wird dubliert. Darüber wird Polyäthylenfolie (1,0 – 1,5 mm dick) tiefgezogen.

Aufgrund der transparenten Tiefziehfolie können auch lichthärtende Kunststoffe als Provisorienmaterial verwandt werden. Die Folie langsam von okklusal befüllen, um Blasen zu vermeiden.

In der gummielastischen Phase wird die Folie entnommen. Überschüsse mit Schere abschneiden, Folie erneut reponieren. Nach vollständiger Aushärtung Provisorium ausarbeiten und polieren.

Es empfiehlt sich, das Provisorium vor der Präzisionsabformung herzustellen, da man dann noch gut kontrollieren und erkennen kann, ob ausreichend Zahnhartsubstanz abgetragen wurde.

Die temporären Kronen werden mit eugenolfreiem, provisorischem Befestigungszement eingesetzt.

Die provisorische Versorgung entfällt, wenn die Frontzahnkrone mittels CAD/CAM-Systems in der Praxis hergestellt und in der gleichen Sitzung eingegliedert wird.

Kriterien bei gerüstbasierten Restaurationen

Die Arbeitsschritte der Gerüstherstellung und die dafür notwendigen Arbeitszeiten sind abhängig vom ausgewählten Werkstoff und dem Fertigungssystem (Pressen, Schlickern, CAD/CAM-Fräsen).

Die Gerüste müssen – der Anatomie der Krone folgend – höckerunterstützend geformt werden, damit die Verblendkeramik in gleichmäßiger Schichtstärke aufgetragen werden kann. Dadurch lässt sich das Risiko des Chippings (Verblendfrakturen) reduzieren. Die Schichtdicke soll 1,5 mm nicht überschreiten, auch nicht inzisal, approximal und auf Höckern.

Frontzahnkronen

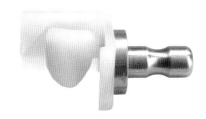

CAD/CAM-ausgeschliffene Frontzahnkrone. Der Keramikblock (VITA RealLife) hat eine variable Pigmentdichte (Schmelz, Dentin). In der Schleifvorschau können Farbverlauf und Transparenz vorbestimmt werden.
Quelle: Vita Zahnfabrik

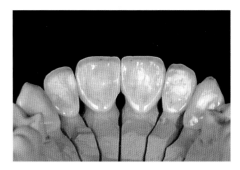

Transluzierende Frontzahnkronen aus leuzitverstärkter Silikatkeramik …

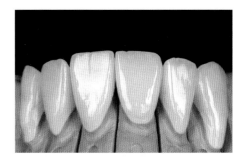

… hergestellt im Pressverfahren.
Fotos: Reichel

Frontzahnkronen

Eine Aufbaufüllung kann der Forderung nach optimaler Schichtstärke Rechnung tragen.

Die Nachbearbeitung der Keramik (Beschleifen mit Feinkorndiamanten in Turbine oder Winkelstück) darf nur unter Wasserkühlung geschehen. Dies gilt auch für Korrekturen bei der Gerüstanprobe am Stuhl.

Scharfkantige Instrumente, Instrumente mit geringer Auflagefläche, Diamant-Trennscheiben – all diese sind kontraindiziert, wenn nachträglich Formänderungen vorgenommen werden. Das für den Korrekturfall jeweils größte Instrument ist geeignet, um punktförmige Überhitzungen und Kerben zu vermeiden.

Von der interdentalen Separierung mit der Trennscheibe ist abzuraten. Die Oberfläche von Verblendkeramiken soll nach Korrekturen durch einen nochmaligen Glanzbrand oder eine sorgfältige Politur, z. B. mit Diamantpolierpasten, verbessert werden.

Einprobe

Das Kronengerüst soll rotationsfrei auf dem Stumpf sitzen. Zur Prüfung der Passgenauigkeit empfiehlt sich die Kontroll-Eingliederung mit einem dünnfließenden Silikon.

Je nach Restaurationsumfang bzw. ästhetischen Ansprüchen empfiehlt sich eine Rohbrandeinprobe. Nach der Einprobe erfolgt der abschließende Glasur- oder Glanzbrand. Der Interdentalbereich sollte danach nicht mehr bearbeitet werden.

Einschleifmaßnahmen chairside sollten nur mit Feinstkorn-Diamantschleifern (Gelbring oder Weißring) erfolgen. Daran schließt sich eine Politur mit diamantimprägnierten Silikonpolierkörpern an.

Probetragen und Eingliederung

Das „Probetragen" von vollkeramischen Kronen und Brücken ist risikobehaftet, weil beim unbeabsichtigten Lösen und Abnehmen der provisorisch befestigten Restaurationen, z. B. durch den Patienten, Beschädigungen entstehen können. Wenn in ästhetischen und funktionellen Zweifelsfällen ein Probetragen angezeigt ist, sollte dies nur mit Kronen und kronenverankerten Brücken aus Zirkoniumdioxid mit ausreichender Retention und Verbinder-Dimensionierung unternommen werden. Dies sollte jedoch nur begründeten Ausnahmefällen vorbehalten werden (bis zu einer Woche Dauer) und setzt eine sorgfältige Einweisung des Patienten voraus; dieser sollte darauf hingewiesen werden, dass die Restauration in dieser Zeit nicht voll belastbar ist. Die Hersteller von Vollkeramiksystemen empfehlen jedoch, auf das Probetragen grundsätzlich zu verzichten, um Risiken auszuschließen. Somit ist das Probetragen in das Ermessen des behandelnden Zahnarztes gestellt.

Wenn ein Probetragen unumgänglich ist, sollte die temporäre Befestigung nicht mit herkömmlichem Zement durchgeführt werden. Bewährt hat sich die Verwendung eines speziellen Befestigungssilikons (TempoSil, Coltene). Dies lässt sich im Rahmen der definitiven Eingliederung leicht entfernen.

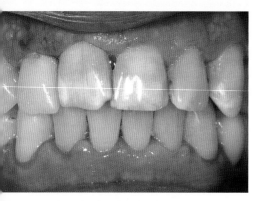

Ausgangssituation für Frontzahnkronen.
Foto: Hirschfeld

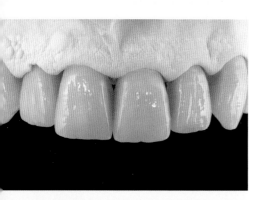

Frontzahnkronen mit ZrO$_2$-Gerüst, verblendet, auf dem Modell.
Foto: Hirschfeld, Bellmann

Zur temporären Befestigung kann auch der gleiche, eugenolfreie Zement verwendet werden, wie er für die Provisorien benutzt wird. Zur besseren Entfernbarkeit kann ggfs. auch etwas Vaseline untergemischt werden.

Inlays, Teilkronen, Table Tops, Inlaybrücken und Adhäsivbrücken sollten grundsätzlich nie zur Probe getragen werden.

Die Wahl des Befestigungswerkstoffes zur definitiven Eingliederung richtet sich nach dem ausgewählten Keramikwerkstoff. Generell lässt sich dazu sagen:

- Silikat-Keramiken werden durch adhäsives Einsetzen mit Befestigungs-Kunststoff stabilisiert.

- Vollkeramikrestaurationen aus Lithiumdisilikat und Oxidkeramiken können auch konventionell zementiert (Glasionomerzement, Zinkoxid-Phosphatzement) werden. Je mehr Schmelzanteil noch vorhanden ist, um so sinnvoller ist die adhäsive Befestigung.

In der Literatur wird häufig ein Wert von ca. 350 MPa Biegefestigkeit genannt, der als unterer Grenzwert für konventionelle Befestigung gilt.

Hinweise zu Befestigungswerkstoffen und Haftmechanismen siehe Kapitel 17 Befestigungstechnik, Seite 111.

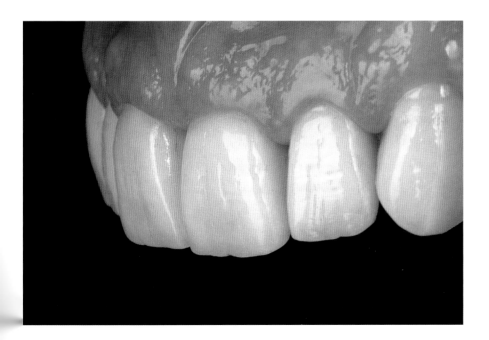

Frontzahnkronen mit Zirkoniumdioxid-Gerüsten
(Lava) in situ.
Foto: Hirschfeld, Bellmann

Frontzahnkronen

Vollanatomische Kronen

Kronen aus Feldspat- und Lithiumdisilikat-Keramik können vollanatomisch und gerüstfrei mit der CAD/CAM-Technik in einem Arbeitsgang aus dem Keramikblock ausgeschliffen oder im Pressverfahren aus leuzitverstärkter Silikatkeramik hergestellt werden. Durch die Politur mit diamantkorn-gefüllten Polierkörpern oder zusätzlich mit einem Glanzbrand werden ästhetisch gute Ergebnisse erzielt.

Zur weiteren Individualisierung stehen keramische Massen und Malfarben (extern auftragen) und Shadings (intern auftragen) zur Verfügung.

Die vollanatomischen, gerüstfreien Kronen haben sich bei adhäsiver Befestigung klinisch im Front- und Seitenzahnbereich bewährt.

Werkstoffe für die Presstechnik: Empress Esthetic, e.max Press, Celtra Press, HeraCeram Press, Vita PM. Für CAD/CAM: Cerec Blocs, inCoris TZI, Vitablocs Mark II, Vitablocs TriLuxe Forte, Empress CAD Multi, e.max CAD, Vita Enamic, Vita Suprinity PC.

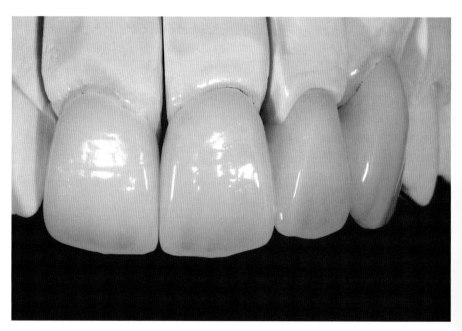

Frontzahnkronen aus gepresster Lithiumdisilikatkeramik (e.max LT Press).
Foto: Seger

Cut-Back-Verfahren

Bei besonders hohen Ansprüchen an Ästhetik und Individualisierung kann das Cut-Back-Verfahren eingesetzt werden. Die vollanatomisch CAD / CAM-ausgeschliffene Krone wird um Schmelzschichtdicke zurückgeschliffen und aufbrennkeramisch mit eingefärbten Schmelzmassen ergänzt. Für das Zurückschleifen der anatomischen Krone sollte die flüssigkeitsgekühlte Turbine mit Feinkorn-Diamantinstrument verwendet werden, um das Risiko von Mikrorissen in der Keramikstruktur zu vermeiden. Für diese Technik können Feldspat- und Lithiumdisilikatkeramik verwendet werden. Die Kronen müssen adhäsiv befestigt werden.

Werkstoffe: Cerec Blocs, Vitablocs Mark II, e.max CAD LT, Verblendung Vita VM9 sowie Vita Suprinity PC mit Vita VM11 verblendet.

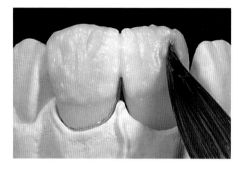

Die Verblendmassen aufgetragen.

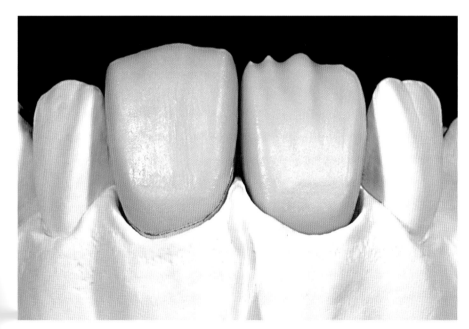

Die vollanatomische, gerüstfreie Lithiumdisilikat-Krone wird zurückgeschliffen (rechts Cut-Back).
Foto: Seger

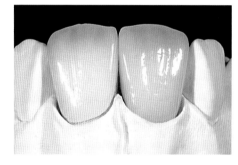

**FZ-Kronen nach dem Glanzbrand –
für hohe Ansprüche an die Ästhetik.**
Fotos: Seger

Literatur:

Gehrt M, Wolfart S, Rafai N, Reich S, Edelhoff D:
Clinical result of lithium-disilicate crowns after up to 9 years of service. Clin Oral Investig 17, 275-284 (2013)

Seitenzahnkronen

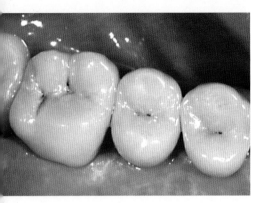

Molarenkronen aus In-Ceram Alumina verblendet.
Foto: Vita Zahnfabrik / Huiss

Indikation

Bei ausgedehnten Defekten mit Verlust des Zahnschmelzes.

Werkstoffe

Für die Einzelzahnkrone sind alle Werkstoffkategorien freigegeben, wobei Silikatkeramik adhäsiv befestigt werden sollte.

Infiltrierte oder gesinterte Aluminiumoxid- und Zirkoniumdioxidkeramik sowie Lithiumdisilikatkeramik als Kronengerüst für Molaren können konventionell oder adhäsiv befestigt werden.

Im Zweifelsfall ist gegenüber dem ästhetischen Anspruch die höhere Werkstoff-Festigkeit zu bevorzugen.

Faktoren der Festigkeit

Die Frakturbeständigkeit von Kronen basiert auf mehreren Faktoren. Die Werkstoffauswahl und die Langzeitstabilität der Krone wird beeinflusst von den mechanischen Eigenschaften der Keramik, der Kaudruckbelastung (Restbezahnung, dynamische Okklusion) und ist abhängig von der Stumpfpräparation sowie von der Beschaffenheit des Stumpfaufbaus – evtl. mit Wurzelstift. Sie orientiert sich an der Verfärbung des Stumpfes, an der Dentinqualität (Opazität, Transluzenz) und richtet sich nach dem Platzangebot und berücksichtigt die vorgesehene Befestigungstechnik.

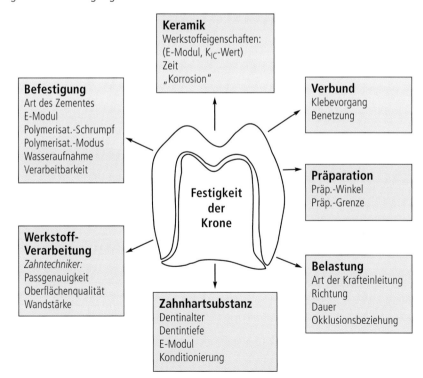

Die Festigkeit wird beeinflusst von der Art der Präparation, der Werkstoffauswahl und von der Befestigung am Restzahn.
Abb.: Pospiech. Quelle: Vollkeramik-Kompendium, 3M

Farbauswahl

Vor Beginn der Präparation festlegen.

Es empfiehlt sich, die Farbauswahl durch den mit der Zahnersatz-Herstellung beauftragten Zahntechniker durchführen zu lassen.

Für besonders hohe Ansprüche hinsichtlich der Ästhetik stehen dem Zahntechniker Stumpf-materialien zur Verfügung, mit der die Farbe des Dentinkerns simuliert werden kann. Dies ist v. a. bei sehr dünnen, transluzenten Restaurationen hilfreich.

Präparation

Je nach ausgewähltem Werkstoff sollte eine gleichmäßige Schulter-, Stufen- oder Hohlkehl-präparation durchgeführt werden.

Eine Stufenpräparation oder die Stufe mit abgerundeter Innenkante sollte bevorzugt genutzt werden für

- Silikat-Keramik wie Feldspatkeramik und Glaskeramik.

Für Keramiken mit erhöhter Biegefestigkeit (über 350 MPa) kann ebenso die Hohlkehlprä-paration gewählt werden:

- Lithiumdisilikat-Keramik
- Infiltrierte Oxidkeramiken
- Polykristalline Oxidkeramiken.

Folgende Mindest-Keramikgerüststärken im Randbereich der Seitenzahnkrone sind zu berücksichtigen:

- Silikatkeramik, Lithiumdisilikatkeramik 0,8 – 1,5 mm
- Zirkoniumdioxid- und Aluminiumoxidkeramik 0,5 mm.

Schichtdicke okklusal für Verblendung:

- Max. 1,5 mm, minimale Schichtstärke 0,7 mm. Unter Höckern von gerüstfreien Silikat-keramikkronen mind. 2 mm.

Randbereich für Vollkeramikkrone mit zirkulärer Hohlkehle oder zirkulär abgerundeter Schulter:

- Supra- oder isogingival, wenn immer möglich.

Als Präparationsgrenzen werden zirkuläre Hohlkehlen oder Stufen mit gerundeter Innen-kante empfohlen. Ein Konvergenzwinkel 4 – 6° ist angezeigt.

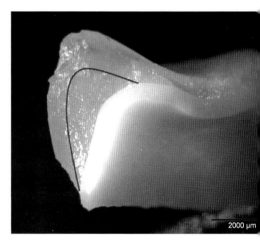

Idealform der höckerunterstützenden Gerüstgestaltung zur Vermeidung von Verblend-frakturen, mit roter Linie markiert.
Foto: Scherrer

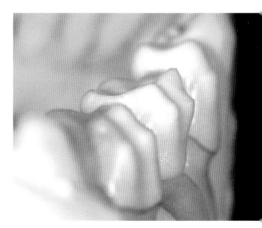

Ein Höcker-unterstützendes, anatoformes Design der Kronenkappen vermeidet Verblendfrakturen.
Foto: Tinschert

Seitenzahnkronen

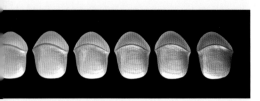

Gerüste aus Zirkoniumdioxidkeramik können dentinähnlich eingefärbt werden.
Foto: Vita Zahnfabrik

Die unterschiedlichen Festigkeiten der Gerüstkeramiken nehmen Einfluss auf die Mindestpräparationstiefe und auf die Wandstärke des Kronenkäppchens. Die hochfeste ZrO_2-Keramik benötigt geringere Wandstärken als ein Käppchen aus Silikatkeramik.

Für die Mindestwandstärken und Präparationsregeln gelten folgende Ausführungen: siehe Abb. 1–5.

Eine Reduzierung der Verblendschichtdicke kann für die Wandverstärkung der Kronenkappe genutzt werden, besonders bei Gerüsten aus Al_2O_3- oder Lithiumdisilikat-Keramik.

Verarbeitungsabhängige Einzelheiten sollten mit dem Zahntechniker abgestimmt werden. Die Schichtstärke der Verblendkeramik sollte die angegebenen Maximalmaße nicht überschreiten, da sonst Risiken für Frakturen und Abplatzungen entstehen.

Gewebe-Management, Gingivektomie

Hier gelten die gleichen Bedingungen wie bei Frontzahnkronen. (Seite 60/61).

Abformtechnik

Die Abformtechnik für Vollkeramik bedingt gegenüber anderen Restaurationsformen keine andere Vorgehensweise. Bei Nutzung der chairside arbeitenden CAD/CAM-Technik (Cerec) werden die Messdaten mit der Intraoralkamera ermittelt.

Formdaten für die geplante Krone können durch Kopien einer bestehenden Kaufläche, aus verschiedenen Zahndatenbanken und durch Spiegeln eines kontralateralen Zahns gewonnen werden.

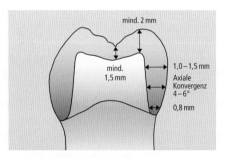

Abb. 1: Mindestpräparationstiefe für gerüstfreie Kronen aus Silikatkeramik
Schichtstärken:
Kronenrand mind. 0,8 mm; Bukkal 1,0–1,5 mm;
Okklusal 1,5–2,0 mm; Axiale Konvergenz 4–6°

Abb. 2: Mindestpräparationstiefe für Kronen aus Oxidkeramik (Al_2O_3, ZrO_2)
Schichtstärken:
Kronenrand mind. 0,5 mm; Bukkal 0,8 mm;
Okklusal 1,5–2,0 mm

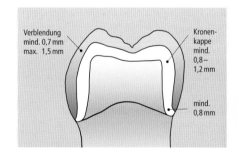

Abb.3: Wand- und Schichtstärken für Kronenkappen aus Silikatkeramik
Schichtstärken:
Kronenrand mind. 0,8 mm;
Kronenkappe Wandstärke 0,8 mm;
Verblendung bis 1,5 mm

Provisorische Versorgung

Hier gelten die gleichen Arbeitsschritte wie bei Frontzahnkronen (Seite 61). Bei der Chair-side-CAD/CAM-Krone entfällt das Provisorium.

Gerüstherstellung

Die Arbeitsschritte sind abhängig vom ausgewählten Keramikwerkstoff und dem Fertigungssystem. Es gelten die gleichen Bedingungen wie unter Frontzahnkronen (Seite 61) beschrieben.

Einprobe

Es gelten die gleichen Bedingungen wie unter Frontzahnkronen (Seite 62) beschrieben. Je nach Restaurationsumfang bzw. nach ästhetischem Anspruch empfiehlt sich eine Rohbrandeinprobe.

Eingliederung

Die Eingliederung folgt den gleichen Regeln, wie sie bereits im Zusammenhang mit der Frontzahnkrone ausgeführt wurden (Seite 62).

Seitenzahnkronen

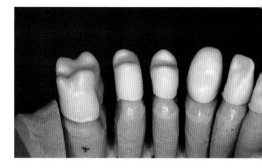

Beispiel von Kronengerüsten mit fehlender Höcker- und Randleistenunterstützung für die Verblendung.

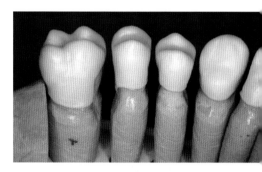

Anatoform gestaltete Gerüste: Adäquate Höcker- und Randleistenunterstützung für die Verblendung.

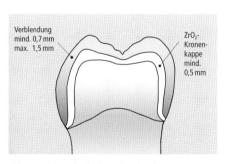

Abb. 4: **Wand- und Schichtstärken für die anatomisch reduzierte Krone aus ZrO₂-Keramik mit Verblendung**
Schichtstärken :
Kronenrand mind. 0,5 mm; Bukkal 0,5 – 1,2 mm;
Kronenkappe Wandstärke mind. 0,5 mm;
Verblendung 0,7 – 1,5 mm

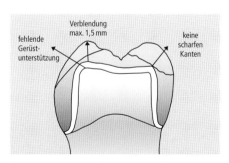

Abb. 5: **Grundprinzipen der Gerüstgestaltung für Kronenkappen**
Das Gerüst aus Oxidkeramik muss die äußere Krone, deren Form aus Verblendkeramik geschichtet wird, unterstützen. Bei fehlender Gerüstunterstützung, z. B. unter Höckern, drohen Spannungen unter Kaudruckbelastung. Die Kronenkappe darf keine scharfen Übergange und Kanten aufweisen. Verblendschicht max 1,5 mm.

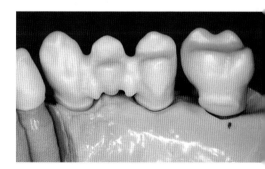

3gliedriges Brückengerüst mit ausgeprägten Konnektoren und Kronengerüsten, alle mit adäquater Höcker- und Randleistenunterstützung für eine gleichmäßige Verblendungsstärke (0,7 bis max.1,5 mm Schichtdicke angestrebt).
Fotos: Kern

Vollkeramik für Brücken

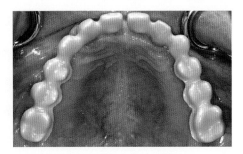

**Anatoform gestaltete Gerüste aus Zirkonium-
dioxidkeramik. Das Ziel ist die Realisierung
möglichst gleichmäßig dünner Schichtstärken
der Verblendkeramik.**

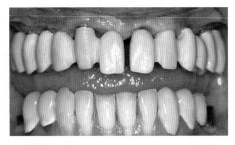

**Ansicht der Gerüste von vestibulär:
Das eingefärbte Zirkoniumdioxid trifft gut die
Grundfarbe der Restbezahnung.**

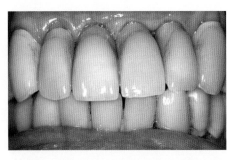

**Verblendete ZrO$_2$-Brücken, 6 Jahre in situ. Halbjährliche
Recall-Intervalle mit professioneller Zahnreinigung
unterstützen den Patienten zum Erhalt einer stabilen
parodontalen und gingivalen Situation.**
Fotos: Pospiech

Einsatzbereiche:

- Frontzahnbrücken
- Seitenzahnbrücken.

10.4.1 Frontzahnbrücken

Indikation

- Schließen von zahnbegrenzten Lücken
- Freiendbrücken sind zum Ersatz des lateralen Schneidezahnes möglich.

Limitierungen

Es sollen nicht mehr als zwei Zwischenglieder überbrückt werden.

Ausnahme: Bei geringer Spannweite sind im Unterkiefer-Frontzahnbereich auch bis vier Zwischenglieder möglich.

Verbindergestaltung

In jedem Fall ist bei der Konnektor-Verbindung in vertikaler Ausdehnung mehr Volumen zu geben als der horizontalen Ausdehnung. Dadurch wird die Stabilität des Verbinders gesteigert.

Das Silikatkeramikgerüst ist im Konnektorbereich massiver zu gestalten als Oxidkeramik.

Das Platzangebot für den Verbinder ist klinisch über eine PAR-Sonde leicht zu ermitteln.

Moderne CAD/CAM-Systeme zeigen die Verbinderquerschnitte an und warnen bei Unterschreitung der Mindestquerschnittfläche.

Faktoren für die Festigkeit

Die Frakturbeständigkeit von Brücken basiert auf mehreren Faktoren. Die Werkstoffauswahl und die Dauerhaftigkeit der Krone wird beeinflusst von der Kaudruckbelastung (Restbezahnung, dynamische Okklusion), ist abhängig von der Stumpfpräparation, von der Beschaffenheit des Stumpfaufbaus – evtl. mit Wurzelstift, orientiert sich an der Verfärbung des Stumpfes, an der Dentinqualität (Opazität, Transluzenz), richtet sich nach dem Platzangebot und berücksichtigt die vorgesehene Befestigungstechnik und orientiert sich an den mechanischen Werkstoffeigenschaften.

Werkstoffe für Frontzahnbrücken

- Lithiumdisilikatkeramik sowie Infiltrationskeramik sind nur für dreigliedrige Brücken freigegeben

- Lithiumdisilikatkeramik 3gliedrig bis zum 2. Prämolar – wie e.max.PressCAD – Befestigung adhäsiv oder konventionell

- Gesinterte Aluminiumoxid- und Zirkoniumdioxidkeramik als mehrgliedriges Brückengerüst – wie inCoris AL / ZI, inCoris TZI, Cercon Smart, Lava Frame, Everest ZS-Blank und ZH-Blank, Vita YZ Solutions, e.max ZirCAD, NobelProcera, Zeno Tec, Straumann zerion, Befestigung adhäsiv oder konventionell

- Teleskop-Brücken herausnehmbar: Zirkoniumdioxid für Primärteile und Kronengerüst

- Empfehlung: Im Zweifelsfall ist der Werkstoff-Festigkeit der Vorzug gegenüber dem ästhetischen Anspruch zu geben.

Farbauswahl

Vor Beginn der Präparation festlegen. Es empfiehlt sich, die Farbauswahl durch den mit der Zahnersatz-Herstellung beauftragten Zahntechniker durchführen zu lassen.

Präparation

Für die Präparation der Frontzahnbrückenpfeiler gelten auch die Empfehlungen wie für FZ-Kronen (siehe Seite 58):

- Gerüst aus Lithiumdisilikat oder Aluminiumoxid:
  Abtrag am Kronenrand mind. 0,8 mm
  Bukkaler Abtrag 1,0 – 1,5 mm
  Inzisaler Abtrag 1,5 – 2,0 mm

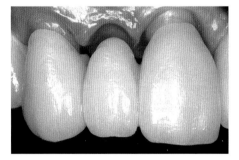

Frontzahnbrücke aus Lithiumdisilikatkeramik (Empress 2) und Ovate Pontics.

- Gerüst aus Zirkoniumdioxid:
  Abtrag am Kronenrand mind. 0,5 mm
  Bukkaler Abtrag 0,7 – 1,2 mm
  Inzisaler Abtrag 1,2 – 2,0 mm

- Horizontaler Winkel von > 5° für CAD / CAM-Scanner

- Kronenrand: Hohlkehle oder Stufe mit abgerundeter Schulter

- Präparationsgrenze 0,5 mm supragingival oder höher, um Gingiva zu schützen

- Linienwinkel abgerundet, keine scharfen Kanten, Unterschneidungen vermeiden

- Ansonsten gelten die Präparationsregeln, wie unter Frontzahnkronen.

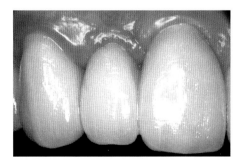

Lithiumdisilikat-Brücke, 4 Jahre in situ.
Fotos: Edelhoff

Frontzahnbrücken

Abformtechnik

Die Abformtechnik für Vollkeramik bedingt gegenüber anderen Restaurationsformen keine andere Vorgehensweise.

Provisorische Versorgung

Hier gelten die gleichen Arbeitsschritte wie bei Frontzahnkronen (Seite 61).

Gerüstherstellung für Brücken

Die Arbeitsschritte sind abhängig vom ausgewählten Keramikwerkstoff und dem Fertigungssystem. Die Verbinderflächen zu den Frontzahn-Brückengliedern dürfen folgende Flächen nicht unterschreiten:

- Bei Lithiumdisilikatkeramik 12 mm^2

- Bei gesinterter Aluminiumoxidkeramik 9 mm^2

- Bei gesinterter Zirkoniumdioxidkeramik 7 – 9 mm^2.

Für die Mindestwandstärken der Kronenkappen sind die Werte, wie auf Seite 59 genannt, zu wählen.

Die Schichtstärke der Verblendkeramik sollte gleichmäßig sein und zwischen 0,7 und 1,5 mm betragen.

Einprobe

Es gelten die gleichen Bedingungen wie unter Frontzahnkronen (Seite 62) beschrieben. Je nach Restaurationsumfang bzw. nach ästhetischem Anspruch empfiehlt sich eine Rohbrandeinprobe.

Eingliederung

Die Eingliederung folgt den gleichen Regeln, wie sie bereits im Zusammenhang mit der Frontzahnkrone Seite 62 ausgeführt wurden.

Das „Probetragen" der Brücke vor dem definitiven Einsetzen ist risikobehaftet und sollte nur in begründeten Ausnahmefällen mit kronenverankerten Brücken aus Zirkoniumdioxid durchgeführt werden (max. 1 Woche). Der Patient ist einzuweisen, dass die Brücke nicht voll belastbar ist. Weiterer Hinweis auf Seite 62 (Probetragen und Eingliederung).

Die einflügelige, vollkeramische Freiend-Adhäsivbrücke ist eine wenig invasive Therapieform, um eine Lücke im Frontzahnbereich zu schließen. Diese Versorgungsart ermöglicht, dass mit einem Klebeflügel eine hoch belastbare, extrakoronale Restauration adhäsiv am kariesfreien Pfeilerzahn befestigt wird.

Die mittel- bis langfristige klinische Bewährung ist nachgewiesen. Es sind bisher keine funktionellen Überbelastungen der Pfeilerzähne, keine Zahnwanderungen oder gar Pfeilerzahnfrakturen berichtet worden.

Indikation

- Schließen einer Frontzahnlücke bei Nichtanlage oder nach Zahnverlust
- Einsatz im Frontzahnbereich

Klinischer Nutzen

- Verzicht auf Verblockung von Pfeilerzähnen
- Keine Parallelisierung von Pfeilerzähnen erforderlich
- Geringe Invasivität, keine Pulpairritation
- Verbesserte Ästhetik gegenüber mehrflügeligen Brücken
- Auch schon geeignet bei Kindern und Jugendlichen vor Abschluss des transversalen Kieferwachstums
- Therapeutische Alternative zum Einzelzahn-Implantat, z. B. bei engen Platzverhältnissen oder bei angulierten Wurzeln kariesfreier Nachbarzähne.

Kontraindikation

- Einsatz im Seitenzahnbereich (hier zweiflügelig als modifizierte Inlaybrücke mit zusätzlichen Adhäsivflügeln)
- Kariöse Befestigungsflächen
- Bei Bruxismus, Gebiss-Anomalien, Fehlstellungen
- Bei zu geringem Schmelzangebot (z. B. nach Bulimie).

Einflügelige Adhäsivbrücken

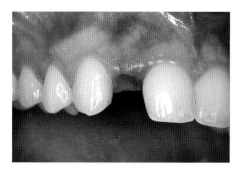

Lücke regio 12 wird mit einer Adhäsivbrücke geschlossen.

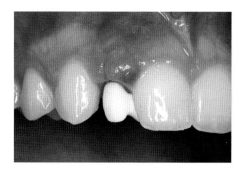

Einflügeliges ZrO$_2$-Gerüst bei der Anprobe.

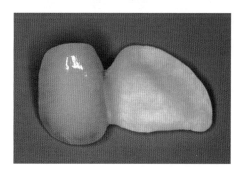

ZrO$_2$-Flügel mit verblendetem Zahn 12 zur palatinalen Befestigung an Zahn 11.

Alle Fotos: Kern

Einflügelige Adhäsivbrücken

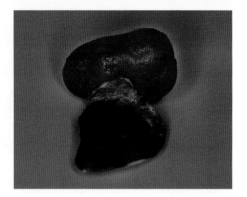

Verblendung durch Halbschale aus Kunststoff (Pattern Resin) vor Beschädigung durch Abstrahlen geschützt. Klebefläche ist farbbeschichtet zur Visualisierung der Al_2O_3-Abstrahlwirkung.

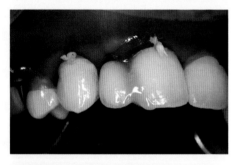

Glyceringel zur palatinalen Befestigung.

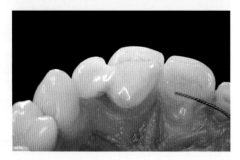

Situation von palatinal.

Verfahren für Adhäsivbrücken

Das Kronengerüst aus Zirkoniumdioxid (ZrO_2) enthält einen Klebeflügel zur Befestigung am Pfeilerzahn. Das Gerüst wird aufbrennkeramisch verblendet. Die Befestigung erfolgt durch Adhäsivtechnik.

Die bei mehrflügeligen Adhäsivbrücken gefürchtete Loslösung eines einzelnen Klebeflügels tritt bei der einflügeligen Variante nicht auf. Im Gegensatz zu konventionellen Freiend-brücken mit Kronenpfeilern reicht ein unverblockter Pfeilerzahn als Halteelement aus, da dieser Zahn durch die Adhäsivpräparation und durch den Klebeflügel kaum geschwächt wird. Ferner bewegt sich das Adhäsiv-Brückenglied immer zusammen mit dem Pfeilerzahn; dadurch werden belastende Scher- und Torsionskräfte im Bereich des Verbinders verringert.

Präparation für Klebeflügel

- Seichte, schmelzbegrenzte, orale Veneer-Präparation

- Feine Retentionsnoppe im Bereich des Tuberkulums (approximale Retentionsrillen wie bei Metallflügeln sind zur Versteifung nicht erforderlich)

- Seichter, approximaler Kasten auf der Seite zum Brückenglied, etwa 0,5 mm tief, 2 x 2 mm Ausdehnung zur Verstärkung der Keramik und zur eindeutigen Positionierung des Klebeflügels

- Alle Kanten brechen.

Zahntechnische Herstellung

- Gerüstherstellung aus ZrO_2-Keramik

- Der einflügelige Adhäsivflügel sollte 0,6 – 0,7 mm Materialstärke haben

- Approximales Verbindungsgerüst zwischen Brückenglied und Adhäsivflügel mindestens 3 x 2 mm (Höhe x Breite)

- Zirkuläre Verblendung oder labiale Verblendung in der CAD-on-Technik, z. B. mit e.max CAD.

Befestigung der Klebeflügel-Brücke

- Einprobe und Eingliederung unter Kofferdam

- Schutz der Verblendung durch Abdecken (z. B. mit Silikon oder Kunststoff-Halbschalen)

- Vorbereitung des Keramikflügels: Anfärben der ZrO_2-Klebefläche zum Abstrahlen

- Korundstrahlung der ZrO_2-Klebefläche, bis Farbe vollständig abgestrahlt ist; Al_2O_3-Korn 50 µm, Druck 1,0 bar, bis Farbe abgestrahlt ist

- Eine Silikatisierung und Silanisierung der keramischen Klebeflächen ist bei Verwendung eines phosphatmonomerhaltigen Klebers nicht notwendig

- Vorbereitung des Pfeilerzahns mit Säureätztechnik (30 s Ätzen mit Phosphorsäure), Schutz des Nachbarzahns durch Kunststoff-Folienstreifen

- Evtl. freiliegende Dentinflächen mit Dentinadhäsiv konditionieren

- Phosphatmonomerhaltigen Kleber (Panavia 21 TC) direkt auf Keramik auftragen oder Keramik mit Universalprimer (z. B. Monobond Plus) vorbehandeln und dazu passenden Kleber verwenden (z. B. Multilink Automix)

- Adhäsivbrücke inkorporieren, während Polymerisation nicht belasten.

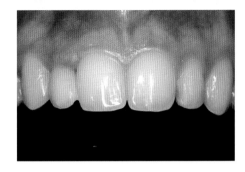

Nach der Eingliederung.

Klinische Perspektive

Bei Versagen des Klebeverbundes entfällt die hohe Kariesgefahr unilateral gelöster zwei-flügeliger Restaurationen. Eine Wiederbefestigung ist stets möglich. Zudem bleiben alle konventionellen und implantat-prothetischen Versorgungsmöglichkeiten für die Zukunft erhalten, falls die adhäsiv-prothetische Therapie einmal endgültig fehlschlagen sollte.

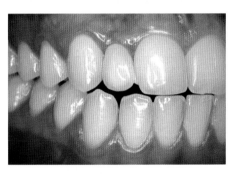

Adhäsivbrücke regio 11 – 12, 2 Jahre in situ.
Fotos: Kern

Literatur:

Attia A, Kern M: Long-term resin bonding to zirconia ceramic with a new universal primer. J Prosthet Dent 106, 319-327 (2011)

Kern, M.: Bonding to oxide ceramics – Laboratory testing versus clinical outcome. Dent Mater 31, 8-14 (2015)

Kern M, Kerschbaum T: Adhäsivbrücken. gemeinsame Stellungnahme der DGZPW und DGZMK. Dtsch Zahnärztl Z 62, 621-623 (2007) – Zahnärztl Mitt 97, 2364-2366 (2007)

Kern M: Einflügelige Adhäsivbrücken und Adhäsiv-Attachments – Innovation mit Bewährung. ZM 95, 2878-2884 (2005)

Kern M: Controlled airborne-particle abrasion of zirconia ceramic restorations. J Prosthet Dent 103, 127-128 (2010)

Kern M, Gläser R: Cantilevered all-ceramic, resin-bonded fixed partial dentures. A new treatment modality. J Esthet Dent 9, 255-264 (1997)

Kern M, Sasse M: Ten-year survival of anterior all-ceramic resin-bonded fixed dental prostheses. J Adhes Dent 13, 407-410 (2011)

Kern M: Adhäsivbrücken. Minimalinvasiv – ästhetisch – bewährt. Quintessenz, Berlin 2017

Kern M, Passia N, Sasse M, Yazigi C: Ten-year outcome of zirconia ceramic cantilever resin-bonded fixed dental prostheses and the influence of the reasons for missing incisors. J Dent 65, 51-55 (2017)

Sailer I, Hämmerle CH: Zirconia ceramic single-retainer resin-bonded fixed dental prostheses (RBFDPs) after 4 years of clinical service: A retrospective clinical and volumetric study. Int J Periodontics Rest Dent 34, 333-343 (2014)

Sasse M, Kern M: Survival of anterior cantilevered all-ceramic resin-bonded fixed dental protheses made from zirconia ceramic. J Dent 42, 660-663 (2014).

Sasse M, Kern M: CAD / CAM single retainer zirconia-ceramic resin-bonded fixed dental prostheses: clinical outcome after 5 years. Int J Comput Dent 16, 109-118 (2013)

Sasse M, Kern M: Vollkeramische Adhäsivbrücken – Planung, Vorgehen und Bewährung. Quintessenz 64, 1225-1232 (2013)

Seitenzahnbrücken

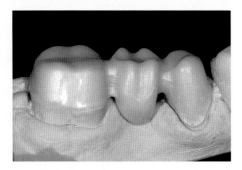

ZrO₂-Brückengerüst (Lava)
für verengte Lücke regio 46. Zähne 45 und 47 mit Hohl-
kehle, Konnektorquerschnitt 12 mm.
Foto: Lauer, Bauer

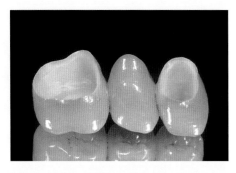

3gliedrige Brücke mit Zirkonoxid-Gerüst und
Verblendung (e.max Ceram), ein ästhetisches Vorbild.
Foto: Ivoclar Vivadent, Brix

Indikation

- Schließen von zahnbegrenzten Lücken im Seitenzahngebiet
- Freiendbrücken sind zum Ersatz eines Prämolaren geeignet.

Limitierung

Es sollen nicht mehr als zwei Zwischenglieder überbrückt werden.

Leuzitverstärkte Silikatkeramik unter 350 MPa Biegefestigkeit (Empress Esthetic) ist nur für die Frontzahnbrücke geeignet.

Lithiumdisilikatkeramik (über 350 – 400 MPa Festigkeit) ist für Brücken bis zum 2. Prämolar geeignet (e.max Press).

Verbindergestaltung

In jedem Fall ist bei der Konnektor-Verbindung in vertikaler Ausdehnung mehr Volumen zu geben als der horizontalen Ausdehnung. Dadurch wird die Stabilität des Verbinders gesteigert.

Lithiumdisilikat ist im Konnektorbereich massiver zu gestalten (16 mm²) als Zirkoniumdioxid.

Das Platzangebot für den Verbinder ist klinisch über eine PAR-Sonde leicht zu ermitteln.

Faktoren für die Festigkeit

Die Auswahl des Werkstoffs richtet sich nach der Lokalisation im Gebiss. Aufgrund der hohen Kaudruckbelastung im Seitenzahnbereich sollte die Biegefestigkeit der Gerüstkeramik über 350 MPa liegen.

Werkstoffe für Seitenzahnbrücken

- Lithiumdisilikatkeramik ist nur für Brücken bis zum 2. Prämolar zugelassen und nicht für Brücken im Molarengebiet geeignet (e.max Press, e.max CAD)

- Gesinterte Zirkoniumdioxidkeramik als mehrgliedriges Brückengerüst bis 45 mm anatomische Breite – wie Sirona inCoris ZI, inCoris TZI, NobelProcera, Cercon Smart, Lava Frame, Vita YZ Solutions, Everest ZS-Blank und ZH-Blank, e.max ZirCAD, Zeno Tec, Straumann zerion, Befestigung adhäsiv oder konventionell

- Teleskop-Brücken herausnehmbar: Zirkoniumdioxid sowie Aluminiumoxid für Primärteile (Sekundärteil Galvano) und Kronengerüst geeignet.

Farbauswahl

Vor Beginn der Präparation festlegen. Es empfiehlt sich, die Farbauswahl durch den mit der Zahnersatz-Herstellung beauftragten Zahntechniker durchführen zu lassen.

Präparation für Seitenzahn-Brückenpfeiler

Je nach ausgewähltem Werkstoff sollte eine gleichmäßige Schulter-, Stufen- oder Hohlkehlpräparation durchgeführt werden. Für Gerüste aus Lithiumdisilikatkeramik sollte eine Stufenpräparation oder die Stufe mit abgerundeter Innenkante bevorzugt werden. Ein Konvergenzwinkel 4 – 6° ist angezeigt.

Folgende Mindest-Keramikgerüststärken im Randbereich der Brückenpfeiler sind zu berücksichtigen (siehe Abb. 1 – 3):

- Lithiumdisilikatkeramik mind. 0,8 – 1,5 mm

Schichtdicke für Verblendung okklusal:

- Max. 1,5 mm, minimale Schichtstärken anstreben. Unter Höckern von gerüstfreien Lithium-Disilikatkeramikkronen mind. 1,5 mm Schichtstärke.

Positionierung des Randbereichs mit zirkulärer Hohlkehle oder zirkulär abgerundeter Schulter:

- Supra- oder isogingival, wenn immer möglich.

Für die Mindestwandstärken und Präparationsregeln gelten folgende Ausführungen:

Mindestpräparationstiefe an Pfeilerzähnen für Gerüste aus Oxidkeramik (Al_2O_3, ZrO_2).

- Präparationstiefe:
  Kronenrand mind. 0,5 mm
  Axialer Abtrag 1,0 – 1,2 mm, je nach erwarteter Belastung für ZrO_2-Keramik,
  1,2 – 1,5 mm für infiltrierte Oxidkeramik
  Okklusal 1,5 – 2,0 mm

- Stumpfkonizität 4 – 6° zum Einlesen der Masterform in den Scanner

- Kronenrand: Hohlkehle oder Stufe mit abgerundeter Schulter

  Präparationsgrenze 0,5 mm supragingival oder höher, um Gingiva zu schützen

- Linienwinkel abgerundet, keine scharfen Kanten, Unterschneidungen vermeiden.

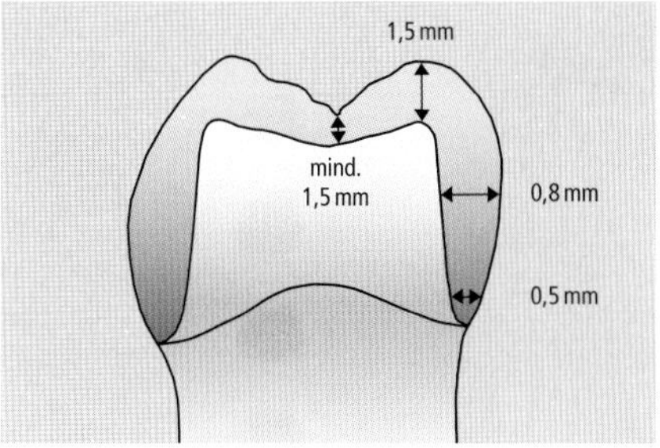

Seitenzahnbrücken

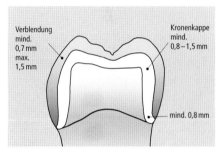

Abb. 1: **Mindestpräparationstiefe für Kronen aus Oxidkeramik (Al_2O_3, ZrO_2)**

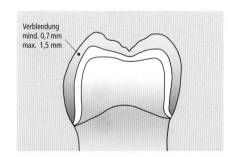

Abb. 2: **Wand- und Schichtstärken für Kronenkappen aus Lithiumdisilikatkeramik**

Abb. 3: **Wand- und Schichtstärken für die anatomisch reduzierte Krone aus ZrO_2-Keramik**

Seitenzahnbrücken

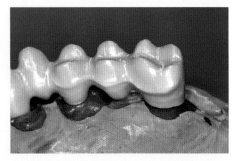

Ganz besonders im Seitenzahnbereich gilt die sog. „höckerunterstützende" Gerüstgestaltung mit dem Ziel einer gleichmäßigen Schichtstärke der Verblendkeramik, um deren Überlastung zu vermeiden.

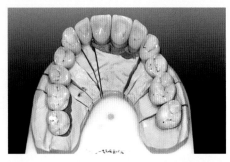

Fertige Restaurationen auf dem Modell: Die Brücke 23 – 26 zeigt die ideale Gestaltung der Konnektoren.

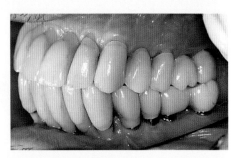

Die eingegliederte Arbeit im Mund: Bild nach 8 Jahren in situ.
Fotos: Pospiech

Eine Reduzierung der Verblendschichtdicke kann für die Wandverstärkung der Pfeilerkappe genutzt werden.

Verarbeitungsabhängige Einzelheiten sollten mit dem Zahntechniker abgestimmt werden. Die Schichtstärke der Verblendkeramik sollte die angegebenen Maximalmaße nicht überschreiten, da sonst Risiken für Frakturen und Abplatzungen entstehen.

Abformtechnik

Die Abformtechnik für Vollkeramik bedingt gegenüber anderen Restaurationsformen keine andere Vorgehensweise.

Provisorische Versorgung

Hier gelten die gleichen Arbeitsschritte wie bei Frontzahnkronen (Seite 61).

Gerüstherstellung für Brücken

Die Arbeitsschritte sind abhängig vom ausgewählten Keramikwerkstoff und dem Fertigungssystem. Die Verbinderflächen zu den Brückengliedern dürfen folgende Flächen nicht unterschreiten:

- Bei Lithiumdisilikatkeramik (nur Prämolar) 16 mm^2
- Bei Zirkoniumdioxidkeramik 9 mm^2.

Der Verbinder ist an der Kontaktstelle zur Pfeilerkrone stärker zu dimensionieren.

Die Mindestwandstärken der Kronenkappen sind:

- Lithiumdisilikatkeramik 0,8 mm
- Gesinterte Zirkoniumdioxidkeramik 0,5 mm
- Mindest-Gerüstwandstärke bei 4gliedrigen Brücken aus gesintertem ZrO$_2$: Mit 2 Zwischengliedern mind. 0,7 mm, bei Freiendbrücken mind. 0,7 mm
- Die Schichtstärke der Verblendkeramik sollte gleichmäßig sein und 1,5 mm nicht übersteigen.
- Bei CAD / CAM-gefrästen Verblendungen (Systeme e.max CAD-on, VITA Rapid Layer) auf ZrO$_2$-Gerüsten hingegen sollte die Schichtstärke 1,5 bis 2,0 mm nicht unterschreiten. Zusammen mit dem Platzbedarf für Kleber oder Befestigungs-Sinterkeramik sollte dies bei der Präparation und Gerüstgestaltung berücksichtigt werden.

Ansonsten gelten die gleichen Bedingungen wie unter Frontzahnbrücken (Seite 61) beschrieben.

Einprobe

Es gelten die gleichen Bedingungen wie unter Frontzahnkronen (Seite 62) beschrieben. Je nach Restaurationsumfang bzw. nach ästhetischem Anspruch empfiehlt sich eine Rohbrand-einprobe.

Eingliederung

Die Eingliederung folgt den gleichen Regeln, wie sie bereits im Zusammenhang mit der Frontzahnkrone (Seite 62) ausgeführt wurden.

Das „Probetragen" der Brücke vor dem definitiven Einsetzen ist risikobehaftet und sollte nur in begründeten Ausnahmefällen mit kronenverankerten Brücken aus Zirkoniumdioxid durchgeführt werden (max. 1 Woche). Der Patient ist einzuweisen, dass die Brücke nicht voll belastbar ist. Weiterer Hinweis auf Seite 62 (Probetragen und Eingliederung).

Korrekturen

Schleifende Korrekturen dürfen generell nur mit Wasserkühlung durchgeführt werden, um partielle Überhitzungen zu vermeiden. Diese können die Haltbarkeit der Restauration herabsetzen. Empfehlenswert sind spezielle Diamantschleifer für Zirkoniumdioxid.

Seitenzahnbrücken

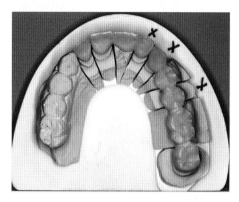

Brücken aus Zirkoniumdioxid-Keramik ...

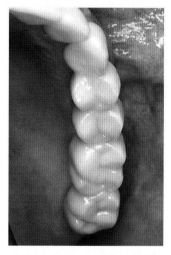

... mit Kau- und Führungsflächen aus ZrO$_2$, unverblendet.
Fotos: Kern

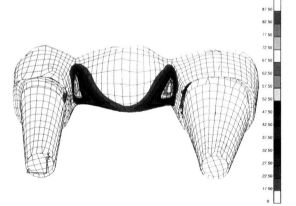

Brückenglieder brauchen ausreichende Verbinderflächen in senkrechter Ovalform, da sich hier die Zug- und Biegespannungen konzentrieren.
Abb.: Pospiech

Literatur:

Chaar MS, Passia N, Kern M: Ten-year clinical outcome of three-unit posterior FDPs made from a glass-infiltrated reinforced alumina ceramic (In-Ceram Zirconia). J Dent 43, in press (2015), epub: 15. März 2015

Kern M, Sasse M, Wolfart S: Ten-year outcome of three-unit fixed dental prostheses made from monolithic lithium disilicate ceramic. J Am Dent Assoc 143, 234-240 (2012)

Neue Verblendtechniken

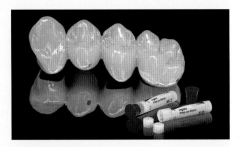

Überpresstechnik mit IPS e.max Press als Verblendung.
Quelle: Ivoclar Vivadent

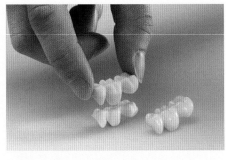

IPS e.max CAD-on. Gefräste Verblendung vor der farbgebenden Kristallisation, ZrO$_2$-Brückengerüst, verblendete Brücke.
Quelle: Ivoclar Vivadent

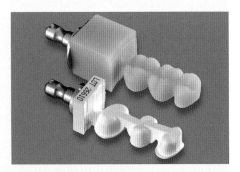

CAD/CAM-Verblendung mit Rapid Layer Technologie (RLT).
Quelle: Vita Zahnfabrik

Überpresstechnik und CAD/CAM-gefertigte Verblendschalen.

Die manuell aufgeschichtete Verblendkeramik gilt als Auslöser von Verblendfrakturen (Chipping) auf Gerüsten aus Zirkoniumdioxidkeramik (ZrO$_2$). Als Gründe hierfür werden vermutet: Fehlende Höckerunterstützung im ZrO$_2$-Gerüst, Verblendschichtstärken über 1,5 mm, zu schnelle Abkühlung beim Sinterbrand, Zugspannungen in der Verblendung, nicht abgestimmte WAK-Werte (Wärmeausdehnungskoeffizient), ungünstige Bissverhältnisse. Chippings werden besonders auf implantatgetragenen Kronen und Brücken beobachtet [Beuer 2009, Scherrer 2006].

Neu entwickelte Verblendverfahren ermöglichen, die Verblendung aus Sinterfluorapatit-Keramik herzustellen und damit das Kronen- oder Brückengerüst aus Lithiumdisilikat oder Zirkoniumdioxid zu überpressen (e.max ZirPress, Ivoclar Vivadent). Dadurch lassen sich auch Implantat-Suprastrukturen und Inlaybrückengerüste im Pressverfahren verblenden.

Alternativ kann mit Hilfe der CAD/CAM-Technik eine Verblendschale aus einem Keramikblock computerunterstützt ausgeschliffen und auf das Gerüst aufgesintert (e.max CAD-on Ivoclar Vivadent, Digital Veneering 3M Espe) oder geklebt werden (VITA Rapid Layer Technology). Zur Vorbereitung wird die Krone oder Brücke mit der CAD/CAM-Software vollanatomisch als Monolith konstruiert. Dann wird die Außenform zur Erzielung eines Gerüsts anatoform mit hinterschnittfreier Geometrie reduziert, um Platz für die Verblendung zu schaffen. Der Datensatz wird von der Software in eine Gerüstform und in eine Verblendform aufgespalten. Die Gerüste werden aus Zirkoniumdioxid gefräst werden. Für die Verblendschale ist Feldspatkeramik (Vitablocs TriLuxeForte bzw. Mark II) oder Lithiumdisilikat (e.max CAD, Ivoclar Vivadent) geeignet und wird in einer definierten Mindestschichtstärke (1,5 – 2,0 mm) ausgeschliffen (2,0 mm optimal). Als Ergebnis liegen beide Strukturen so vor, dass sie aufeinander passen und miteinander verbunden werden können. Die stoffschlüssige Befestigung auf dem Gerüst erfolgt durch Komposit (Vita) oder durch einen Sinterverbundbrand (Ivoclar Vivadent, Digital Veneering 3M Espe).

Die Überpress-Technik oder das CAD/CAM-Verfahren (Multilayer) ist besonders für verblendete Kronen und Brücken im Seitenzahnbereich geeignet. Die monolithische Struktur der Verblendung und der homogene Verbund mit dem Gerüst sorgen für eine hohe Festigkeit gegen Biegebruch und Chipping. Da in Kombination mit dem Zirkoniumoxid-Gerüst ein dauerhafter Verbund erwartet werden kann, ist die digitale Verblendung vorteilhaft. [Kurbad 2010, Schweiger 2011]. Bisherige Studienergebnisse gaben diesen neuen Verblendtechniken eine gute Prognose zur klinischen Haltbarkeit.

Neue Verblendtechniken

Literatur:

Belli R, Monteiro S jr, Baratieri LN, Katte H, Petschelt A, Lohbauer U: A photoelastic assessment of residual stresses in zirconia-veneer crowns. J Dent Res 91, 316-320 (2012)

Beuer F, Schweiger J, Eichberger M, Kappert HF, Gernet W, Edelhoff D.: High-strength CAD / CAM-fabricated veneering material sintered to zirconia copings – a new fabrication mode for all-ceramic restorations. Dent Mater 25, 121-128 (2009)

Kurbad A, Reichel K: Digitale Verblendung von Kronen und Brücken. Quintessenz Zahntechnik 2-16 (2010)

Lohbauer U, Amberger G, Quinn GD, Scherrer SS: Fractographic analysis of a dental zirconia framework: a case study on design issues. J Mech Behav Mater 3, 623-629 (2010)

Scherrer SS, Quinn JB, Quinn GD, Kelly JR: Failure analysis of ceramic clinical cases using qualitative fractography. Int J Prosthodont 19,185-192 (2006)

Schweiger J, Beuer F, Eichberger M, Edelhoff D: Von der intraoralen Abformung mit Cerec AC bis zur IPS e.max CAD-on Verblendung. Quintessenz Zahntechnik 60-72 (2011)

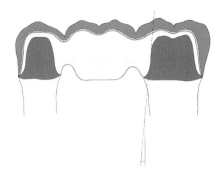

File-Splitting, das Prinzip der digitalen Verblendung. Dabei wird eine vollanatomische Konstruktion aufgespalten in die Datensätze für die Gerüst- und Verblendung-Herstellung.
Quelle: Schweiger

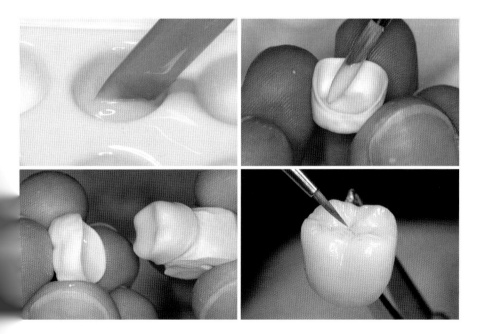

Digitales Verblendsystem. Die im CAD / CAM-Verfahren hergestellte Verblendung wird mittels Sinterkeramik mit dem ZrO$_2$-Gerüst verbunden.
Quelle: Schweiger

Vollkeramik für Doppelkronen

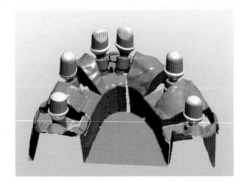

CAD / CAM-Fertigung von implantatgetragenen Doppelkronen: Die Konstruktion der Primär-Teleskope erfolgt mit der Software (Dental Designer, 3Shape).

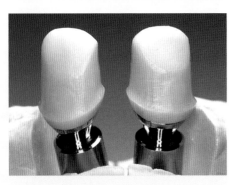

Ausgefräste, noch nicht ausgearbeitete Primär-Teleskope aus Zirkoniumdioxid nach dem Sintern.

Indikation

Alle Indikationen, die auch für die klassische Doppelkronentechnik gelten.

Werkstoffe für Primärteil und Sekundärteil

- Primärteil aus polykristalliner Oxidkeramik (Aluminium- oder Zirkoniumdioxidkeramik teilgesintert oder Lithiumdisilikatkeramik)
- Sekundärteil aus Galvanogold.

Farbwahl

Uneingefärbte Oxidkeramik-Rohlinge sind überwiegend weiß opak. Die meisten ZrO_2-Keramiken können jedoch eingefärbt werden oder sind industrieseitig bereits eingefärbt (z. B. Lava Frame, Vita YZ Solutions, e.max ZirCAD, Everest ZS); dadurch wird eine Anpassung an die Restaurationsfarbe der Krone bzw. Brücke im Schulterbereich der Gingiva ermöglicht. Lithiumdisilikatkeramik (e.max CAD) berücksichtigt dabei die individuelle Zahnfarbe.

Bedingungen

Ausreichender Platz muss geschaffen werden, denn es werden drei Kronen auf einem Zahnstumpf platziert (Primärteil Keramik, Sekundärteil Galvano, Tertiärüberkappung mit Verblendung). Relativ hoher Substanzabtrag an Pfeilerzähnen.

- Kronen müssen im sichtbaren Bereich verblendet werden.
- Gleichmäßige, parallele Einschubrichtung muss geschaffen werden.

Präparation

- Präparation wie bei der konventionellen Doppelkronen / Teleskoptechnik
- Für die Primärkrone muss eine deutliche Stufe oder Hohlkehle angelegt werden
- Platzbedarf: Primärkäppchen 0,5 mm; Galvanokäppchen 0,1 – 0,2 mm; Tertiärstruktur 0,3 mm; Verblendung > 0,8 mm = gesamt ca. 1,7 mm
- Präparationsgrenze: Hohlkehle oder Stufe mit gerundeter Stufe
- Konizität des Stumpfes 4 – 6°.

Abformtechnik

Die Abformtechnik für Primärkappen bedingt gegenüber anderen Restaurationsformen prinzipiell keine andere Vorgehensweise.

Provisorische Versorgung

Hier gelten die gleichen Arbeitsschritte wie bei Frontzahnkronen (Seite 61).
Nach der Eingliederung der Primärkronen wird ein 2. Provisorium hergestellt, oder das erste Provisorium wird unterfüttert und an die eingesetzten Kronen angepasst.

Herstellung der Doppelkronen

- Sägestumpfmodell: Basis der Einzelstümpfe großzügig gestalten
- Modellvermessung und Bestimmung der Einschubrichtung
- Kappendicke des Primärteils festlegen
- Arbeitsschritte der Gerüstherstellung sind abhängig vom ausgewählten Fertigungssystem
- Parallelausfräsen des Primärteils, Nachfräsen, Finieren der Rautiefen
- Käppchen 1 – 2° Konus, um bei Implantaten eine Passungsungenauigkeit auszugleichen
- Ausformen der abstützenden Stufe oral, falls erforderlich
- Reinigungsbrand, dampfstrahlen, zervikale Kronenränder polieren
- Primärkronen fertig.

Weiteres Vorgehen konventionell:

- Einprobe der Kronen am Patienten mit Übertragungskappen
- Fixationsabformung
- Herstellung Meistermodell
- Kieferrelationsbestimmung
- Gesichtsbogenübertragung
- Einartikulieren des Modells
- Wachsaufstellung auf Kunststoffbasisplatten zur Überprüfung der Ästhetik und Kieferrelationsbestimmung

Gerüstherstellung:

- Galvanokäppchen
- Herstellung eines 3D-Scans für die CAD-Konstruktion
- Erstellung eines Schleifauftrags für die Gerüstfertigung
- Herstellung der Konstruktion mit einem CAM-System im SLM- oder SLS-Verfahren
- Tertiärstruktur intraoral mit den Galvanokronen verkleben
- Gerüsteinprobe, ggfs. Einprobe Rohverblendung oder mit Wachsaufstellung, Fertigstellung.

Vollkeramik für Doppelkronen

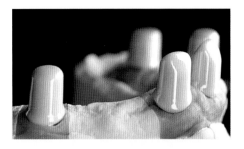

Dier Primär-Teleskope wurden mittels einer wassergekühlten Laborturbine im Parallelfräsgerät feingeschliffen und hochglanzpoliert.

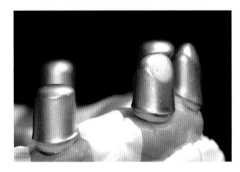

Das Abscheiden der Galvano-Sekundärteile erfolgte mit dem HF Vario (Hafner).

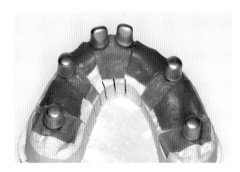

Doppelkronen vor dem Einscannen des Modells. Die Kieferabschnitte wurden mit Unterlegwachs abgedeckt.
Fotos: Schweiger

Vollkeramik für Doppelkronen

Literatur:

Bergler M, Holst S, Blatz MB, Eitner S, Wichmann M: CAD/CAM and telescopic technology – design options for implant-supported overdentures. Eur J Esthet Dent 3, 66-88 (2008)

Rösch R, Mericske-Stern R: Zirconia and removable partial dentures. Schweiz Monatsschr Zahnmed 118, 959-974 (2008)

Uludag B, Sahin V, Ozturk O: Fabrication of zirconium primary copings to provide retention for a mandibular telescopic overdenture – a clinical report. Int J Prosthodont 21, 509-510 (2008)

Zafiropoulos GG, Rebbe J, Thielen U, Deli G, Beaumaont C, Hoffmann O: Zirconia removable telescopic dentures retained on teeth or implants for maxilla rehabilitation. Three-year observation of three cases. J Oral Implantol 36, 455-465 (2010)

Vorgehen nach Weigl:

- Anprobe Primärkronen
- Herstellung der Galvanokronen
- Herstellung Tertiärstruktur
- Anprobe Sekundär- und Tertiärkronen
- Einkleben der Primärkronen
- Verkleben Gerüst und Tertiärkronen im Mund
- Überabformung Gesamtkonstruktion, Kieferrelationsbestimmung, Gesichtsbogenübertragung, Wachsaufstellung, Fertigstellung.

Eingliederung

- Adhäsive oder konventionelle Befestigung der Primärkronen (Zirkoniumdioxid-, Aluminium-oxid- oder Lithiumdisilikatkeramik) auf dem Zahnstumpf oder Implantatpfosten
- Sekundär(Galvanokrone)- und Tertiärkrone werden miteinander adhäsiv verbunden
- Haftung von Vollkeramik-Primärkrone und Galvano (Sekundärteil) ist friktionsfrei und als tribologisches System unübertroffen; der initiale Strömungswiderstand im kapillaren Spalt und die Van-der-Waals-Kräfte sorgen für den „sanften" Hafteffekt des Verbindungselements.

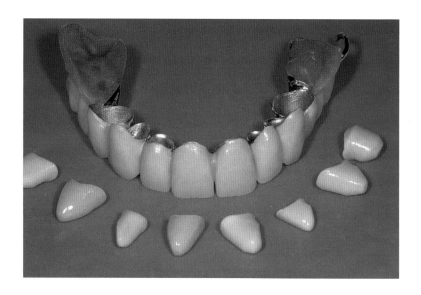

Die mit CEREC hergestellten Primärteleskope aus ZrO$_2$ und die fertige Überkonstruktion mit Galvanokäppchen, im Munde verklebt mit der Modellguss-Tertiärstruktur, sind bereit zum Zementieren.
Foto: Wiedhahn

Vollkeramik in der Implantologie

Implantate ermöglichen den Ersatz von Zähnen ohne vorhandene Zähne zusätzlich zu schädigen und wirken bei korrekter Insertion knochenerhaltend. Unter Einsatz von Vollkeramik können die ästhetischen Möglichkeiten implantatprothetischer Versorgungen gerade im Frontzahnbereich optimiert werden.

Vollkeramische Implantate

Zirkoniumdioxidkeramik wird inzwischen auch für die Herstellung von Zahnimplantaten verwendet. Prospektive klinische Studien untersuchen momentan den klinischen Nutzen und die Langzeitbewährung vollkeramischer Implantate (siehe Seite 98). Empfehlungen für eine routinemäßige Verwendung können noch nicht gegeben werden.

Konfektionierte Implantataufbauten

Diese eignen sich besonders für klinische Situationen, in denen die Abutmentform nachträglich nicht mehr beschliffen werden muss, weil die Implantate nach vorheriger, sorgfältiger Planung an die unter prothetischen Gesichtspunkten korrekten Positionen gesetzt worden sind.

Individuelle Abutments

In den Fällen, in denen ausgeprägte Angulationen vorhanden sind und die Form des konfektionierten Aufbaus stark von der natürlichen Pfeilergeometrie abweicht, ist das individuell gefertigte, vollkeramische Abutment angezeigt. Speziell gestaltete Abutments, die bereits die Geometrie eines beschliffenen Prämolaren oder Molaren nachbilden, sind für eine anatomisch korrekte Gerüstgestaltung auch aus mechanischen Gründen vorteilhafter.

Grundsätzlich gilt immer, die einzusetzenden Abutments möglichst nicht mehr im gesinterten Zustand zu beschleifen, um eine eventuelle Werkstoff-Schädigung zu vermeiden.

Keramische Abutments und Hybrid-Abutments

Für Abutments hat sich Zirkoniumdioxid klinisch bewährt. Die CAD / CAM-technische, individuelle Ausformung des Abutments für das Weichgewebe bietet einen reizlosen Schleimhautkontakt. Da der marginale Rand in den gut zugänglichen intrasulkulären Bereich gelegt werden kann, wird die Überschussentfernung nach dem Zementieren erleichtert.

Das Hybrid-Abutment ist ein individuell geschliffenes Lithiumdisilikat (LS$_2$)-Abutment, das mit der Titanbasis (Ti-Base) verklebt wird. Form, Emergenzprofil und Ästhetik dieses Abutments können der klinischen Situation ideal angepasst werden. Durch die individuelle Charakterisierung wird im Wurzel- und Übergangsbereich zur Krone ein natürliches

Implantat-Abutments, implantatgetragene Kronen und Brücken aus Vollkeramik

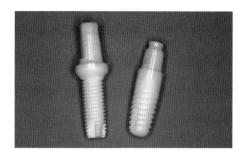

Vollkeramische Implantat-Enossalteile aus ZrO$_2$.

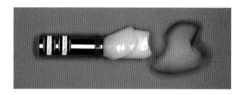

Titanaufbauteil, individualisiertes ZrO$_2$-Abutment und vollanatomisch gepresste Krone aus Lithiumdisilikat.

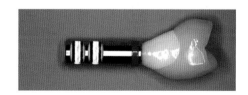

Abutment und Krone zusammen gefügt. Nach dem Verschrauben im Mund erfolgt die Verklebung der Krone.
Fotos: Kern

Implantat-Abutments, Implantatgetragene Kronen und Brücken aus Vollkeramik

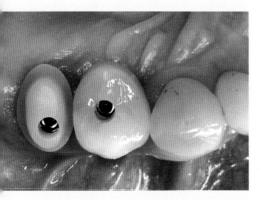

Hybridabutment (distale Restauration) sowie Hybrid-Abutmentkrone (mesiale Restauration), jeweils hergestellt aus Lithiumdisilikat und mit Titanbasis (s. auch Abbildung unten) verklebt. Das Hybridabutment kann nun wiederum mit einer Restauration aus Lithiumdisilikat oder einem anderen Material versorgt werden.

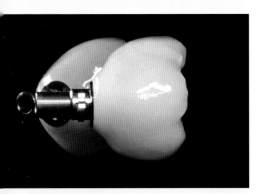

Hybrid-Abutmentkrone extraoral, verklebt mit Titanbasis.
Fotos: Reich

Erscheinungsbild erreicht. Die Geometrie des Hybrid-Abutments mit Abschlussrand der Krone auf Gingiva-Niveau erleichtert die Eingliederung. Die geschliffene und kristallisierte LS_2-Keramikstruktur wird auf einer Ti-Base mit Multilink Hybrid Abutment (Ivoclar Vivadent) extraoral verklebt, dann intraoral eingeschraubt und kann abschliessend, z. B. mit einer e.max CAD-Krone (Ivoclar Vivadent), definitiv versorgt werden. Auch andere Werkstoffe können für die Kronenfertigung herangezogen werden.

Hybrid-Abutment-Krone

Abutment und monolithische Krone aus Lithiumdisilikat (LS_2) sind hier in einem Teil vereint; auf ein Abutment wird verzichtet. Die monolithisch geschliffene Hybrid-Abutment-Krone wird extraoral mit der Ti-Base verklebt (Multilink Hybrid, Ivoclar Vivadent); dafür muss die Klebebasis maskiert werden. Dann wird sie intraoral – in einem Stück – eingeschraubt. Der Schraubenkanal wird abschließend mit Komposit verschlossen. Im Bedarfsfall ist ein Zugang zur Schraube so jederzeit möglich und gibt dem Behandlungsteam klinische Flexibilität.

Insbesondere im Seitenzahnbereich, wo Festigkeit, Beständigkeit und komfortables klinisches Handling angezeigt sind, bieten Hybrid-Abutment-Kronen (e.max CAD) die wirtschaftliche Alternative zur klassischen Implantat-Versorgung. Die Verschlankung der Suprastruktur verhindert, dass bei einer evtl. Rezession des Weichgewebes das Abutment sichtbar werden kann. Als Alternativen stehen bereit: Vita Enamic Implant Solutions – und für die provisorische Versorgung Vita CAD-Temp Implant Solutions (Vita Zahnfab.).

Zweiteilige Abutments, auch mit Metallinsert („Klebebasis-Abutment")

Die Aufbauten zweiteiliger Implantate können heute statt aus Metall aus Lithiumdisilikat oder hochfestem Zirkoniumdioxid hergestellt werden. Vor allem im ästhetisch wichtigen Weichgewebsdurchtritt bieten vollkeramische Abutments große Vorteile. So wird eine gräuliche Verfärbung der Gingiva durch metallisches Durchscheinen vermieden. Ferner erreichen vollkeramische Kronen erst bei Verwendung vollkeramischer Abutments ihre volle ästhetische Qualität, da kein dunkler Metallpfosten den Lichtdurchtritt verhindert.

Bei Verwendung von Vollkeramik-Abutments ist auch der Einsatz von vollkeramischen Brücken angezeigt, um den Vorteil des natürlichen Lichtdurchtritts durch die Gesamtkonstruktion zur Steigerung der Ästhetik zu nutzen.

Die geringere, mikrobielle Belagsbesiedlung auf Keramik-Abutments bedeutet eine besonders hohe Biokompatibilität und löst weniger Entzündungen aus. Die gute Gewebeverträglichkeit hat sich auch in zahlreichen, tierexperimentellen Studien als günstig erwiesen. Dies wiederum führt zu langfristig stabileren, klinischen Ergebnissen im Bereich des periimplantären Gewebes.

Vollkeramische Abutments werden, abhängig vom verwendeten Implantatsystem, mit und ohne Titanbasis konfektioniert geliefert oder können mittels CAD / CAM-Verfahren und Presstechnik individuell aus Vollkeramik hergestellt werden. Die patientenspezifische, individuelle Gestaltung des Abutments verbessert die Weichgewebsunterstützung und optimiert den Übergang zwischen der runden Implantatschulter und der anatomischen Zahnform (Emergenzprofil). Bei einer möglichen Rezession des Weichgewebes halten zahnfarbene Abutments die Zahnästhetik aufrecht.

Die Verbindung zwischen Enossalpfeiler aus Titan und vollkeramischen Abutments kann durch Verschraubung oder Verklebung erfolgen. CAVE: Verschraubungen von Abutments sollten nur mit dem systemspezifischen Drehmoment auf den Implantaten durchgeführt werden.

Nach Verschluss des Schraubeneingangs mit einem provisorischen Kompositmaterial oder Guttapercha sollten die vollkeramischen Kronen und Brücken entsprechend der für die Befestigung geltenden Regeln verankert werden. Bei der Verwendung einer Titan-Hülse, die in das Titan-Enossalteil eingreift und von einem individuellen ZrO_2-Aufbau ummantelt wird, wird das Risiko der Zugspannung umgangen, die bei direkter Keramikverschraubung entstehen würde.

Die Vorteile der individuellen Hybrid-Abutments, die mit den Kronen adhäsiv verbunden werden, sind:

- Mechanische Kompatibilität (Titanimplant zur Titan-Klebebasis)
- Biologische Kompatibilität (Titan-Klebebasis zum Keramik-Abutment)
- Anatomisch individuelle Ermergenz-Gestaltung
- Epigingivaler oder supragingivaler Randverlauf, kontrollierte Zementierung
- Ästhetische Gestaltung, auch bei ungünstiger Implantatposition.

Einteilige Zirkoniumdioxid-Abutments (monolithisch)

Diese Abutments werden ausschließlich zentral auf industriellen Fräsanlagen gefertigt, um die erforderliche Anschlussgeometrie zum Implantatpfeiler exakt herzustellen. Eine Nachbearbeitung im ZT-Labors ist nicht mehr erforderlich. Einteilige Zirkoniumdioxid-Abutments ohne Zwischenstruktur bieten den Vorteil, dass sich keine Klebe- und Fügematerialien im Sulcus befinden.

Alle Implantat-Abutment-Verbindungen für Titanimplantate verfügen über eine Rotationssicherung. Konstruiert für metallische Suprastrukturen weisen sie scharfe Kanten auf, sind dünnwandig und konusartig geformt. Diese Geometrien sind prinzipiell aus Vollkeramik herstellbar, entsprechen aber nicht den keramischen Gestaltungsbedingungen.

Implantat-Abutments, Implantatgetragene Kronen und Brücken aus Vollkeramik

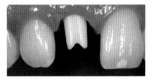

ZrO_2-Abutment mit Enossalteil verschraubt.

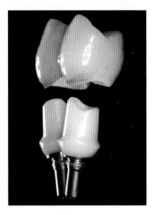

ZrO_2-Abutment (Lava) mit Metallarmierung und passende Krone.

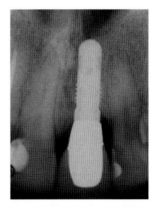

Implantat-Enossalteil und Abutment aus ZrO_2, Krone aus Fluorapatit-Sinterverblendkeramik.
Fotos: Wolfart

Implantat-Abutments, Implantatgetragene Kronen und Brücken aus Vollkeramik

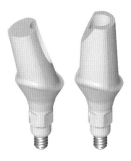

Abutments aus ZrO$_2$ mit konfektionierten Gingivaformern, links mit Angulation.
Abb.: Straumann

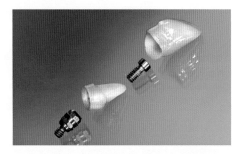

Suprastruktur, verschraubbares Implantat-Abutment aus ZrO$_2$ mit gerüstfreier Silikatkeramik-Krone.
Foto: Kurbad, Reichel

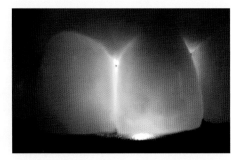

Natürlicher Lichtdurchtritt durch ZrO$_2$-Abutment und Keramikkrone.
Foto: Wolfart

CAVE: Die Verschraubung von Titanimplantat und Keramik-Abutment ist risikobehaftet, besonders der Schraubensitz. Durch das Verschrauben von ZrO$_2$ auf Metall entsteht geometrieabhängig eine Zugspannung in der Keramik, die zum klinischen Versagen führen kann. Auch beim Verkleben können Spannungsspitzen zwischen Titan und Keramik auftreten.

Auch ein langer Kronenaufbau, geringe Implantatdurchmesser, geringe Wandstärken der Aufbauteile sowie scharfkantige Übergänge zwischen den Elementen der Rotationssicherung zählen zu den Risikofaktoren.

Die unterschiedlichen Festigkeiten von Titan und Oxidkeramik kann bei einer Schraubenlockerung zur Destruktion der Innengeometrie im Enossalpfeiler führen. Deshalb muss über die Art der Verbindung zwischen Implantat und Abutment (Verkleben vs. Verschrauben) sorgfältig entschieden werden.

Verschraubte Suprastrukturen

Im Sulkus verbleibende Zementreste können iatrogene Entzündungen im periimplantären Gewebe auslösen. Zur Vermeidung dieses Risikos darf die Abutmentschulter nur leicht subgingival gelegt werden – alternativ können implantatgetragene Einzelkronen verschraubt werden. Dafür muss der Schraubenkanal okklusal offen liegen. Limitiert wird auch die Verschraubung durch die Implantatachse, wenn der Schraubenkanal labial im Frontzahnbereich platziert werden müsste.

Bei einer verschraubten Implantat-Einzelkrone repräsentiert das Abutment das Gerüst der Krone. Es muss so konstruiert werden, dass es als Gerüst die Verblendkeramik unterstützt. Hier ist die Individualisierung des Sekundärteils von Vorteil, um das Gerüst der zukünftigen Krone anzupassen. Damit Keramik-Abplatzungen verhindert werden, wird eine Verblendkeramik-Schichtstärke von maximal 1,5 mm empfohlen.

Die verschraubte Suprastruktur erleichtert den Austausch im Reparaturfall.

Abutments aus Zirkoniumdioxid (ZrO$_2$)

Für ZrO$_2$-Abutments stehen heute folgende Ausführungen zur Wahl:

- Konfektionierte Abutments mit einer zentralen, metallischen Halteschraube,
- individuell im CAD / CAM-Verfahren gefertigte Abutments,
- zweiteilige (Hybrid)Abutments, bei denen die Enossalverbindung über eine Titanhülse hergestellt wird, die mit einem ZrO$_2$-Abutment (Überwurfteil) verklebt wird.

Der Vorteil der virtuellen Konstruktion liegt in der großen Varianzbreite des Designs. Es können zusätzliche Halteelemente in die Konstruktion der Suprastruktur integriert werden.

Indikation für Vollkeramik in der Implantatprothetik

- Abutments (Primärteil) als Aufbau auf dem Enossalteil
- Kronen auf Implantat-Suprastruktur
- Brücken auf Implantaten und/oder auf Zähnen
- Primärkronen bei Doppelkronenprothesen.

Werkstoffe

- Abutments: Aus Zirkoniumdioxid (ZrO_2) oder Lithiumdisilikat (LS_2), auf Titanbasis geklebt. ZrO_2 ebenso bei fehlender Titanbasis, wenn das Abutment direkt mit dem Enossalteil verschraubt wird
- Werkstoff für Kronen: Silikatkeramik, Lithiumdisilikat, zirkonoxidverstärktes Lithiumsilikat, monolithisches ZrO_2
- Für Brücken: Lithiumdisilikat (3gliedrig anterior bis Prämolar), Zirkoniumdioxid
- Zur Verblendung: Aufbrennkeramik mit entsprechendem WAK (Wärmeausdehnungs-koeffizient). Alternative: Multilayer-Verblendung, im CAD/CAM-Verfahren ausgeschlif-fene Verblendung (CAD-on, Ivoclar Vivadent; Rapid Layer Technik, Vita Zahnfab.), Befestigung auf dem Gerüst mit Fügekeramik (e.max CAD Crystal, Ivoclar Vivadent) oder Befestigungskomposit (Vita Zahnfab.).

Implantat-Abutments, Implantatgetragene Kronen und Brücken aus Vollkeramik

Das Münchner Implantat-Konzept kombiniert den Einsatz von Intra-oralscanner und die digitalgesteuerte Fertigung von individualisierten Suprastrukturen. Das Verfahren ermöglicht die Eingliederung der Restauration auf einem Einzelimplantat in der Sitzung nach der Pfeiler-Implantation.

Der QR-Code führt zur Publikation: Beuer F, Schweiger J, Hey J, Güth JF, Edelhoff D, Stimmelmayr M: Das Münchner Implantatkonzept. Dtsch Zahnärztl Z 2014; 10: 336-342

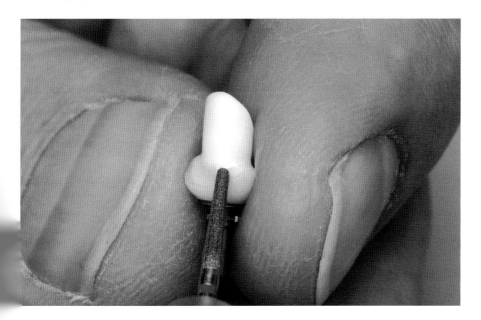

Individualisierung der Gingivazone am ZrO_2-Abutment mit Feinkorndiamant, Laborturbine und Wasserkühlung. Der weiße Werkstoff verhindert das Durchscheinen des Titans und unterstützt die Ästhetik der finalen Keramikkrone.
Foto: Gerhard

Implantat-Abutments, Implantatgetragene Kronen und Brücken aus Vollkeramik

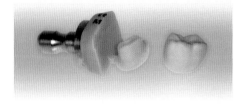

Abutment und Abutment-Krone, computer-gestützt aus Lithiumdisilikat geschliffen, vor dem Kristallisationsbrand.

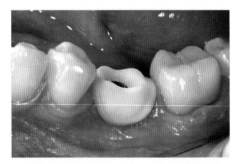

Hybrid-Abutment mit ausgeformtem Emergenzprofil, mit dem Enossalpfeiler verschraubt.

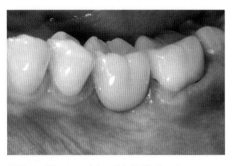

Vollkeramikkrone, auf dem Hybrid-Abutment adhäsiv befestigt.
Fotos: Ivoclar Vivadent

- Die Auswahl des Werkstoffs richtet sich nach Belastung und Konstruktionsart (Einzelzahn- oder Brücken-Konstruktion).

Bedingungen und Optionen

- Optimale Einschubrichtung muss geschaffen werden
- Emergenzprofil wird vom Abutment ausgebildet, so dass der Kronenrand kontrollierbar isogingival gelegt werden kann
- Vollkeramische Primärkronen und primäre Stegkonstruktionen für Suprastrukuren, auch mit endständigen Geschieben oder Riegeln, sind technisch herstellbar; es fehlen jedoch Langzeitresultate
- Mindestschichtstärken der Keramik dürfen nicht unterschritten werden („Think Ceramics")
- Schraubenkanal limitiert die individuelle Formgebung
- Schraubenauflage ist eine wesentliche Schwachstelle
- Spannungsfreie Passung im Mund durch intraorale Verklebung
- Okklusion muss sorgfältig eingeschliffen werden; ein kurzfristiges Recall nach Insertion der Restaurationen zur Okklusionskontrolle ist äußerst sinnvoll.

Präparation

In die Implantatbrücke einbezogene Restzähne als mittragende Pfeiler werden präpariert wie unter Frontzahn- und Seitenzahnkronen beschrieben (Seite 58 und 67). Für die Primärkronen ist ausreichender Raum erforderlich.

Abformtechnik

Die Abformtechnik für Keramik-Abutments bedingt gegenüber anderen Abutment-Werkstoffen keine andere Vorgehensweise.

Die Implantatposition wird über konfektionierte Abformpfosten in die Abformung übertragen. Mittels auf die Abformpfosten aufgeschraubte Modellanaloge (Modellimplantate) wird diese Position in das Modell überführt. Die Abformpfosten können mittels Kunststoff individualisiert werden, um das ausgeformte Weichgewebe mit abzuformen. Die Abformung der Abformpfosten kann auch digital mit dem Intraoralscanner (Handkamera) erfolgen.

Gerüstherstellung

Die Arbeitsschritte sind abhängig vom ausgewählten Keramikwerkstoff und dem Fertigungssystem:

- Formschleifen der vorgefertigten Abutments. Auf einheitliche Einschubrichtung achten.
- Fertigung der Kronen und des Brückengerüstes aus Keramik.

Die Verbinderflächen zu den Brückengliedern dürfen folgende Flächen nicht unterschreiten:

- Bei Zirkoniumdioxidkeramik 9 mm^2.

Bei weitspannigen Brücken ist auf eine Verstärkung der Verbinder zu achten, besonders bei den ungestützten Zwischengliedern.

Die Mindestwandstärken der Kronenkappen sind:

- Bei Aluminiumoxidkeramik 0,5 mm
- Bei Zirkoniumdioxidkeramik 0,5 mm
- Bei Lithiumdisilikat und zirkonoxidverstärkter Lithiumsilikatkeramik 0,8 mm
- Die Schichtstärke der Verblendkeramik sollte gleichmäßig sein und 1,5 mm nicht übersteigen.

Ansonsten gelten die gleichen Bedingungen wie unter Frontzahnkronen und Seitenzahnkronen (Seite 61 und 69) beschrieben.

Einprobe

Ein im Labor individualisiertes Abutment sollte vor der weiteren Bearbeitung einprobiert werden. Dadurch können ggfs. Abweichungen zur Modellsituation ausgeschlossen werden.

Einprobe des Kronengerüsts: Die Krone muss rotationsfrei auf dem Stumpf sitzen. Zur Prüfung der Passgenauigkeit ist die Kontrollabformung mit einem dunklen, dünnfließenden Silikon geeignet.

Eingliederung

Die Befestigung der „Suprastruktur" erfolgt mittels Zementierung auf dem Abutment.

Klinische Bewährung

Während für vollkeramische Abutments aus Zirkoniumdioxid klinische Daten über eine gute mittel- bis langfristige Bewährung vorliegen, stehen solche Daten für Abutments und Hybrid-Abutmentkronen aus Lithiumdisilikat noch aus.

Literatur:

Eschbach S, Ebert A, Hedderich J, Kern M: Retention von geklebten Zirkonoxidkeramikhülsen auf Titanimplantatpfosten. Implantol 15, 417-426 (2007)

Harder S, Kern M: Survival and complications of computer aided-designed and computer-aided manufacturing vs. conventionally fabricated implant-supported reconstructions: A systematic review. Clin Oral Implants Res 20, Suppl 4, 48-54 (2009)

Harder S, Wolfart S, Kern M.: Einzelimplantatversorgung mit individuell gefrästen Zirkonoxidkeramik-Abutments. Implantol 19, 289-297 (2011)

Magne P, Paranhos MP, Burnett LH jr, Magne M, Belser UC: Fatigue restistance and failure mode of novel-design anterior single-tooth implant restorations: Influence of material selection for type III veneers bonded to zirconia abutments. Clin Oral Implants Res 22, 195-200 (2011)

Nothdurft FP, Doppler KE, Erdelt KJ, Knauber AW, Pospiech PR: Fracture behavior of straight or angulated zirconia implant abutments supporting anterior single crowns. Clin Oral Investig 15, 157-163 (2011)

Nothdurft FP, Merker S, Pospiech PR: Fracture behavior of implant-implant and implant-tooth supported all-ceramic fixed dental prostheses utilising zirconium dioxide implant abutments. Clin Oral Investig 15, 89-97 (2011)

Nothdurft FP, Pospiech PR: Zirconium dioxide implant for posterior single-tooth replacement: first results. J Periodontol, 80, 2065-2072 (2009)

Rinke S: Keramikabutments. In: Vollkeramik – ein Praxiskonzept. Quintessenz Berlin, 145-170 (2012)

Welander M, Abrahamsson I, Berglundt T: The mucosal barrier at implant abutments of different materials. Clin Oral Implants Res 19, 635-641 (2008)

Wolfart S, Kern M: Optimierung der periimplantären Weichteilästhetik mit Provisorien. Implantol 16, 171-182 (2008)

Zembic A, Kim S, Zwalen M, KellyJR: Systematic review of the survival rate and influence of biologic, technical and esthetic complications of single implant abutments supporting fixed prostheses. Int J Oral Maxillofa Implants 29 Suppl, 99-116 (2014)

Implantat-Kronen und -Brücken

Klinischer Fall: Implantat-Versorgung

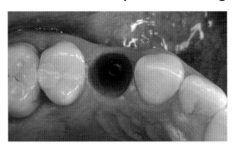

Abb. 1: **Inserierter Enossalpfeiler regio 14, bereit zur Aufnahme des Abutments.**

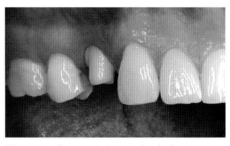

Abb. 2: **ZrO$_2$-Abutment in situ verschraubt, bereit zur Aufnahme der Krone.**

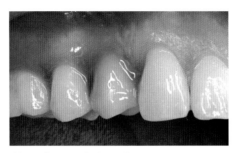

Abb. 3: **Adhäsive Befestigung der Krone aus Lithiumdisilikat.**

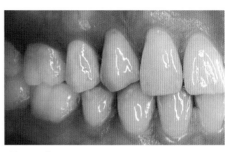

Abb. 4: **Implantatgetragene Krone regio 14, direkt nach Eingliederung.** Fotos: Kern

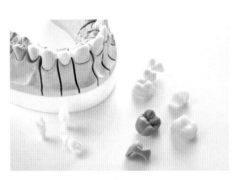

Implantatprothetik: Besonders im FZ-Bereich haben sich Keramikwerkstoffe bewährt, weil sie das Durchschimmern von Titanpfeilern bei dünner Gingiva unterbinden und durch Lichttransmission die Gingiva aufhellen.
Fotos: Straumann

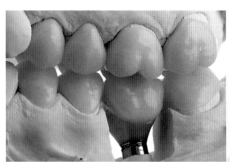

Monolithische Kronen und implantatgetragene Suprastrukturen aus Lithiumdisilikat (e.max CAD) im Seitenzahngebiet haben sich klinisch bewährt.
Fotos: Bellmann / Hannker

Titanbasis für Enossalteil, Mesiostruktur aus ZrO$_2$-Block (inCoris ZI) und vollanatomische Krone aus Lithiumdisilikatkeramik.
Abb.: Sirona

Freiend-Versorgung

Prothetische Versorgung distaler Freiendsituationen mit vollkeramischen Restaurationen auf Implantaten zur Vermeidung herausnehmbaren Zahnersatzes.

Durch eine geschickte Auswahl und Verteilung von Implantaten mit implantatprothetischer Versorgung kann im reduzierten Lückengebiss häufig auf die Anfertigung eines herausnehmbaren Zahnersatzes verzichtet werden. Im Vergleich zu herausnehmbarem (Modellgussprothese) oder kombiniert festsitzend-herausnehmbarem Zahnersatz (doppelkronenverankert) bieten implantatgetragene Versorgungen bei richtiger Indikationstellung günstigere Überlebensraten, einen erhöhten Kaukomfort und eine gesteigerte Lebensqualität für den Patienten.

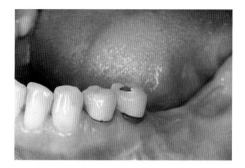

Klinische Ausgangssituation für implantatgetragene Einzelkronen.

Indikation

- Lückenschluss im reduzierten Gebiss (OK, UK)
- Distale Versorgung von unilateral oder bilaterial verkürzten Zahnreihen (Kennedy-Klasse II)
- Substitution von nicht erhaltungswürdigen Zähnen.

Therapieziel

- Erzielen einer dauerhaften, okklusalen Abstützung
- Verhindern der Elongation der Antagonisten
- Strukturerhalt des Alveolarkamms
- Entlastung der natürlichen Restbezahnung
- Abstützung für dorsale Teilprothesen.

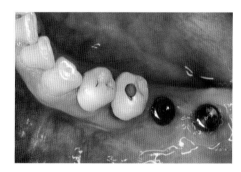

Implantate regio 36, 37.

Therapieoptionen

- Festsitzende, implantatgetragene Versorgung mit Einzelkronen oder Brücke
- Zahn-/Implantatgetragene Verbundbrücke (Hybridbrücke).

Die Restaurationsform der Wahl ist abhängig von den anatomischen Gegebenheiten des knöchernen Implantatlagers und der Anzahl der fehlenden Zähne sowie dem klinischen Zustand der vorhandenen Pfeilerzähne.

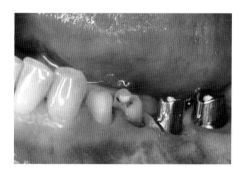

Präparation 34, 35; individualisierte Titan-Abutments 36, 37.
Fotos: Kern

Implantat-Kronen und -Brücken

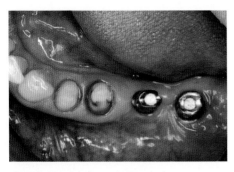

Abutment-Verschraubung mit Guttapercha verschlossen.

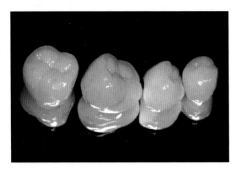

Kronen regio 34-37 aus Lithumdisilikat, vollanatomisch gepresst und individualisiert.

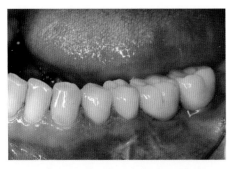

Kronen adhäsiv eingegliedert. Das Titan-Abutment ist basal sichtbar, klinisch-ästhetisch im hoch belasteten Molarenbereich jedoch tolerierbar.
Fotos: Kern

Werkstoffe

- Titan-Abutment, Abutments: Zirkoniumdioxid (ZrO_2) oder Titanbasis mit Lithiumdisilikat (LS_2)-Aufbau, oder Hybridkeramik

- Einzelkronen: ZrO_2 mit Verblendung – oder Lithiumdisilikat (LS_2) gepresst oder CAM-ausgeschliffen, Hybridkeramik (Vita Enamic monolithisch), Vollzirkoniumdioxid (ZrO_2 monolithisch)

- Brücke: ZrO_2 mit dimensionsverstärkten Konnektoren, verblendet oder Vollzirkoniumdioxid (ZrO_2 monolithisch).

Klinisches und labortechnisches Vorgehen

- Messaufnahme zur Prüfung des vertikalen und horizontalen Knochenangebots

- Erstellung eines diagnostischen, additiven Wax-ups mit Korrektur der Okklusionsebene

- Full Wax-up der geplanten Suprastruktur zur klinischen Anprobe

- Herstellung einer Bohrschablone für die Implantation nach Maßgabe des Wax-ups, Führungsbohrungen nach vestibulär geöffnet für besseren OP-Einblick

- Optionale Knochenaugmentation (autolog oder xenogen), 4 Monate Einheilzeit

- Enossale Implantation, 3 – 4 Monate geschlossene Einheilung

- Freilegen der Implantate, Ausformen der Emergenzprofile

- Test der definitiven Versorgung mittels provisorischer Abutments (z. B. PEEK, Titan) und direktgefertigter Provisorien

- Fertigung der endgültigen Abutments (Titan, ZrO_2, LS_2) mit bukkal angelegter Rille als Rotationsschutz

- Fertigung der Gerüste für die definitiven, implantatgetragenen Kronen oder Brücke.

Praktische Hinweise

- Fertigung der endgültigen Abutments (Titan, ZrO_2, LS_2) mit bukkal angelegter Rille als Rotationsschutz

- Parodontalhygienische Gestaltung der Kronen mit „Putzfüßchen" mesial und distal zur Sicherstellung einer effektiven Mundhygiene approximal.

Befestigung

- ZrO_2-Abutment auf Enossalpfeiler (Titan) verkleben mit phosphatmonomerhaltigen Adhäsivsystemen (z. B. Panavia, Kuraray), Universalprimer (Monobond Plus, Ivoclar Vivadent) – weitere Option: Verschrauben (CAVE: Schraubenlockerung, Spannungsrisskorrosion)

- Kronen- oder Brückengerüst (ZrO_2, LS_2) auf Abutments: Verkleben, zuvor evtl. Abstrahlen (Al_2O_3-Pulver) des Kronenlumens von ZrO_2 bei kleinen Retentionsflächen.

Das Verschrauben der vollkeramischen Suprastruktur setzt eine hohe Passgenauigkeit der gefertigten Teile voraus. Schon kleine Passungstoleranzen können Spannungen im Werkstoff auslösen (Frakturrisiko).

Klinische Erfahrung

- Implantatgetragene Kronen und Brücken auf Metallbasis zeigen eine günstigere Langzeitprognose als herausnehmbare oder kombiniert festsitzend-herausnehmbare Teilprothesen.

- Implantatgetragene Einzelkronen zeigen ähnlich gute Überlebensraten wie rein implantatgetragene Brücken. Der Vorteil der implantatgetragenen Einzelzahnversorgung liegt in der Unabhängigkeit der Restauration, z. B. bei Reparaturen oder für die interimplantäre Hygiene.

- Vollkeramische Implantat-Abutments zeigen anterior (bis Prämolaren) mittelfristig (bis zu 5 Jahre) vergleichbare Überlebensraten wie Metall-Abutments (Überlebensrate 97,5 Prozent).

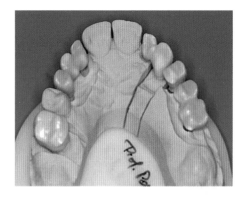

Implantatgetragene Krone und Brücke mit ausgeprägter Höckerunterstützung.
Foto: Pospiech

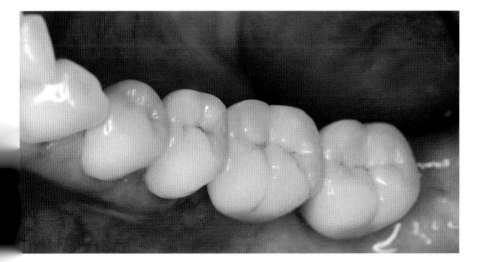

Literatur:

Harder, S., Wiltfang, J., Kern, M.: Prothetische Versorgung distaler Freiendsituationen mit dentalen Implantaten zur Vermeidung herausnehmbaren Zahnersatzes. Quintessenz 60, 1305-1318 (2009)

Mehl, C., Harder, S., Wolfart, S., Kern, M.: Retrievability of implant-retained crowns following cementation. Clin Oral Implants Res 19, 1304-1311 (2008)

Klinische Situation nach 1 Jahr in situ.
Foto: Kern

Implantatprothetik

Klinische Überlebensraten von implantatgetragenen, vollkeramischen Abutments, Kronen und Brucken

Anwendung	Werkstoffe	Beobachtg.-Dauer (Jahre)	Überlebensrate	Komplikationen	Observierte Einheiten	Literatur-hinweis	
Kurzspannige Brücken	Abut: Al_2O_3 Titan	5	Brücken 97,2 % = Keramik 94,7 % = Titan 100,0 %	–	105 Implantate 55 Keramik-Abut. 50 Titan-Abut. = 36 Impl.-Brücken Nachkontr. 29 Brücken	Andersson	1
3-gliedrige Implantat-Brücke vs konventionelle 3gl.Brücke	ZrO_2 ZrO_2	3	95,9 % kein Unterschied	4 % Chipping	27 Impl.-Brücken 22 zahngetragene Br.	Beuer	2
Einzelzahn-Abut / Kronen	ZrO_2	bis 5	100 %	2 Abut-Frak.	185 (5 Jahre) 40 (3 Jahre)	Ekfeldt	3
Alumina-dotierte ZrO_2-Abutments	ZrO_2 +Al_2O_3	5	95 %	–	328 ZrO_2-Abutment Al_2O_3 verfestigt	Kim	4
UK-Brücken 9–10gliedrig auf Abutments	ZrO_2 verblendet Titan-Abutm.	8	Gerüst 100 %	Chipping 40 % (= 36 von 89 units) Abutments 64 % exzellent 36 % akzeptabel	10 Patienten 89 Brückenglieder	Larsson	5
ZrO_2-Brücken mit 8 & 9 Gliedern auf Titan-Abutments	ZrO_2	3	100 % Gerüste	Chipping 9 Fälle 34 von 99 Gliedern = 34 %	9 Fälle á 10 Glieder 1 Fall á 9 Glieder = 99 Glieder	Larsson	6
ZrO_2-Brücken 2-5 Glieder	ZrO_2	5	100 % Gerüste	Chipping gesamt 11 von 25 Veneers	9 Fälle Denzir 9 Fälle InCeram Zircon	Larsson	7
Abutments, Einzelzahnkrone Implantatgetragen	ZrO_2 Titan	5	ZrO_2 100 % Titan 100 %		38 ZrO_2-Abutments 47 Titan-Abutments	Lops	8
Brücken mit Metall-Abutments, Kronen	Al_2O_3	5-10	100 % (5 Jahre) 92,4 % (10 Jahre)	Kronen-Fraktur Periimplantitis	125 Brücken mit 66 Procera-Kronen 59 Procera-Kronen	Maló	9
Implantat-Brücken	ZrO_2 verblendet	4	Gerüst 100 %	Chipping 31%	16 Brücken auf 5–8 Implantaten	Papaspyridakos	10
Implantatgetragene Einzelzahn-Kronen im FZ	ZrO_2 Abutment vorfabriziert	10	Gerüst 100 % Suprastruktur 97,6 % gesamt 75,9 %	Chipping 12 % nach 7 Jahren 9,5 % rezementiert	50 FZ-Kronen	Rinke	11
Einzelzahnkronen auf natürlichen Zähnen und Implantat-Abutm.	Al_2O_3	6	FZ 95,2 % SZ 90,9 %		209 206 nachuntersucht	Sorrentino	12
FZ-Einzelzahnkronen auf Naturzähnen & Implantaten	Al_2O_3	4	100 % zahngetr. 98,3 % Implantatgetr.	1,2 % Chipping	86 Kronen 85 nachuntersucht	Zarone	13
Abutments individualisiert anterior, posterior	ZrO_2	11	Abutment 96,3 % Kronen 90,7 %	Chipping Schraubenlockerung	31 Abutments	Zembic	14

Fazit:

Abutments aus Zirkoniumdioxidkeramik (ZrO_2) haben sich klinisch bewährt. Die Kombination des ZrO_2-Abutments mit einer stabilisierenden, verklebten Titanhülse (Hybrid-Abutment) erhöht die Kaubelastbarkeit im Seitenzahnbereich erheblich. Individualisierte, CAD/CAM-gefertigte Abutments, die bereits die Geometrie des beschliffenen Prämolaren oder Molaren nachbilden, sind höher belastbar als konfektionierte Abutments. Eine direkte Schraubverbindung zwischen ZrO_2-Abutment und Implantat ist frakturgefährdet. Sowohl auf ZrO_2- als auch auf Titan-getragenen Implantatkronen wurden Verblendfrakturen (Chippings) beobachtet, vermutlich ausgelöst durch die fehlende Eigenbeweglichkeit und die verminderte Taktilität der osseointegrierten Implantatpfeiler. Das Chipping-Risiko kann durch anatomisch geformte, höckerunterstützende Gerüste sowie durch ein definiertes, funktionelles Okklusionskonzept minimiert werden.

Literatur:

1   Andersson B, Glauser R, Maglione M, Taylor A: Ceramic implant abutments for short-span FPDs – a prospective 5-year multicenter study. Int J Prosthodont 16, 640-646 (2003)

2   Beuer F, Richter J, Gueth JF, Gernet W, Edelhoff D: Clinical performance of tooth-implant and tooth-supported zirconia-based fixed dental prostheses. J Dent Res 89, abstract 107 (2010)

3   Ekfeldt A, Fürst B, Carlsson GE: Zirconia abutments for single-tooth implant restorations – a retrospective and clinical follow-up study. Ciln Oral Implants Res 22, 1308-1314 (2011)

4   Kim SS, Yeo IS, Lee SJ, Kim DJ, Jang BM, Kim SH, Han JS: Clinical use of alumina-toughened zirconia abutments for implant-supported restorations – prospective cohort study of survival analysis. Clin Oral Implants Res 24, 517-522 (2013)

5   Larsson C, Vult von Steyern P: Five-year follow-up of implant-supported Y-TZP and ZTA fixed dental prostheses – a randomized, prospective clinical trial comparing two different material systems. Int J Prosthodont 23, 555-61 (2010)

    Larsson C, Vult von Steyern P, Nilner K: A prospective study of implant-supported full-arch yttria-stabilized tetragonal zirconia polycristal mandibular fixed dental prostheses – Three-year results. J Prosthodontics 23, 364-369 (2010)

    Larsson C, Vult von Steyern P: Implant-supported full-arch zirconia-based mandibular fixed dental prostheses. Eight-year results from a clinical pilot study. Acta Odontol Scand 71, 1118-1122 (2013)

8   Lops D, Bressan E, Chiapasco M, Rossi A, Romeo E: Zirconia and titanium implant abutments for single-tooth implant prostheses after 5 year of function in posterior regions. Int J Oral Maxillofac Implants 28, 1, 281-287 (2013)

9   Maló P, de Araújo Nobre M, Borges J, Almeida R: Retrievable metal ceramic implant-supported fixed prostheses with milled titanium framework and all-ceramic crowns – retrospective clinical study with up to 10 years of follow-up. J Prosthodont 19, 1532-1549 (2012)

10 Papaspyridakos P, Lal K: Computer-assisted design/computer-assisted manufacturing zirconia implant fixed complete prostheses: clinical results and technical complications up to 4 years of function. Clin Oral Impl Res 24, 659-665 (2013)

11 Rinke S, Lattke A, Eickholz P, Kramer K, Ziebolz D: Practice-based clinical evaluation of zirconia abutments for anterior single-tooth restorations. Quintessence Int 46, 19-29 (2015)

12 Sorrentino R, Galasso L, Tetè S, de Simone G, Zarone F: Clinical evaluation of 209 all-ceramic single crowns cemented on natural and implant-suported abutments with different luting agents; a 6-year retrospective study. Clin Implant Dent Relat Res 14, 184-197 (2012)

13 Zarone F, Sorrentiono R, Vaccaro F, Russo S, de Simone G: Retrospectice clinical evaluation of 86 Procera AllCeram anterior single crowns on natural and implantat-supported abutments. Clin Implant Relat Res 7, Suppl 1, 95-103 (2005)

14 Zembic A, Philipp AOH, Hämmerle Ch, Wohlwend A, Sailer I: Eleven-year follow-up of a prospective study of zirconia implant abutments supporting single all-ceramic crowns in anterior and premolar regions. Clin Implant Dent Relat Res 2014 Sep 2. doi: 10.1111/cid.12263. [Epub ahead of print]

Keramik-Implantate

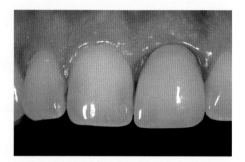

Zahn 21 ist nicht erhaltungswürdig.

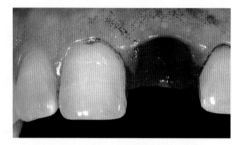

Zustand nach Extraktion von 21. Die knöcherne Situation der Extraktionsalveole ermöglicht eine sofortige Implantation.

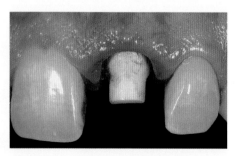

Situation direkt nach Insertion eines einteiligen Zirkoniumdioxid-Implantats mit anschließender Hohlkehlpräparation.

Orale Implantate aus ZrO$_2$-Keramik

Orale Implantate aus Zirkoniumdioxidkeramik (ZrO$_2$, y-TZP, ATZ) stellen möglicherweise eine Alternative zu Implantaten aus Titan dar. Mit der Anwendung dieser weißen Hochleistungskeramiken soll ein Durchschimmern des graufarbenen Titans vermieden und dadurch der ästhetische Aspekt einer implantatgetragenen Rekonstruktion verbessert werden. Die Ästhetik positiv beeinflussen können diese Oxidkeramiken vor allem bei dünnem Weichgewebe, bei dünnwandigem Knochenlager im Frontzahnbereich, bei Atrophien des Kieferkamms oder Rezessionen des periimplantären Weichgewebes.

Orale Implantate aus ZrO$_2$ werden bisher vor allem einteilig angeboten, wobei mittlerweile auch zweiteilige Implantate auf dem Markt zu finden sind. Einteilige Implantate heilen grundsätzlich offen ein, zweiteilige Implantate können offen oder gedeckt einheilen. Bei einteiligen Implantaten ist die Anpassung von Abutments an die Patientensituation nur durch Beschleifen des freiliegenden Implantataufbaus möglich. Die Ausrichtung des Implantates durch Beschleifen hat allerdings seine Grenzen, weil dadurch eine Schwächung der Festigkeit induziert werden kann.

Implantatdurchmesser bei einteiligen Implantaten von 4 und mehr Millimetern werden als ausreichend für eine Langzeitbelastung angesehen, kleinere Durchmesser sollten aufgrund einer erhöhten Bruchgefahr vermieden werden. Vorklinische, wissenschaftliche Studien haben gezeigt, dass die Osseointegration der ZrO$_2$-Implantate mit modifizierter Oberflächentopographie (geätzt, gestrahlt, gesintert) vergleichbar ist mit Implantaten aus Titan. Es liegen allerdings noch keine fundierten Daten zur Indikationsbreite und zum Langzeitverhalten (Erfolgsrate einschließlich Knochenabbau) von keramischen Implantaten vor.

Hinsichtlich der provisorischen Versorgung einteiliger ZrO$_2$-Implantate nach Insertion sind die Meinungen vielfältig. Diese reichen vom Schutz der Implantate durch eine Schutzschiene für mehrere Monate bis hin zur sofortigen Versorgung mit einem Provisorium ohne okklusale und approximale Kontakte.

Zusammenfassung

Eine klinische Bewährung sowie eine dauerhafte Evidenz gibt es aus heutiger Sicht nur für Titan-Implantate. Für Keramikimplantate aus ZrO_2 liegen noch keine klinisch ausreichenden Langzeitbelege vor. Deshalb ist ein routinemäßiger Einsatz in der Praxis zum jetzigen Zeitpunkt noch nicht zu empfehlen.

Keramik-Implantate

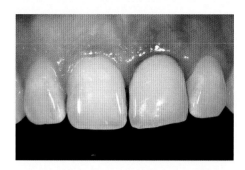

Sofortversorgung des Implantates mit einem Provisorium (auf approximale und okklusale / inzisale Kontakte wurde verzichtet).

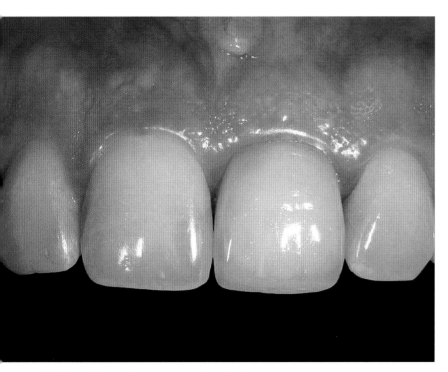

Situation mit definitiver Vollkeramikkrone bei der 1-Jahres-Nachkontrolle.
Alle Fotos: Kohal

Literatur:

Andreiotelli M, Kohal RJ: Fracture strength of zirconia implants after artificial aging. Clin Implant Dent Relat Res 11, 158-166 (2009)

Gahlert M, Rohling S, Wieland M, Sprecher CM, Kniha H, Milz S: Osseointegration of zirconia and titanium dental implants: A histological and histomorphometrical study in the maxilla of pigs. Clin Oral Implants Res 20, 1247-1253 (2009)

Gahlert M, Roehling S, Sprecher CM, Kniha H, Milz S, Bormann K: In vivo performance of zirconia and titanium implants: a histomorphometric study in mini pig maxillae. Clin Oral Implants Res 23, 281-286 (2012)

Kohal RJ, Wolkewitz M, Tsakona A: The effect of cyclic loading and preparation on the fracture strength of zirconium-dioxide implants: an in vitro investigation. Clin Oral Implants Res 22, 808-814 (2011)

Kohal RJ, Wolkewitz M, Hinze M, Han JS, Bächle M, Butz F: Biomechanical and historical behavior of zirconia implants: an experiment in the rat. Clin Oral Implants Res 20, 333-339 (2009)

Kohal JR, Finke HC, Klaus G: Stability of prototype two-piece zirconia and titanium implants after artificial aging: an in vitro pilot study. Clin Implant Dent Relat Res 11, 323-329 (2009)

Lambrich M, Iglhaut G: Vergleich der Überlebensrate von Zirkondioxid- und Titanimplantaten. Z Zahnärztl Implantol 24, 182-191 (2008)

Silva NR, Coelho PG, Fernandes CA, Navarro JM, Dias RA, Thompson VP: Reliability of one-piece ceramic implant. J Biomed Mater Res B Appl Biomater 88, 419-426 (2009)

Neue Werkstoffe und Verarbeitungssysteme

Neue Werkstoffe für Inlays, Onlays, Teilkronen und Kronen

Hier werden neue Hybridmaterialien vorgestellt, die das biomechanische Verhalten des intakten Zahns reproduzieren sollen. Das Elastizitätsmodul der Hybridkeramik liegt zwischen jenem von Schmelz und Dentin; bei Verbundwerkstoffen (Composites) liegt das E-Modul im Dentinbereich. Die Attrition der Okklusalfläche verläuft „parallel" mit der natürlichen Zahnhartsubstanz [Mörmann, 2013]. Waren bisher verblendete, implantatgetragene Kronen auf ZrO_2-Gerüst einem Chippingrisiko ausgesetzt – ausgelöst durch die fehlende Eigenbeweglichkeit und die verminderte Taktilität der osseointegrierten Implantatpfeiler – zeigen In-vitro-Tests mit Hybridkeramik und Verbundwerkstoffen eine „stoßdämpfende" Wirkung und somit eine Eignung für diese Indikation [Magne et al., 2013].

Hybridkeramik – (Enamic, Vita Zahnfabrik)

Die Hybridkeramik enthält eine duale Keramik-Polymerstruktur, das zu 86 Gewichts-Prozent aus einem gitterähnlichen Keramiknetzwerk aus Feldspatkeramik besteht. In diese poröse Keramikstruktur wird werkseitig ein Polymernetzwerk mit 14 Gewichts-Prozent eingebracht, das thermisch vollständig gehärtet ist. Das Polymernetzwerk bildet mit der Keramik einen adhäsiven, interpenetrierenden Verbund. Das Elastizitätsmodul von 30 GigaPascal (GPa) entspricht etwa dem Dentin. Mit 160 MPa Biegefestigkeit kann der Werkstoff hohe Kaukräfte kompensieren. Die Schichtstärke kann okklusal auf 1,0 mm, approximal auf 0,8 mm reduziert werden. Kronenränder können sehr fein ausgeschliffen werden. Untersuchungen in Kausimulationen belegen ein Zahnschmelz ähnliches Abrasionsverhalten.

Indikation:

Inlays, Onlays, Teilkronen, verblendfreie Kronen, Implantatkronen.

Verarbeitung:

CAD/CAM-schleifbare Blocks zum Formschleifen in der Schleifeinheit (Cerec MC XL, KaVo Arctica, Amann Girrbach Ceramill Motion II). Farbliche Charakterisierung: 6 Malfarben, Glasur (Vita Enamic Glaze), Individualisierung mit Vita VM LC flow bzw. zahnärztlichen Füllungskompositen (flowables).

Befestigung:

Schmelz/Dentin mit Phosphorsäure-Gel anätzen, Bonder auftragen (z. B. Vita Adiva T-Bond Hybridkeramik mit HF-Gel (5 %) anätzen, Silan auf die geätzten Flächen geben (Vita Adiva C-Prime) – Befestigungskomposit licht- oder dualhärtend (RelyX Unicem, 3M; Variolink II Ivoclar Vivadent; Vita Adiva F-Cem, Vita Zahnfab.).

Klinische Bewährung:

Langfristige Daten zur klinischen Bewährung stehen noch aus.

Literatur:

Guess PC, Schultheis S, Wolkewitz M, Zhang Y, Strub JR: Influence of preparation design and ceramic thicknesses on fracture resistance and failure modes of premolar partial coverage restorations. J Prosthet Dent 110, 264-273 (2013)

Magne P, Silva M, Oderich E, Boff LL, Enciso R: Damping behavior of implant-supported restorations. Clin Oral Implants Res 24, 143-148 (2013)

Mörmann W: Ein neuer Keramik-Polymer-Hybridwerkstoff für CAD/CAM. Zahntech Mag 17, 130-131 (2013)

Mörmann W, Stawarczyk B, Ender A, Sener B, Attin T, Mehl A: Wear characteristics of current aesthetic dental restorative CAD/CAM materials: Two-body wear, gloss retention, roughness and martens hardness. J Mech Behav Biomed Mat 20, 113-125 (2013)

Verbundwerkstoff – (Lava Ultimate, 3M)

Lava Ultimate besteht aus zu Clustern versinterten, nanokeramischem Siliziumoxid (20 nm) und Zirkoniumoxid (4 – 11 nm) Partikeln, welche über ein hochvernetztes Polymer zu einem homogenen CAD / CAM Block verbunden werden. Das Polymer ist zusätzlich mit einzeln eingebundenen Nanopartikeln verstärkt. Die nanokeramische Zusammensetzung ermöglicht eine schnelle, haltbare Politur. Die Polymerkomponente ergibt eine geringe Sprödigkeit für brillante Schleifqualität und hohe Belastbarkeit. Die initiale Biegefestigkeit liegt bei > 200 MPa. Das dentinähnliche E-Modul, die schmelzähnliche Abrasion, der ausgeprägte Chamäleoneffekt und das natürliche Kaugefühl machen die Lava Ultimate Verbundkeramik zu einem besonders biomimetischen Werkstoff.

Indikationen

Inlays, Onlays, Veneers.

Verarbeitung

CAD / CAM-schleifbare Blocks zum Formschleifen in den Schleifeinheiten (Cerec MC XL, inLab MC XL, Cerec 3, inLab, E4D, Planmill, TS150). CAD / CAM-fräsbare Blocks zum Formfräsen in Laborfräsmaschinen (Lava CNC500, Lava CNC240, Ceramill, Roland). Kein Kristallisationsoder Glanzbrand erforderlich. Zum intra- oder extraoralen Ergänzen kann lichthärtendes Composite, z. B. Filtek Supreme Nanocomposite, verwendet werden.

Befestigung

Lava Ultimate Befestigungsflächen müssen mit Aluminiumoxidpulver abgestrahlt und mit Silan bzw. Scotchbond Universal Adhäsiv vorbehandelt werden. Schmelz bzw. Dentin mit Phosphorsäure anätzen. Adhäsive Befestigung, z. B. mit RelyX Ultimate und Scotchbond Universal Adhäsiv (3M).

Klinische Bewährung

Mittel- und langfristige Daten zur klinischen Bewährung stehen noch aus.

Literatur:

Arashiro LL, Silva LH, Villaca MC, Lima E, Cesar PF: Internal and marginal misfit of crowns produced with a new resin composite processed by CAD/CAM. Dent Mat 29, 2 (2013)

Belli R, Geinzer E, Muschweck A, Petschelt A, Lohbauer U:. Mechanical fatigue degradation of ceramics versus resin composites for dental restorations. Dent Mater J 30, 424-432 (2014)

Carvalho AO, Bruzi G, Maia HP, Giannini M, Magne P: Fatigue restistance of CAD/CAM fabricated full-coverage crowns. Dent Mat 28, 65 (2012)

Ernst CP: Cerec-Teilkronen aus Lava Ultimate zur Versorgung großflächiger Defekte. ZMK 29, 38-41 (2013)

Güth JF, Zuch T, Zwinge S, Engels J, Stimmelmayr M, Edelhoff D: Optical properties of manually and CAD / CAM-fabricated polymers .Dent. Mater J 32, 865-871 (2013)

Fasbinder DJ: Treatment concept with CAD / CAM-fabricated high-density polymer temporary restorations. J Esthet Restor Dent 24, 319-320 (2012)

Koller M, Arnetzl GV, Holly L, Arnetzl G: Lava ultimate resin nano ceramic for CAD / CAM: customization case study. Int J Comput Dent 15,159-164 (2012)

Menini M, Conserva E, Tealdo T, Bevilacqua M, Pera F, Signori A Pera P: Shock absorption capacity of restorative materials for dental implant prostheses – an in vitro study. Int J Prosthodont 26, 549-556 (2013)

Moermann WH, Starwaczyk B, Ender A, Senerc B, Attin T, Mehl A: Wear characteristics of current aesthetic dental restorative CAD/CAM materials: two-body wear, gloss retention, roughness and Martens hardness. J Mechanical Behav Biomed Mat 20, 113-125 (2013)

Nicholls J, Chalupnik J, Yuodelis R: Shock-absorbing behavior of five restorative materials used on implants. Int J Prosthodont 4, 282-291 (1991)

Rusin RP, Rolf JC, Boehmer RA, Christen WE, Russell VA, Norman CF: Impact fracture resistance of a new resin nano-ceramic CAD/CAM material. Dent Mat 28, 35 (2012)

Rusin RP, Häberlein I, Schmid B, Stöger H, Hauke M, Brown SM: Plaque growth and activity on a resin nanoceramic CAD / CAM material. Dent Mat 29, 24-25 (2013)

Neue Werkstoffe und Verarbeitungssysteme

Zirkondioxidverstärkte Lithiumsilikat-Keramik – (Suprinity PC, Vita Zahnfabrik – Celtra Duo, Celtra Press, Dentsply Sirona)

Bei zirkoniumdioxid-verstärkten Lithiumsilikat-Glaskeramiken (ZLS) ist die Glasphase mit 10 Prozent Zirkoniumdioxid (ZrO_2) dotiert. Diese Dotierung führt zu einer sehr feinen Kristallstruktur, die verschiedene Verarbeitungsvarianten ermöglicht. Durch diese Mikrostruktur und den hohen Glasanteil sind ästhetisch ansprechende Restaurationen möglich.

Celtra Duo ist ein auskristallisierter, für das Cerec-System (Sirona) kompatibler Keramikblock, der nach dem Ausschleifen entweder chairside poliert wird und dann eine Biegebruchfestigkeit von 210 MPa aufweist oder mittels Glasurbrand auf 370 MPa gebracht werden kann. Für das Pressverfahren ist Celtra Press in Vorbereitung.

Das feinkristalline Gefüge von Suprinity PC hat eine Kristallgröße von ca. 0,5 μm und einen ZrO_2-Anteil von etwa 10 Gewichts-Prozent. Der Block wird im vorkristallisierten Zustand ausgeschliffen und erreicht durch einen finalen Kristallisationsbrand 420 MPa Festigkeit (3-Punkt-Biegebruch).

Indikation

Inlays, Onlays, Teilkronen, Veneers, FZ- und SZ-Kronen.

Verarbeitung

Restaurationen aus Celtra Duo und Suprinity PC werden mit Cerec oder inLab MC XL, KaVo Arctica ausgeschliffen. Celtra Press wird laborseitig im Pressverfahren zu verarbeiten sein.

Befestigung

ZLS-Keramiken können auf der Klebefläche mit Flusssäure geätzt (30 s) und nachfolgend silanisiert werden. Die Befestigung kann je nach Indikation selbstadhäsiv oder volladhäsiv (Adhäsivsystem + Zement) erfolgen.

Klinische Bewährung

Mittel- und langfristige Daten zur klinischen Bewährung stehen noch aus.

Literatur zu Suprinity:

Abrasionsuntersuchungen Priv.-Doz. Dr.-Ing. Martin Rosentritt: Verschleißuntersuchung an keramischen Werkstoffen, Report Number, 219, 3, 02/2013. Universitätsklinikum Regensburg, Poliklinik für Zahnärztliche Prothetik

Arnetzl G: Zwischen Ästhetik und Funktionalität – Computergestützte Restaurationen mit innovativen CAD / CAM-Materialien. DZW 2013 4, Epub Online

Literatur zu Celtra:

Eigenschaften und Einsatzmöglichkeiten von ZLS zur CAD / CAM-Bearbeitung im final kristallisierten Zustand, Redaktion, Digital Dental News 8. Jahrgang April 2014

Rinke S et al.: Einsatzmöglichkeiten zirkonoxidverstärkter Lithiumsilikat Keramiken. Quintessenz Zahntechnik 5, 536-546 (2014)

Bartsch T, Brocker W: Ästhetisch überzeugende Frontzahnrestaurationen aus Glaskeramik. Digital Dental Magazin, Ausgabe 2 (2014)

Fall 1:

Veneer und FZ-Krone aus Hybridkeramik (Enamic)

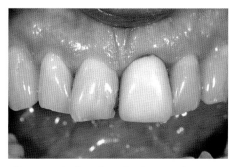

Abb.1: **Approximale Karies und Fraktur am Zahn 11, insuffiziente metallkeramische Krone regio 21.**

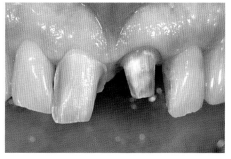

Abb. 2: **Präparation für ein Veneer Zahn 11 und für Vollkrone Zahn 21. Aufgrund der schwierigen Bissverhältnisse ist Hybridkeramik als Restaurations-werkstoff (Vita Enamic) geplant.**

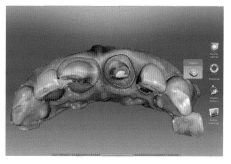

Abb. 3: **Einzeichnen der Präparationsgrenzen im virtuellen Modell.**

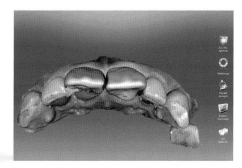

Abb. 4: **Konstruktion von Veneer und Krone.**

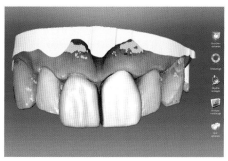

Abb. 5: **Konstruktionsvorschlag von bukkal. Die Zahn-formen werden harmonisch angeglichen.**

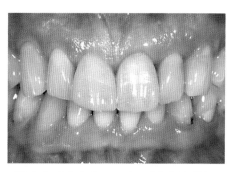

Abb. 6: **Ergebnis der Restauration mit individualisierter Textur. Das Diastema wurde geschlossen. Die Hybrid-keramik hat eine natürliche Transluzenz.**
Bildquelle: Devigus

Neue Werkstoffe und Verarbeitungssysteme

Fall 2:

Chairside CAD/CAM-Therapie mit einer minimal-invasiven Inlay-Restauration aus einem Verbundwerkstoff (Lava Ultimate) als Füllungsersatz

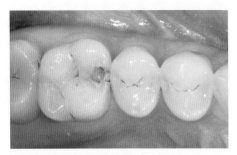 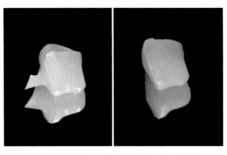 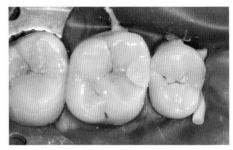

Abb. 1: **Progredienter kariöser Defekt mit eingebrochener Schmelzoberfläche am Zahn 16. Therapieplanung: Restaurative CAD/CAM-Behandlung chairside mit einem minimal-invasiven Inlay aus einem Verbundwerkstoff.**

Abb. 2–3: **Auf Grundlage einer digitalen Intraoral-Abformung (Cerec Omnicam, Dentsply Sirona) CAD/CAM-gefertigtes Inlay aus Lava Ultimate A2 HT (3M). CAD-Designmodus: Biogenerik individuell, subtraktive CAM-Fertigung mit Cerec MCXL (Schleif-modus extrafein). Abbildungen unmittelbar nach Entnahme aus der Schleifkammer (links) und nach dem Abschleifen der Trennstelle (rechts).**

Abb. 4: **Einprobe des Inlays unter absoluter Trocken-legung mit Kofferdam am Zahn 16. Hervorragende Passung infolge der gewählten CAM-Schleifstrategie mit reduzierter Instrumentenverbiegung bei Inlay-typischen Steilflächen.**

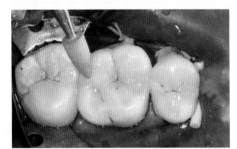 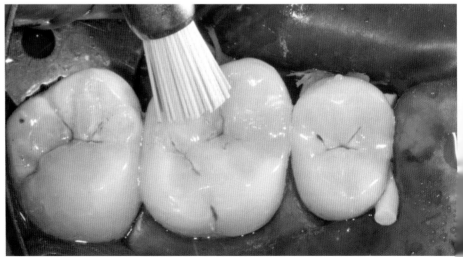

Abb. 8: **Sorgfältige Politur der Inlay-Oberfläche mit Silikonpolierer (1-Schritt-System). Infolge der gewählten CAM-Schleifstrategie (feinere Diamantierung der Schleifinstrumente) ergibt sich eine geringe Mikrorau-higkeit der Inlay-Oberfläche nach dem Ausschleifen und somit eine deutlich verkürzte Politurzeit.**

Abb. 9: **Hochglanz-Finish der Inlay-Oberfläche mit Siliziumcarbid-Polierkörper (Occlubrush); optionale Verwendung von Komposit-Polierpaste.**

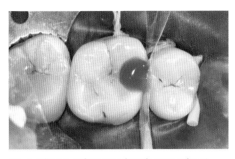

Abb. 5: **Adhäsive Befestigung des Inlays am Zahn 16.
Befestigungsprotokoll: Total-Etch-Technik mit 37 %iger
Phosphorsäure (30s Schmelz, 15s Dentin) und
Scotchbond Universal Adhäsiv (3M), 20s einmassieren.
Schutz des Nachbarzahns mit Matrize während des
Ätzvorgangs.**

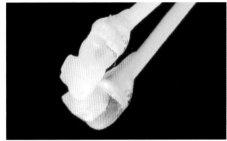

Abb. 6: **Vorbereitung des Inlays vor dem adhäsiven
Befestigen: 1. Reinigung mit Ultraschall; 2. Abstrahlen
der Klebefläche (Al$_2$O$_3$, Korngröße $\leq$ 50 µm, 2 bar);
3. Entfernen der Strahlmittelreste mit Alkohol,
anschließende Trocknung mit ölfreier, trockener Luft;
4. Applizieren von Scotchbond Universal Adhäsiv,
20s einmassieren; 5. Erneute Trocknung mit ölfreier,
trockener Luft, adaptieren der Restauration an
einem Klebestick (erleichtert das Einbringen des Inlays
in die Kavität).**

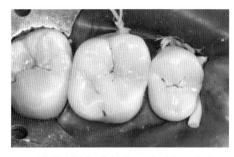

Abb. 7: **Adhäsive Befestigung des Inlays mit einem
dualhärtenden Befestigungskomposit (RelyX Ultimate
transparent, 3M). Situation nach sorgfältiger
Überschussentfernung; anschließende Lichtpolymerisation mit einer UV-Polymerisationslampe (20s Oberfläche) unter Verwendung von Glyzeringel zur
Vermeidung einer Sauerstoff-Inhibitionsschicht im
Bereich der Klebefuge.**

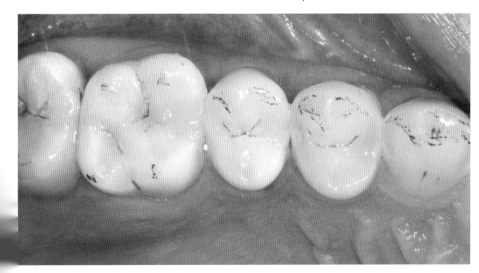

Abb. 10: **Okklusionskontrolle der chairside gefertigten Restauration aus dem Verbundwerkstoff Lava Ultimate
am Zahn 16 nach Entfernen des Kofferdams.**
Fotos: Zimmermann

Neue Werkstoffe und
Verarbeitungssysteme

Fall 3:

**Onlay-Fertigung mit zirkonverstärktem Lithiumsilikat (Celtra Duo)
im Chairside-Verfahren**

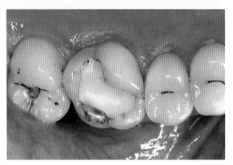

Abb. 1: **Ausgangssituation mit insuffizienten
Kompositrestaurationen bei 26, 27.**

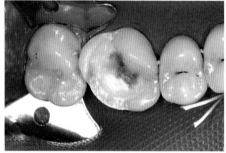

Abb. 2: **Präparation für ein Keramik-Onlay an 26.
Aufgrund der reduzierten Restzahnsubstanzstärke war
eine selektive Höckerüberkuppelung disto-vestibulär
erforderlich.**

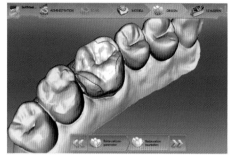

Abb. 3: **Fertiggestellte virtuelle Konstruktion mit der
Cerec Software 4.2 (Sirona).**

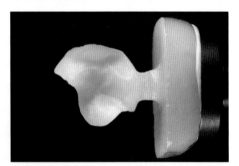

Abb. 4: **Geschliffene Restauration vor dem Abtrennen
des Haltesteges.**

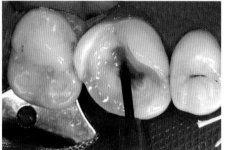

Abb. 5: **Vorbereitung der adhäsiven Befestigung in der
Etch & Rinse-Technik mit einem dualhärtenden Bonding
(Prime & Bond XP + SCA, Dentsply Sirona).**

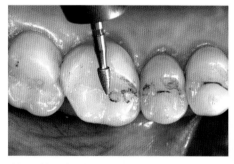

Abb. 6: **Okklusale Adjustierungen mit einem feinkörnigen
Diamantinstrument.**
Fotos: Rinke

Fall 4:

Laborfertigung von Inlay und Teilkrone aus zirkonverstärktem Lithiumsilikat (Celtra Duo)

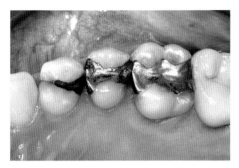

Abb. 1: **Ausgangsituation mit insuffizienten Amalgam-**
füllungen von 24 – 26.

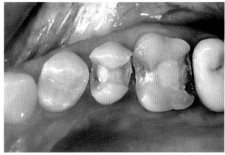

Abb. 2: **Präparation des Zahnes 25 für ein dreiflächiges Keramikinlay und des Zahnes 26 für eine keramische Teilkrone. Der Zahn 24 wurde mit einer zweiflächigen dentin-adhäsiv verankerten Kompositfüllung versorgt.**

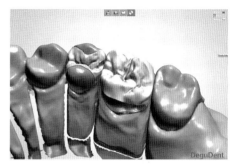

Abb. 3: **Konstruktion der monolithischen Inlay- und Teilkronen-Restauration mit einer CAD-Software** (DentalDesigner 2013, 3Shape).

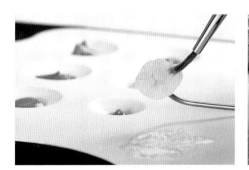

Abb. 4: **Materialspezifische Malfarben ermöglichen die farbliche Individualisierung der monolithischen ZLS-Restaurationen (Celtra Duo, Dentsply Sirona).**

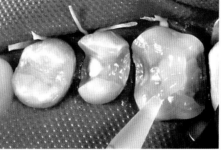

Abb. 5: **Der dualhärtende Kompositzement** (Calibra Automix translucent, Dentsply Sirona) wird direkt mit der Automix-Spritze in die Kavität appliziert.

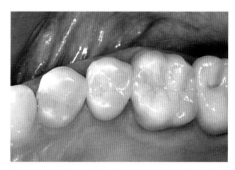

Abb. 6: **Situation 2 Wochen nach adhäsiver Befestigung der ZLS-Restaurationen.**
Fotos: Rinke

Einsatz von Keramik-Werkstoffen

Die aufgeführten Werkstoffe sind für die genannten Restaurationsarten geeignet und haben sich klinisch in der Praxis bewährt.

	Krone FZ	Krone SZ	Brücke FZ	Brücke SZ	Doppel-Krone Primärteil	Implantat-krone	Hybrid-Abut-ment	Inlay	Teil-krone	Veneer	Inlay-brücke	Klebe-brücke FZ
Feldspat-keramik / Silikat	☺	☺						☺	☺	☺		
Lithium-disilikat-keramik	☺	☺	☺ (1)	☺ bis 2. Prä-molar (1)	☺	☺	☺ (1) (3)	☺	☺	☺		☺
Zirkonoxid-verstärktes Lithiumsilikat (3)	☺	☺				☺		☺	☺	☺		
Aluminium-oxid	☺	☺	☺		☺	☺						☺
Zirkonium-dioxid	☺	☺	☺	☺	☺	☺	☺				☺ (2)	☺
Hybridkeramik (3)	☺	☺				☺		☺	☺	☺		
Verbundwerkst. CAD/CAM Composite (3) (4)	☺	☺				☺		☺	☺	☺		

(1) CAD/CAM-ausgeschliffen oder laborgepresst
(2) Inlay-Brücken sind bisher nur in einem modifizierten Design mit zusätzlichen kleinen Klebeflügeln mittelfristig erprobt
(3) Mittel- und langfristige Daten zur klinischen Bewährung liegen noch nicht vor.
(4) Für Lava Ultimate: Nur Inlay, Onlay, Veneer.

Quelle: AG Keramik

Farbauswahl für Vollkeramik-Restaurationen

Üblicherweise wird für die Farbbestimmung ein industriell konfektionierter „Shade Guide" (Farbskala) genutzt, um die natürliche Zahnfarbe zu bestimmen. Digitale Farbbestimmungsgeräte können unterstützend oder als Kontrolle verwendet werden. Im Idealfall nimmt der Zahntechniker, der die Restauration anfertigt, die Farbbestimmung selbst vor. Dies schützt vor Übertragungsfehler.

Die eigentliche Zahnfarbe ist die Dentinfarbe. Der Schmelz moduliert die Farbwahrnehmung durch Transparenz und Schichtdicke. Die Transparenz des Schmelzes kann dadurch ermittelt werden, dass Papierscheiben (weiß, schwarz), ca. 4 x 5 cm groß, abwechselnd hinter den Zahn gehalten werden (palatinal an den Zahn drücken). Je intensiver der Hintergrund durch den Zahn schimmert, umso größer muss die Transparenz der Aufbrenn-Keramik gewählt werden.

Die Dentinfarbe lässt sich am besten zervikal bukkal feststellen, weil dort der Schmelzmantel dünner ist. Zur Gingiva sind 1 – 2 mm Abstand zu halten, um deren Rotanteil nicht einzubeziehen. Es empfiehlt sich, zur Standardisierung des subjektiven Farbempfindens die Farbbestimmung stets an einem definierten Platz in der Praxis vorzunehmen, weil hierbei auf Erfahrungen mit früheren Farbnahmen und deren Ergebnisse zurückgegriffen werden kann. Auch kann zur Eigenkontrolle eine zweite Person (Assistenz) mit der Farbnahme beauftragt werden.

Die folgenden Umgebungsbedingungen sollten in der Praxis bei der Farbbestimmung beachtet werden.

Umgebung bei der Farbnahme:

- Zurückhaltende Umgebungsfarbe (Möbel, Tapeten, Kleidung, Kosmetika)
- Kein direktes Sonnenlicht.

Beleuchtung:

- Tageslicht, evtl. von Norden einfallend (weniger Rotanteil)
- Kunstlicht: Leuchtstoffröhren mit Tageslichtqualität (z. B. Osram Lumilux DeLuxe Daylight 12-950) als Praxisdeckenleuchte
- OP-Leuchte wegdrehen (Halogenstrahler haben hohen Rotanteil).

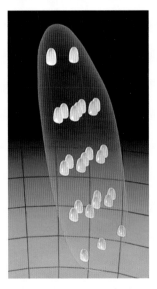

Ordnungssystem des Vita 3D-Master. Beschreibung des Farbraumes natürlicher Zähne mit Hilfe naturwissenschaftlicher Methoden (Nutzung von L, C, h).
Abb.: Vita Zahnfabrik

Farbbestimmung

Patientenbedingungen:

- Kein Lippenstift, auf stark farbiges Make-up verzichten, grell-farbene Kleidung mit einem grauen Umhang abdecken
- Zahnoberflächen reinigen
- Beteiligung des Patienten nach der Vorauswahl durch den Zahnarzt.

Farbnahme:

- Zähne befeuchten, nicht austrocknen lassen
- Konstanter Abstand (ca. 25 – 30 cm) zwischen Auge und Objekt
- Nur kurzzeitige Betrachtungszeiten, um Gewöhnungseffekte und Ermüdung des Auges zu vermeiden
- Farbskala benutzen, Farbmuster an den Zahn anlegen
- Transparenzausdehnung des Schmelzes mit Papier (weiß, schwarz) ermitteln
- Evtl. Farbmessungen wiederholen, Ergebnis absichern.

Dokumentation:

- Charakteristika als Skizze festhalten (Schmelzrisse, Mamelons, Schmelzspots, Erosion).

Bei gehobenen Ansprüche an die Ästhetik der Restauration:

- Fotos herstellen (Zahnform, Lippenform, Lachlinie, Gingivaform, Mimik, Gesamteindruck)
- Individuelle Farbbestimmung mit speziell hergestellten Keramik-Farbmustern (Veneers).

Vita Easyshade V digitales Farbmessgerät.
Abb. Vita Zahnfabrik

Grundsätzliches

Der zentrale Merksatz für das Befestigen vollkeramischer Restaurationen lautet: Keramiksysteme müssen aufgrund ihrer Materialeigenschaften unterschiedlich befestigt werden.

Hochfeste Keramiken mit mehr als 350 MPa Biegefestigkeit können sowohl konventionell zementiert (Glasionomerzement, Zinkoxid-Phosphatzement) als auch adhäsiv befestigt werden. Dies gilt für Lithiumdisilikatkeramik, zirkonverstärkte Lithiumsilikatkeramik (ZLS), glasinfiltrierte Oxidkeramik, pressgesinterte Oxidkeramik und für Zirkoniumdioxidkeramik.

Keramiken mit geringerer Festigkeit unter 350 MPa (Silikat-, Hybrid- und Verbundkeramik), die über sehr gute ästhetische Eigenschaften verfügen, müssen ausschließlich adhäsiv befestigt werden. Geeignete Indikationsbereiche sind Keramikinlay/Onlay, Veneer, Keramikteilkrone, Krone (Frontzahn, Prämolar).

Vorteil der adhäsiven Befestigung ist, dass durch den kraftschlüssigen Verbund eine Stabilisierung des Restzahns erreicht wird, sofern eine Klebung im Schmelz erfolgen kann. Dies ist erforderlich bei Teilrestaurationen oder wenn nicht zirkulär präpariert wurde, z. B. bei Adhäsivbrücken.

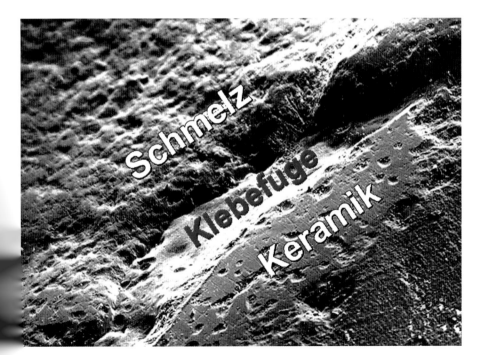

Befestigungstechnik

Einteilung nach klinischer Anwendung und Befestigungsmodus

Konventionell oder adhäsiv befestigte Kronen und Brücken
Festigkeit über 350 MPa
Oxidkeramik und Lithiumdisilikatkeramik
Beispiele:
Empress Esthetic, e.max Press, e.max CAD, Vita Suprinity PC
e.max.ZirCAD
NobelProcera Alumina, NobelProcera Zirconia, NobelProcera Bridge Zirconia
Cercon, In-Ceram AL Everest ZS und ZH
Lava Kronen und Brücken
Straumann Zerion Zeno®Tec

Adhäsiv befestigte Inlays, Onlays, Teilkronen, Kronen, Veneers
Festigkeit bis 350 MPa
Silikatkeramik
Beispiele:
CEREC Blocs
Presskeramiken
Vitablocs for CEREC, e.max CAD, Everest G-Blank
Finesse
NobelProcera Veneer (Alumina)
Cergo
u.v.a.

Das Verarbeitungs-Procedere der Adhäsivtechnik ist hauptsächlich für die Dauerhaftigkeit der Verbundzone zwischen Keramik und Zahnhartsubstanz verantwortlich.
Abb.: Frankenberger

Adhäsive Befestigung von Silikat- und Hybridkeramik

Vorbereiten der Keramik

Silikatkeramiken werden mit Befestigungskompositen eingesetzt. Diese Adhäsionsmaterialien stellen eine Klebeverbindung zwischen der Zahnhartsubstanz und der Keramikrestauration her, die einen kraftschlüssigen Verbund auslöst. Entscheidend für den klinischen Erfolg ist der Haftmechanismus am Zahn bzw. auf der Keramikoberfläche.

Ätzen

Eine wesentliche Voraussetzung für die Haftung ist die Vergrößerung der Klebefläche. Die Oberfläche von Silikat- und Feldspatkeramik kann vergrößert werden, indem die Glasmatrix mit Flusssäure (z. B. 60 s Ätzzeit mit ca. 5 %iger HF bzw. 20 s Ätzzeit für Lithiumdisilikat) teilweise aufgelöst und so ein mikroretentives Muster geschaffen wird.

Nach dem Ätzen muss das Ätzmittel gründlich mit Wasserspray abgespült und die Klebefläche mit ölfreier Luft getrocknet werden. Die abgespülte Flusssäure sollte in einem Kunststoffgefäß aufgefangen werden und mit einem geeigneten Produkt (z. B. IPS Ceramic Neutralisationspulver, Ivoclar Vivadent) neutralisiert werden, bevor die Säure entsorgt wird.

Silanisieren

Neben der mikromechanischen Verankerung zwischen Keramik und Befestigungskomposit wird durch Silanisieren eine zusätzliche chemische Verbindung hergestellt. Das Silan wird nach dem Ätzen auf die Keramikoberfläche aufgetragen. Wichtig ist dabei, dass das Lösungsmittel vollständig verdunsten kann.

Bonding

Zur Verbesserung der Benetzung der Keramikoberfläche kann bei höher viskösen Befestigungskompositen eine dünne Schicht Bondingmaterial auf der Keramikoberfläche verteilt werden. Diese Bondingschicht wird nicht ausgehärtet. Sie polymerisiert gemeinsam mit dem Befestigungskomposit.

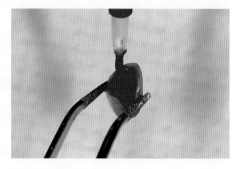

Ätzen der Oberfläche (Silikatkeramik) mit Flusssäure.

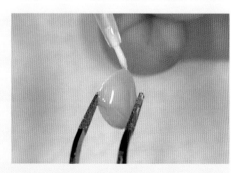

Auftragen des Silans auf die angeätzte Keramikoberfläche.

Vorbereiten des Zahns

Die Zahnoberfläche wird vorbehandelt, um die Voraussetzungen für den adhäsiven Verbund zu schaffen. Aufgrund der unterschiedlichen Zusammensetzung von Schmelz und Dentin müssen hier verschiedene Vorbehandlungen angewandt werden. Es wird empfohlen, immer die Gebrauchsanweisung der Hersteller zu beachten, da bei einigen Zementen die Vorbehandlung entfällt.

Schmelzhaftung:

Eine gute Schmelzhaftung stellt die Voraussetzung für verfärbungsresistente Ränder dar und trägt gleichzeitig, gemeinsam mit der Haftung am Dentin sowie an der Keramik, zur Stabilisierung geschwächter Zahnhöcker bei.

Schmelzätzen mit 30–40 %iger Phosphorsäure produziert eine ideale Oberflächenmorphologie für die mikromechanische Verankerung von Kunststoffen. Die Dauer der Schmelzätzung mit Phosphorsäure sollte 30 s betragen. Danach wird mit Wasser abgespült, bis die Säure entfernt ist; danach sollte mindestens 15 s mit Luft-Wasser-Spray abgesprüht werden, um Präzipitate so gut wie möglich zu entfernen. Den Verbund zum so vorbehandelten Schmelz stellt ein Bonding Agent (gefülltes oder ungefülltes Adhäsiv) sicher, welches die stark vergrößerte Oberfläche penetriert und durch die Polymerisation zur mikromechanischen Haftung führt. Diese Aufgabe wird auch von Dentinadhäsiven erfüllt.

Selbstätzende Dentinadhäsive, wie z. B. Zweischritt-Systeme (AdheSE, Clearfil SE Bond, One Coat SE Bond) oder „All-in-one"-Adhäsive (Prompt L-Pop, iBond, One Up Bond F, Xeno III) sind nicht von allen Herstellern für das adhäsive Befestigen von Keramik ausschließlich auf Schmelz, z. B. bei Veneers, freigegeben, da deren Schmelzhaftung geringer ist. Der Anwender muss daher genau prüfen, welches Dentinadhäsiv geeignet ist. „All-in-one"-Systeme scheiden überwiegend aus, da diese durch ihre sauren Bestandteile den Prozess der Aminkomponente von dual- und autopolymerisierenden Befestigungskompositen hemmen und so zu einer insuffizienten Polymerisation führen können. Für einzelne Produkte dieser Kategorie gibt es separate Intiatiorsysteme. Auch hier ist im Einzelfall zu prüfen, welches Dentinadhäsiv geeignet ist.

Dentinhaftung:

Die Haftung am Dentin ist durch die intrinsische Feuchtigkeit, die tubuläre Mikrostruktur und einen höheren Anteil organischer Verbindungen wesentlich schwieriger zu erzielen als die Haftung am Schmelz; dies wird durch eine Vielzahl von Dentinadhäsiv-Generationen dokumentiert.

Adhäsive Befestigung von Silikat- und Hybridkeramik

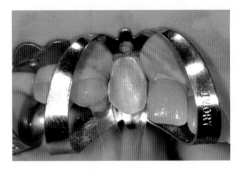

Anlegen des Kofferdams und Matrizen zum Lateralschutz.

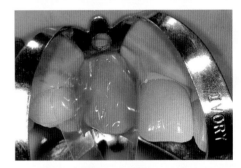

Das Ätzen erweitert das Retentionsmuster.

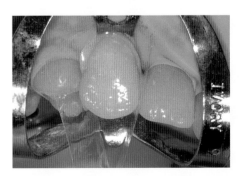

Eingliederung mit Kleberüberschuss.
Fotos: Kunzelmann

Adhäsive Befestigung von Silikat- und Hybridkeramik

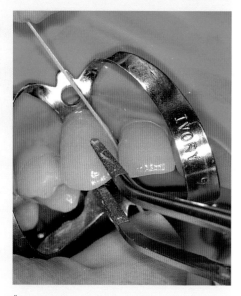

Überschüsse entfernen, auch unter den Klammern.

Für das adhäsive Befestigen von Keramikrestaurationen werden derzeit bevorzugt Dentinadhäsive empfohlen, die eine separate Schmelzätzung mit Phosphorsäure vorsehen. Das Dentinadhäsiv wird üblicherweise unmittelbar vor dem Einsetzen der Keramikrestauration auf Dentinoberfläche aufgetragen. Gelegentlich wird jedoch auch diskutiert, das Dentinadhäsiv bereits nach der Präparation vor der Abformung zu verwenden.

Die Verwendung von Dentinadhäsiv reduziert die Aufbissempfindlichkeit und das Misserfolgsrisiko. Aufgrund der Pulpenverträglichkeit treten endodontische Komplikationen seltener auf. [Reiss B: Klinische Ergebnisse von Cerec-Inlays aus der Praxis über einen Zeitraum von 18 Jahren. Int J Comp Dent 9, 11-22 (2006)]

Im Falle einer Hybridisierung vor der Abformung empfehlen sich Adhäsive mit separatem, hydrophobem Bonding Agent (z. B. A.R.T. Bond). Diese Technik wird u. a. empfohlen, um postoperative Sensitivitäten zu reduzieren. Man erkauft sich durch diesen Vorteil jedoch auch Nachteile. So ist beispielsweise die Retention der temporären Versorgung durch die Schmierschicht des Dentinadhäsives verringert und es ist klinisch häufiger erforderlich, die Provisorien wieder zu befestigen. Diese „Dual-Bonding"-Technik hat bisher keine breite Akzeptanz gefunden.

Häufig vorkommende Behandlungsfehler sind:

1. Zu langes Ätzen des Dentins mit Phosphorsäure
2. Zu langes Trocknen des geätzten Dentins (alle Total-Etch-Systeme) bzw. fehlendes „re-wetting" aller ethanol- oder acetonbasierten Total-Etch-Systeme
3. Zu kurze Einwirkzeiten der einzelnen Komponenten.

Bei Dentinadhäsiven gilt in besonderem Maß die Forderung, die Herstellerangaben bei der Verarbeitung exakt einzuhalten.

Spezielle Fragen zum adhäsiven Befestigen:

Polymerisation:

Unabhängig vom Zeitpunkt der adhäsiven Vorbehandlung stellt sich die Frage, ob das Schmelz-/Dentinadhäsiv separat polymerisiert werden sollte. Es existieren In-vitro-Studien, welche klar unter Beweis stellen, dass eine separate Polymerisation des Bonding Agents die Dentinhaftung signifikant erhöht. Man könnte hieraus folgern, dass das Adhäsiv vor dem Einbringen des Befestigungskomposits photopolymerisiert werden sollte.

Dieser Forderung stehen zwei Argumente gegenüber:

1. Wenn das Adhäsiv sehr dünn verblasen wird, verhindert die Sauerstoffinhibition möglicherweise die vollständige Polymerisation dieser Schicht.
2. Nicht jedes Adhäsiv lässt sich so dünn verblasen, dass ein gut passendes Inlay sicher in die Endposition zu bringen ist (Gefahr des sog. „pooling").

Bisher liegen keine fundierten klinischen Langzeitstudien vor, die klare Vorteile der einer oder anderen Technik belegen würden. Aus diesem Grund kann man pragmatisch vorgehen und die Methode wählen, die sich in der eigenen Praxis bisher schon bewährt hat.

Bei opaken Keramikkronen, bei denen nicht sichergestellt werden kann, dass nach dem Einsetzen genug Licht in den Bereich des Dentinadhäsivs eingestrahlt wird, kann es erforderlich sein, das Dentinadhäsiv vor dem Einsetzen zu polymerisieren oder aber ein autopolymerisierendes Dentinadhäsiv zu verwenden.

Selbsthaftende Befestigungskomposite:

Die oben aufgeführten Probleme beim adhäsiven Einsetzen von Kronen und Brücken treten in den Hintergrund, wenn ein selbsthaftendes (= selbstadhäsiv) Befestigungskomposit zum Einsatz kommt. Mit RelyX Unicem z. B. steht ein Befestigungswerkstoff bereit, der diesen Anspruch vertritt. Klinische 3-Jahresdaten von RelyX Unicem existieren, weitere Daten werden z. Zt. erhoben. Bei den selbstadhäsiven Befestigungskompositen ist eine Vorbehandlung mit Phosphorsäure und Bonding nicht erforderlich. Die Säurewirkung der sauren Monomere ist jedoch weniger ausgeprägt als bei Phosphorsäure. Durch die höhere Viskosität findet kaum eine Diffusion in die Tiefe statt.

Für die Befestigung von Veneers und Adhäsivbrücken ist das selbsthaftende Befestigungskomposit wegen seiner relativ geringen Schmelzhaftung nicht freigegeben.

Autopolymerisate ohne Bonding Agent:

Die Frage, ob polymerisiert werden soll oder nicht, kann mit Autopolymerisaten nach dem Muster von Panavia 21 oder Multilink umgangen werden. Hier wird lediglich ein Primer aufgetragen, welchem ein autopolymerisierendes Befestigungskomposit folgt, ohne dass ein intermediäres Bonding Agent zum Einsatz kommt. Der Vorteil dieser Variante liegt darin, dass es unter dem Inlay immer zu einer zuverlässigen Aushärtung des Komposits kommt, was beispielsweise auch beim adhäsiven Befestigen von Metallarbeiten von Vorteil ist.

Polymerisationsmodus des Befestigungskomposits:

Autopolymerisate haben den Vorteil, immer zuverlässig zu polymerisieren. Der Nachteil ist, dass die Polymerisation früher einsetzen kann als klinisch erwünscht.

Dualhärtende Systeme (z. B. Variolink, RelyX Unicem) haben den Vorteil, dass im Fall von dicken oder dunklen Inlays oder Kronen eine Polymerisation des Befestigungskomposit gewährleistet wird, wenn die „Dunkelreaktion" zuverlässig abläuft. Ferner ist die Polymerisation zumindest teilweise durch den Zahnarzt steuerbar.

Trotz der beschriebenen Vorteile der vorgenannten Systeme erfreuen sich rein lichthärtende Füllungskomposite als Befestigungsmaterial einer auffallenden Beliebtheit, welche anhand eines zentralen klinisch evidenten Vorteils ersichtlich ist: Wird die OP-Leuchte weggedreht oder ein Filter verwendet, der polymerisierende Lichtwellen herausfiltert, hat der Behandler immer genügend Zeit, die kritischen Überschüsse in aller Ruhe zu entfernen. Gerade bei mehreren Restaurationen nebeneinander spielt dieser Vorteil eine große Rolle für das subjektive Komfortgefühl des Behandlers.

Dualhärtende Befestigungskomposite sind bei dicken und lichtabsorbierenden Restaurationen angezeigt.

Adhäsive Befestigung von Silikat- und Hybridkeramik

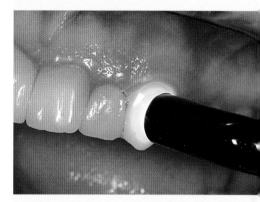

Lichthärten

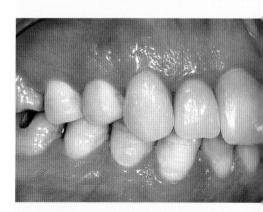

Veneer-versorgter Zahn 13.
Fotos: Kunzelmann

Navigation zur Befestigung von Vollkeramiken

Keramik	Silikat		Lithiumdisilikat (LS$_2$)			Oxidkeramik polykristallin		
Markennamen (Auswahl)	Vitablocs Empress Cerec Blocs		e.max Press / e.max CAD			Procera, e.maxZirCAD Lava, Dentsply Sirona inCoris Dentsply Sirona inCoris ZI, Vita YZ		
Indikation	Inlay, Onlay, Veneers, Kronen		Kronen, Inlay, Veneers kleine Brücken (1)			Kronen, Brücken		
Befestigungsmaterial	Adhäsive Composite, licht/dual härtend	Selbstadhäsive Composite licht/dualhärtend (nicht bei Veneer)	Glasionomer	Adhäsive Composite	Selbstadhäsive Composite	Glasionomer	Adhäsive Composite selbshärtend	Selbstadhäsiv Composite
Markennamen (Auswahl)	Variolink 2, Bonder RelyX Ultimate	RelyX Unicem	Ketac-Cem	Multilink Automix Panavia F 2.0 RelyX Ultimate	RelyX Unicem	Ketac-Cem	Multilink Automix Panavia F 2.0 RelyX Ultimate	RelyX Unicem
Keramikvorbehandlung	Flusssäure 60 s, Silan, Bond	Flusssäure 60 s, Silan	Flusssäure 20 s	Flusssäure 20 s, Silan, Bond	Flusssäure 20 s, Silan	Abstrahlen	Abstrahlen (2) Zirkon-Primer	Abstrahlen (2) Zirkon-Primer
Zahnvorbehandlung	Schmelzätzung, Dentinadhäsiv (Lichthärtung)	Reinigen Selbstadhäsiv, bei unbeschliffenem Schmelz wird selektive Schmelzätzung empfohlen	Polyacrylsäure	Dentinadhäsiv	Reinigen Selbstadhäsiv, bei unbeschliffenem Schmelz wird selektive Schmelzätzung empfohlen	Polyacrylsäure	Dentinadhäsiv Bond Trockenlegung!	Reinigen Selbstadhäsiv, bei unbeschliffenem Schmelz wird selektive Schmelzätzung empfohlen
Hinweise	Kofferdam Trockenlegen			Trockenlegung	Scotchbond Universal enthält Restaurationsprimer und Silan	Bei adhäsiver Befestigung von ZrO$_2$ mit Zirkonprimer darf zur Reinigung keine Phosphorsäure benutzt werden		

Inlays und Veneers aus Silikat und Lithiumdisilikat müssen generell adhäsiv befestigt werden.

Die Herstellerangaben sind unbedingt zu beachten.

(1) Frontzahn bis zum 2. Prämolar. Brücken bis zu 3 Gliedern.
(2) Nach Anprobe abstrahlen: Korund (Al$_2$O$_3$) im Einwegstrahlverfahren, Korn 50 µm, Druck 1,0 – 2,5 bar. Monobond Plus oder Rocatec-System.

Selbstadhäsive Befestigungskomposite benötigen zahnseitig keine Schmelzätzung mit Phosphorsäure und kein zusätzliches Adhäsiv. Die Haftung auf Schmelz und Dentin wird durch spezielle Monomere erzielt, die Bestandteile dieser Komposits sind.
Adhäsive Befestigungskomposite erfordern das Ätzen von Schmelz und Dentin, dann die Applikation eines Adhäsivs als Verschluss der Dentintubuli.

Adhäsives Befestigen step-by-step.

Folgende Techniken zur adhäsiven Befestigung von Keramikrestaurationen werden heute in der Praxis angewandt, die sich in der Anzahl der Arbeitsschritte unterscheiden:

1. Drei-Schritt-Selektive-Ätztechnik (ohne freiliegendes Dentin, z. B. beim Veneer)
(z. B. mit Syntac, A.R.T. Bond, Gluma Solid Bond, OptiBond FL, Adper Scotchbond Multi-Purpose Plus)

Arbeitsschritt	Dauer (min : sec)
Entfernen des Provisoriums und Reinigen der Kavität	02:00
Kofferdam	05:00 – 10:00
Einpassen der Restauration	01:00 – 10:00
Vorbehandlung Inlay mit Flusssäure, Haftsilan und Bonding, verblasen	03:00 – 08:00
Schmelzätzung (30 s), von peripher nach zentral ätzen	00:30
30s Absprayen	00:30
Trocknen zur Visualisierung des Ätzmusters	00:10
Primer auftragen, einwirken lassen oder einmassieren	00:20 – 00:30
Aktives Trocknen zur Verdunstung des Wassers im Primer	00:10
Bei Syntac: Adhesive auftragen und trocknen	00:10
Bonding Agent applizieren, kurz einmassieren, OP-Leuchte wegdrehen, verblasen	00:15
Dualhärtende Bondings vorteilhaft!	
Bonding nicht photopolymerisieren	
Applikation des Befestigungskomposits	00:15
Inlay in Endposition bringen, Überschüsse entfernen und Klebefuge mit Glyzeringel abdecken	03:00
Photopolymerisation	02:00
Überschussentfernung mit Scaler	00:30
Ausarbeitung mit Feinstkorndiamanten und Finierstreifen	05:00
Hochglanzpolitur zur Versiegelung von Mikrorissen, wirkt Frakturen entgegen	05:00
Fluoridtouchierung	00:30

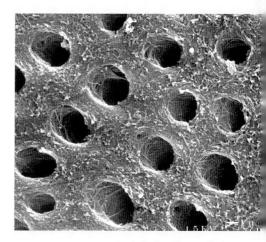

Dentintubuli mit Kollagengeflecht.
Abb.: Frankenberger

Arbeitsschritte zum innigen Kontakt

2. Drei-Schritt-Total-Ätztechnik (mit freiliegendem Dentin)

(z. B. mit Syntac, A.R.T. Bond, Gluma Solid Bond, OptiBond FL, Adper Scotchbond Multi-Purpose Plus)

Arbeitsschritt	Dauer (min : sec)
Entfernen des Provisoriums und Reinigen der Kavität	02:00
Kofferdam	05:00 – 10:00
Einpassen der Restauration	01:00 – 10:00
Vorbehandlung Inlay mit Flusssäure, Haftsilan und Bonding, verblasen	03:00 – 08:00
Total Etching (Schmelz 30 s, Dentin 15 s) = von peripher nach zentral Ätzen und Dentin nie länger als 15 s ätzen.	00:30
15 s Absprayen	00:30
Trocknen zur Visualisierung des Ätzmusters	00:10
Primer auftragen, evtl. einmassieren	00:30
Primer trocknen	00:05
Bonding Agent applizieren, kurz einmassieren, OP-Leuchte wegdrehen, verblasen	00:15
Dualhärtende Bondings vorteilhaft!	
Bonding nicht photopolymerisieren	
Applikation des Befestigungskomposits	00:15
Inlay in Endposition bringen, Überschüsse entfernen und Klebefuge mit Glyzeringel abdecken	03:00
Photopolymerisation	02:00
Überschussentfernung mit Scaler	00:30
Ausarbeitung mit Feinstkorndiamanten und Finierstreifen	05:00
Hochglanzpolitur zur Versiegelung von Mikrorissen wirkt Frakturen entgegen	05:00
Fluoridtouchierung	00:30

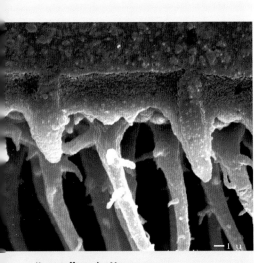

Kunststofftags des Monomers (durch Ätzen freigelegt) für die Retention in Dentintubulis.
Abb.: Frankenberger

3. Zwei-Schritt-Total-Ätztechnik (mit oder ohne freiliegendes Dentin)

(z. B. mit Gluma Comfort Bond, Prime&Bond XP, Excite, OptiBond Solo Plus, Scotchbond Universal)

Arbeitsschritt	Dauer (min : sec)
Entfernen des Provisoriums und Reinigen der Kavität	02:00
Kofferdam	05:00 – 10:00
Einpassen der Restauration	01:00 – 10:00
Vorbehandlung Inlay mit Flusssäure, Haftsilan und Bonding, verblasen	03:00 – 08:00
Total Etching (Schmelz 30 s, Dentin 15 s) = von peripher nach zentral Ätzen	00:30
30 s Absprayen	00:30
Wasserhaltiges Primer-Adhäsiv:	
Trocknen zur Visualisierung des Ätzmusters	00:10
Alkohol-/acetonbasierte Systeme:	
Trocknen zur Visualisierung des Ätzmusters mit Microbrush und Wasser, Dentin (falls freiliegend) wieder anfeuchten („re-wetting")	00:05
Primer-Adhäsiv wiederholt auftragen	00:30
Wasserhaltiger Primer	
Aktives Trocknen zur Verdunstung des Wassers	00:15
Alkohol-/acetonbasierte Systeme:	
Lösungsmittel verdunstet leichter und muss nicht so stark verblasen werden	00:05
Dualhärtende Bondings vorteilhaft!	
Bonding nicht photopolymerisieren	
Applikation des Befestigungskomposits	00:15
Inlay in Endposition bringen, Überschüsse entfernen und Klebefuge mit Glyzeringel abdecken	03:00
Photopolymerisation	02:00
Überschussentfernung mit Scaler	00:30
Ausarbeitung mit Feinstkorndiamanten und Finierstreifen	05:00
Hochglanzpolitur zur Versiegelung von Mikrorissen wirkt Frakturen entgegen	05:00
Fluoridtouchierung	00:30

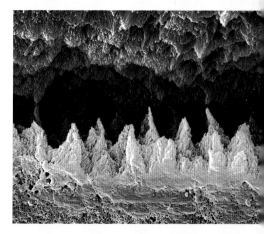

Angeätztes Schmelzrelief.
Abb.: Frankenberger

Arbeitsschritte
zum innigen Kontakt

4. Zwei-Schritt-Selbstkonditionierend
(z. B. AdheSE, Clearfil SE Bond), One Coat Self-Etch Bond)

Arbeitsschritt	Dauer (min : sec)
Entfernen des Provisoriums und Reinigen der Kavität	02:00
Kofferdam	05:00 – 10:00
Einpassen der Restauration	01:00 – 10:00
Vorbehandlung Inlay mit Flusssäure, Haftsilan und Bonding, verblasen	03:00 – 08:00
Wenn möglich: Selektive Schmelzätzung, Absprayen, Trocknen (s. o.)	01:10
Bei selektiver Schmelzätzung Primer auftragen	00:30
Ohne selektive Schmelzätzung Primer wiederholt auftragen und aktiv in den Schmelz einmassieren	00:30
Trocknen des Primers	00:10
Bonding Agent applizieren, kurz einmassieren, OP-Leuchte wegdrehen, verblasen	00:15
Dualhärtende Bondings (AdheSE) vorteilhaft!	
Bonding nicht photopolymerisieren	
Applikation des Befestigungskomposits	00:15
Inlay in Endposition bringen, Überschüsse entfernen und Klebefuge mit Glyzeringel abdecken	03:00
Photopolymerisation	02:00
Überschussentfernung mit Scaler	00:30
Ausarbeitung mit Feinstkorndiamanten und Finierstreifen	05:00
Hochglanzpolitur zur Versiegelung von Mikrorissen, wirkt Frakturen entgegen	05:00
Fluoridtouchierung	00:30

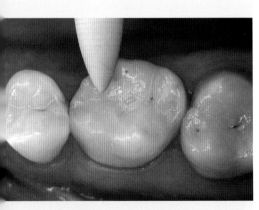

Hochglanzpolitur versiegelt Mikrorisse, wirkt Frakturen entgegen.
Foto: Ivoclar Vivadent

5. Adhäsive Befestigung von Verbundwerkstoff
(Lava Ultimate, 3M)

Arbeitsschritt	Dauer (min : sec)
Restauration: Einpassen der Restauration	01:00 – 10:00
Reinigung der Restauration mittels Ultraschall- oder Dampfreiniger, trocknen mittels Luftbläser	02:30
Abstrahlen der Restauration mit Aluminiumoxid Korngröße ≤ 50 μm. Nicht mit Flusssäure (HF) oder Phosphorsäure ätzen	01:00
Scotchbond Universal Adhäsiv auf die Befestigungsfläche der Restauration geben, Adhäsiv 20 s einmassieren, anschließend verblasen, trocknen	01:00 – 10:00
Zahn: Kofferdam	05:00 – 10:00
Reinigung der Zahnoberfläche (Gummikelch mit fluoridfreier Prophylaxepaste) oder Bimsmehl	02:00
Ätzen von Zahnschmelz 15 s **oder** Zahnschmelz und Dentin 15 s ätzen mit 35 %iger Phosphorsäure, abspülen, trocknen	01:00
Scotchbond Universal Adhäsiv auftragen und 20 s einmassieren, 5 s verblasen. Bei Adhäsivansammlungen diese mit Mikrobürste entfernen. Adhäsiv 10 s lang lichthärten	01:00
Eingliedern:	
RelyX Ultimate Befestigungskomposit auf den Zahn oder auf die Restauration auftragen	00:30
Polymerisieren 1 s lang, bis das Befestigungsmaterial einen gelförmigen Zustand erreicht hat. Überschuss mit einem scharfen Instrument entfernen	01:30
Lichthärten jeder Oberfläche 20 s Die Gesamthärtezeit sollte mindestens 60 s betragen, abhängig von der Anzahl an Oberflächen	01:30
Überschusskontrolle, und falls vorhanden, dessen Entfernung (Scaler, Zahnseide)	01:30
Fluoridtouchierung	00:30

Arbeitsschritte
zum innigen Kontakt

Indikation:
Inlay, Onlay, Veneer
Adhäsivverfahren: Einsatz konventioneller
Dentin-Ätzung mit Bonding
Konditionierung

Quelle: Arnetzl

121

Arbeitsschritte
zum innigen Kontakt

Indikation:
Inlay, Onlay, Krone, Veneer
Adhäsivverfahren: Einsatz konventioneller
Schmelz-Dentin-Ätzung mit Bonding-
Konditionierung

6. Adhäsive Befestigung von hybridkeramischen Restaurationen aus Vita Enamic

Arbeitsschritt (Chairside-Fertigung)	Dauer (min : sec)
Einpassen der Restauration	01:00 – 10:00
Konditionierung der Restauration 1. Flusssäureätzung (z. B. Vita Ceramics Etch) 60 s 2. Sorgfältige Reinigung (Absprayen + Ultraschallbad oder 60 s in 98 %igem Ethanol), anschließend Trocknung im Luftstrom	02:30
Silanisierung (z. B. Vitasil), Einwirkzeit 60 s, anschließend trocknen	01:30
Kofferdam applizieren (optional)	05:00 – 10:00
Reinigung der Zahnoberfläche (Gummikelch mit fluoridfreier Prophylaxepaste)	02:00
Konditionierung der Präparation mit 35%iger Phosphorsäure (z. B. Vita Etchant Gel): Schmelz für 30 s und Dentin 15 s Anschließend sorgfältig abspülen und sanft trocknen	01:00
Priming (z. B. Vita A.R.T. Primer A & B) in die Präparation einmassieren, 15 s trocknen	01:00
Bonding (z. B. Vita A.R.T. Bond) auf die Präparation und die Restauration auftragen und 30 s einwirken lassen, anschließend im Luftstrom dünn ausblasen	01:00
Entweder photopolymerisieren oder nicht photopolymerisieren	00:40
Applikation des Befestigungskomposits (z. B. Vita Duo Cement)	00:30
Einsetzen der Restauration (evtl. Fixierung durch Lichthärtung für 3 – 5 s) und Entfernung der Überschüsse	01:30
Klebefuge mit Glycerin-Gel abdecken (optional)	00:30
Lichtpolymerisation: mindestens jeweils 40 s von okklusal, vestibulär und lingual / palatinal	01:30
Im Falle einer vorher nicht erfolgten Polymerisation das Adhäsiv aushärten lassen	04:00
Überschusskontrolle, und falls vorhanden, Überschussentfernung (Scaler, Zahnseide)	01:30
Fluoridtouchierung	00:30

Quelle: Vita Zahnfabrik

7. Selbstadhäsive Befestigung von Hybridkeramik aus Vita Enamic

Arbeitsschritt (Chairside-Fertigung)	Dauer (min : sec)
Einpassen der Restauration	01:00 – 10:00
Konditionierung der Restauration 1. Flusssäureätzung (z. B. Vita Ceramics Etch) Vita Enamic 60 s 2. Sorgfältige Reinigung (Absprayen + Ultraschallbad oder 60 s in 98 %igem Ethanol), anschließend Trocknung im Luftstrom	02:30
Silanisierung (z. B. Vitasil), Einwirkzeit 60 s, anschließend trocknen	01:30
Reinigung der Zahnoberfläche (Gummikelch mit fluoridfreier Prophylaxepaste)	02:00
Applikation des Befestigungskomposits auf die Restauration (z. B. Rely X Unicem 2)	00:30
Einsetzen der Restauration (evtl. Fixierung durch Lichthärtung für 3 – 5 s) und Entfernung der Überschüsse	01:30
Klebefuge mit Glycerin-Gel abdecken (optional)	00:30
Lichtpolymerisation: mindestens jeweils 40 s von okklusal, vestibulär und lingual / palatinal	01:30
Überschusskontrolle, und falls vorhanden, Entfernung (Scaler, Zahnseide)	01:30

Arbeitsschritte
zum innigen Kontakt

Indikation: (ausschließlich) Krone
Adhäsivverfahren: Einsatz eines
selbstadhäsiven Befestigungskomposits

Quelle: Vita Zahnfabrik

Arbeitsschritte zum innigen Kontakt

Indikation:
Inlay, Onlay, Krone, Veneer
Adhäsivverfahren: Einsatz konventioneller
Schmelz-Dentin-Ätzung mit Bonding-
Konditionierung

Quelle: Rinke

8. Adhäsive Befestigung von zirkonoxidverstärkten Lithiumsilikat-Keramiken (ZLS)
(Celtra Duo, Dentsply Sirona; Vita Suprinity PC, Vita Zahnfabrik)

Arbeitsschritt (Chairside-Fertigung)	Dauer (min : sec)
Einpassen der Restauration	01:00 – 10:00

Konditionierung der Restauration
1. Flusssäureätzung (z. B. Vita Ceramics Etch)
   Celtra duo 30 s; Vita Suprinity 20 s
2. Sorgfältige Reinigung (Absprayen + Ultraschallbad oder 60 s
   in 98 %igem Ethanol), anschließend Trocknung im Luftstrom
	02:30

Silanisierung (z. B. Calibra Silan oder Vitasil) Einwirkzeit 60 s, anschließend trocknen	01:30
Kofferdam applizieren (optional)	05:00 – 10:00
Reinigung der Zahnoberfläche (Gummikelch mit fluoridfreier Prophylaxepaste)	02:00
Konditionierung der Präparation mit 35 %iger Phosphorsäure (z. B. Dentsply Conditioner 36 oder Vita Etchant Gel): Schmelz für 30 s und Dentin 15 s Anschließend sorgfältig abspülen und sanft trocknen	01:00
Bonding (z. B. Prime & Bond XP + SCA-Activator oder Vita A.R.T. Bond) auf die Präparation und die Restauration auftragen und 30 s einwirken lassen, anschließend im Luftstrom dünn verblasen	01:00
Entweder photopolymerisieren oder nicht photopolymerisieren	00:40
Applikation des Befestigungskomposits (z. B. Dentsply Calibra oder Vita Duo Cement)	00:30
Einsetzen der Restauration (evtl. Fixierung durch Lichthärtung für 3 – 5 s) und Entfernung der Überschüsse	01:30
Klebefuge mit Glycerin-Gel abdecken (optional)	00:30
Lichtpolymerisation: mindestens jeweils 40 s von okklusal, vestibulär und lingual / palatinal	01:30
Im Falle einer vorher nicht erfolgten Polymerisation das Adhäsiv aushärten lassen	04:00
Überschusskontrolle, und falls vorhanden, Überschussentfernung (Scaler, Zahnseide)	01:30
Fluoridtouchierung	00:30

9. Selbstadhäsive Befestigung von zirkonoxidverstärkten Lithiumsilikat-Keramiken (ZLS)

(Celtra Duo, Dentsply Sirona; Vita Suprinity PC, Vita Zahnfabrik)

Arbeitsschritt (Chairside-Fertigung)	Dauer (min : sec)
Einpassen der Restauration	01:00 – 10:00
Konditionierung der Restauration	02:30
1. Flusssäureätzung (z. B. Vita Ceramics Etch) Celtra Duo 30 s; Vita Suprinity 20 s	00:20 – 00:30
2. Sorgfältige Reinigung (Absprayen + Ultraschallbad oder 60 s in 98 %igem Ethanol), anschließend Trocknung im Luftstrom	00:60
Silanisierung (z. B. Calibra Silan oder Vitasil) Einwirkzeit 60 s, anschließend trocknen	01:30
Reinigung der Zahnoberfläche (Gummikelch mit fluoridfreier Prophylaxepaste)	02:00
Applikation des Befestigungskomposits in die Restauration (z. B. Rely X Unicem 2, SmartCem 2, iCem)	00:30
Einsetzen der Restauration (evtl. Fixierung durch Lichthärtung für 3 – 5 s) und Entfernung der Überschüsse	01:30
Klebefuge mit Glycerin-Gel abdecken (optional)	00:30
Lichtpolymerisation: mindestens jeweils 40 s von okklusal, vestibulär und lingual / palatinal	01:30
Überschusskontrolle, und falls vorhanden, Entfernung (Scaler, Zahnseide)	01:30

Arbeitsschritte
zum innigen Kontakt

Bevorzugte Indikation: Kronen
Adhäsivverfahren: Einsatz eines
selbstadhäsiven Befestigungskomposits

Quelle: Rinke

Arbeitsschritte zum innigen Kontakt

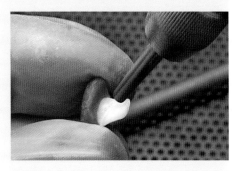

Abstrahlen des ZrO₂-Gerüsts für eine Adhäsivbrücke. Der rote Kunststoff dient dem Schutz der Verblendung.
Foto: Kern

Adhäsive und selbstadhäsive Befestigung von Oxidkeramik

Zusätzliche klinische Haltbarkeit für hochfeste Oxidkeramik lässt sich durch eine adhäsive und selbstadhäsive Befestigung erreichen. So wird bei selbstadhäsiven Kompositen mit sauren Monomeren (RelyX Unicem) ohne weitere Vorbehandlung der Zahnsubstanz eine Klebewirkung erzielt. Das Phosphat-Monomer (Panavia 21) wirkt auf der Oxidkeramik selbstadhäsiv, die Zahnoberfläche muss mit einem Primer bzw. adhäsiv vorbehandelt werden.

Auch die Retention bei kurzen, klinischen Kronen aus Aluminiumoxid- bzw. Zirkoniumdioxidkeramik wird gesteigert, wenn zuvor die Keramik mit Edelkorund unter geringem Druck abgestrahlt wird (max. 50 µm, 1,0 – 2,5 bar).

Das Abstrahlen von Dentinoberflächen mit Prophypearls bei nachfolgender, selbstätzender Befestigung mit RelyX Unicem reduziert die Haftung am Dentin. Das Abstrahlen bei diesem Vorgehen ist nicht zu empfehlen, weil die Carbonatpartikel die Adhäsion zwischen Befestigungskomposit und Zahn verhindert. Reinigung nur mit Bimsstein-Pulver.

10. Adhäsive und selbstadhäsive Befestigung von hochfesten Oxidkeramiken
(z. B. RelyX Unicem, RelyX Ultimate, Multilink Automix, Panavia 21)

Arbeitsschritt	Dauer (min : sec)
Entfernen des Provisoriums und temporären Zementes	02:00
Einpassen der Restauration	01:00 – 10:00
Reinigen der Restauration: Abstrahlen mit Aluminiumoxid >50 µm, 1,0 – 2,5 bar (chairside oder im Labor) oder	02:00
Kofferdam anlegen (optional)	05:00 – 10:00
Reinigen der Zahnoberfläche: • Entfernen von Speichelresten und Proteinauflagerungen mit Gummikelch und Prophylaxepaste oder Bimsmehl – Bei RelyX Ultimate: Scotchbond Universal auf Zahnhartsubstanz auftragen, 20 s einmassieren, 5 s verblasen und 10 sec polymerisieren	02:00
Nur bei Panavia 21: • Primer anmischen, auftragen und 30 s einwirken lassen • Trockenblasen – Bei RelyX Ultimate: Scotchbond Universal auf die Restauration auftragen und 20 s lang einwirken lassen Nicht lichthärten	01:40
Anmischen und Applikation des Befestigungskomposites	00:30
Einsetzen der Restauration, Entfernen der Überschüsse	01:00
Klebefuge abdecken • Panavia 21: Oxyguard • RelyX Unicem, RelyX Ultimate: Glyceringel	01:00
Selbsthärtung	02:00
Überschusskontrolle und falls vorhanden entfernen (z. B. Scaler)	00:30

Beim adhäsiven Befestigen von Oxidkeramik wird die Zahnoberfläche mit einem Dentinadhäsiv vorbehandelt. Erst nach Applikation des Dentinadhäsivs wird das Befestigungskomposit und die Keramikrestauration inkorporiert.

Die adhäsive und selbstadhäsive Befestigung von Oxidkeramik hat ihre Berechtigung vor allem dann, wenn z. B. im Frontzahnbereich eine hohe Transluzenz der Restauration erwünscht ist oder wenn eine geringe mechanische Retention gegeben ist und ein Retentionsverlust befürchtet werden muss. Inlaybrücken und Adhäsivbrücken dürfen nur adhäsiv befestigt werden.

Eine konventionelle Befestigung mit Zinkoxid-Phosphatzement oder Glasionomerzement ist bei allen glasinfiltrierten und dichtgesinterten Oxidkeramiken sowie bei Lithiumdisilikatkeramik möglich, weil diese über eine ausreichend mechanische Festigkeit verfügen.

Zu den Oxidkeramiken zählen die Produkte:

- Procera Alumina
- Alle Zirkoniumdioxidkeramiken.

Bei der konventionellen Zementierung sind folgende Schritte einzuhalten:

- Säubern der Stumpfoberfläche
- Trockenlegen
- Innere Keramikoberflächen sorgfältig reinigen. Es müssen sichtbare Zementreste sowie alle übrigen Kontaminationen entfernt werden
- Anmischen des Zements und Beschichten der inneren Keramikoberflächen
- Einsetzen der Restauration mit sanftem Druck, damit die Zementüberschüsse langsam abfließen können
- Nach der Aushärtung Zementüberschüsse sorgfältig entfernen
- Okklusionskontrolle.

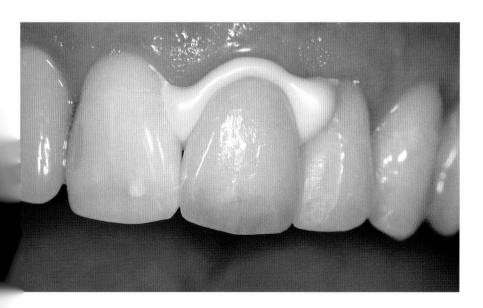

Konventionelle Zementierung einer Procera-Krone mit Glasionomerzement.
Foto: Kunzelmann

Einprobe, Ausarbeitung und Politur

Größere vollkeramische Restaurationen werden, wie auch bei metallkeramischem Zahnersatz, im Mund des Patienten geprüft:

- Auf Passung zur Gewährleistung der gleichmäßigen Schichtdicke für die Verblendkeramik
- Okklusion
- Approximalkontakte
- Kantenverlauf
- Überprüfung auch bei funktionellen Bewegungen
- Überprüfung der Konnektorenstärke auch in Relation zur Gingiva.

Erst dann erfolgen die weiteren Arbeits- bzw. Behandlungsschritte.

Gerüst- bzw. Rohbrandanprobe:

Bei der Rohbrandanprobe am Patienten werden kontrolliert:

- Approximalkontakte
- Passgenauigkeit in der Kavität, am Kronenstumpf (Fließ-Silikon-Probe)
- Zwischengliedauflage der Brücke auf dem Zahnfleisch (konvexe Gestaltung des Zwischenglieds)
- Statische Okklusion (gleichmäßige Kontakte auf Zähnen und Restauration)
- Übergang von Keramik zum Schmelz, zum Präparationsrand des Kronenstumpfes (spaltfrei, glatt)
- Unterstützung der Keramikschulter
- Unterstützung der Höcker durch Kronengerüst
- Oberfläche der aufgebrannten Keramikschulter (falls vorhanden).

Falls erforderlich, sind im Rahmen der Rohbrandanprobe Schleifkorrekturen mit Feinkorn-Diamant unter Wasserkühlung möglich, z. B. an der Verblendung. Schleifkorrekturen dienen zur funktionellen und ästhetischen Anpassung an die Patientensituation. Damit keine Sprünge, Abplatzungen, Überhitzung entstehen, müssen die Schleifkörper sorgfältig angesetzt werden. Jede mechanische Bearbeitung führt zu einer Aufrauung der Keramikoberfläche. Durch nochmaliges Brennen oder durch mechanisches Polieren kann die Oberfläche wieder verdichtet werden. Aufgeraute Okklusalflächen würden die Gegenbezahnung abradieren.

Fehlende Verblendkeramik kann mit Wachs oder Kompositkunststoff als Kommunikationsmittel für den Zahntechniker aufgetragen werden. Nach größeren Korrekturen ist eine zweite Rohbrandprobe angezeigt.

Bei Keramikkronen und -Brücken ist zusätzlich zu prüfen:

- Übergang Gerüst-Verblendung
- Glasur der Keramikschulter
- Glasur des Zwischenglieds von basal
- Interdentale Glasur
- Vestibuläre Flächen der Verblendung (Zahnform, Textur, Farbgebung und spezielle Effekte).

Die Checkliste für die ästhetische Kontrolle umfasst:

- Anordnung der OK-Frontzähne in Bezug zur fazialen Symmetrieachse (Gesichtsmittellinie)
- Verlauf der Zahnachsen
- Verlauf des Gingivalsaums – bei Korrektur ist eine Nachpräparation mit Neuanfertigung der Restauration erforderlich, da diese nicht zahntechnisch geändert werden können
- Interdentalraum-Gestaltung
- Form und Höhe der Approximalkontakte
- Individuelle Zahnform
- Verlauf der Inzisalkanten
- Winkelmerkmal (Interinzisalwinkel)
- Oberflächenstruktur (Textur)
- Verlauf des Oberrandes der Unterlippe beim Lachen
- Inzisalkantenverlauf der OK-Frontzähne
- Zahnfarbe.

Bearbeitung vor der Befestigung

Korrekturen sind wie folgt durchzuführen:

- Immer unter Wasserkühlung
- Immer mit diamantierten Schleifkörpern (40 μm-Körnung, Finierdiamant)
- Konnektorenstärke nicht verändern
- Wandstärke überprüfen (minimale Werte nicht unterschreiten)
- Überprüfung des Platzangebotes für die Verblendkeramik (auf minimale und maximale Schichtstärken achten).

Einprobe, Ausarbeitung und Politur

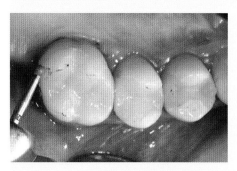

Ausarbeitung der Okklusionsflächen mit feinkörnigem Diamantschleifkörper (Rotring 40 μm). Kanten werden abgerundet.

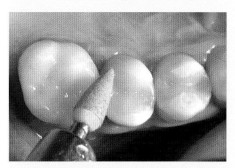

Nach Einschleifkorrekturen wird im mehrstufigen Procedere die Keramik mit einem feinstkorn-diamantierten Abrasivkörper (z. B. EVE Diacera) bearbeitet.

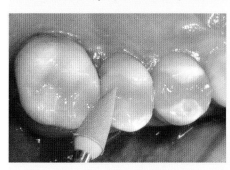

Das Glätten der Oberflächen bis in die Fissur als Vorpolitur erfolgt mit einem flexiblen Polierkörper unter Wasserkühlung.

Einprobe, Ausarbeitung und Politur

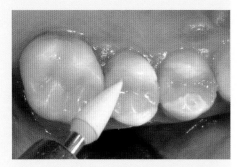

Einen „Spiegelglanz" auf der Keramik lässt sich mit einem weichen Silikon-Polierkörper (ISO-Code weiß) erzielen. Die mehrstufige Politur schützt weitgehend vor Plaquebesiedlung, erhöht die Transluzenz und verbessert die farbliche Adaptation der Restauration an die Zahnhartsubstanz.

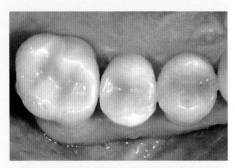

Inlays und Onlays aus zirkonverstärktem Lithiumsilikat (Celtra Duo) nach der mehrstufigen Politur.
Fotos: Zimmermann

Kontrolle und Einprobe der fertigen Arbeit:

- Porenfreie und glatte Oberflächen im marginalen Bereich gegen Plaqueakkumulation
- Hochglänzende Flächen in Gingivanähe, auf okklusalen Kontaktpunkten, im Interdental bereich, im Basalbereich von Brückenzwischengliedern
- Prüfung der Approximalkontakte
- Überprüfung der Passgenauigkeit der verblendeten Arbeit
- Überprüfung der Schaukelfreiheit bei Brücken
- Überprüfung der statischen Okklusion
- Überprüfung der dynamischen Okklusion
- Überprüfung der Relation zum Weichgewebe
- Farbüberprüfung, evtl. mit Try-in-Pasten.

Auf das „Probetragen" der Restauration vor dem definitiven Einsetzen sollte verzichtet wer den. Beim Ausgliedern besteht die Gefahr, dass die Restauration beschädigt wird.

Wenn Schleifkorrekturen an der Verblendkeramik erforderlich sind, ist eine Politur bzw. ein Glanzbrand aus mechanischen und plaque-prophylaktischen Gründen erforderlich. Bei kleineren Korrekturen unbedingt folgende Hinweise beachten.

Extraorale Bearbeitung:

- Immer unter Wasserkühlung
- Immer mit diamantierten Schleifkörpern (Finierdiamant, Feinstkorndiamant)
- Immer abgerundete Kanten erzielen
- Politur mit Aluminiumoxid-beschichteten Scheiben (z. B.Soflex) oder diamantkorngefüllten Silikonpolierern (z. B. OptraFine)
- Spezielle Polierpasten auf Filzträgern (Vorsicht Überhitzungsgefahr, geringe Drehzahl).

Befestigung mit konventionellen Zementen oder Befestigung mit Kompositen:

- Reinigung der Kroneninnenseiten
- Werkstoffabhängige Konditionierung der Innenflächen der Kronen.

Befestigung:

- Bei Befestigung mit licht- oder dualhärtenden Kompositen: Auf materialspezifische Besonderheiten achten.

Lichtgeräte

Die Transluzenz der verwendeten Keramik beachten. Für die Dauer der Lichtpolymersiation die Herstellerangaben unbedingt beachten.

Mindestlichtleistung des verwendeten Gerätes sollte 400 mW/cm^2 nicht unterschreiten, optimal sind 1.000 mW/cm^2.

Halogen-Geräte:
Lichtleistung regelmäßig überprüfen.

Plasma-Lampen:
Kompatibilität mit dem Befestigungskomposit überprüfen.

LED-Geräte:
Leistungsunterschiede der Geräte beachten, deshalb ist Überprüfung der angegebenen Lichtleistung empfehlenswert. Kompatibilität mit dem Befestigungscomposite überprüfen.

Intraorale Bearbeitung

Falls nach Eingliederung eine Bearbeitung notwendig ist. Bitte berücksichtigen, dass bei Bearbeitung der Ränder sowohl Zahnhartsubstanz, Befestigungsmaterial als auch Keramik bearbeitet wird.

- Immer unter Wasserkühlung
- Immer mit diamantierten Schleifkörpern (Finierdiamant, Feinstkorndiamant)
- Immer abgerundete Kanten erzielen
- Politur mit Aluminiumoxid-beschichtete Scheiben (Soflex) oder diamantkorn-gefüllte Silikonpolierer (Diacera) verwenden
- Spezielle Polierpasten (Vorsicht Überhitzungsgefahr, geringe Drehzahl).

Zur Entfernung vollkeramischer Restaurationen müssen Diamantinstrumente verwendet werden. Hartmetallinstrumente sind nicht geeignet.

Eingliederung von monolithischem Zirkoniumdioxid

Verblendfreie Kronen und Brücken aus Zirkoniumdioxid benötigen laborseitig eine mehrstufige Politur, um eine äußerst glatte, hochglänzende Oberfläche zu erzielen. Mit einem Glanzbrand kann die Oberflächengüte gesteigert werden.

Falls ein intraorales Einschleifen bei der Eingliederung erforderlich ist, muss die Politur mit diamantkorn-gefüllten Polierkörpern wiederholt werden, um die Schleifspuren einzuebnen und die glatte Oberfläche wieder herzustellen. Idealerweise erfolgt das Einschleifen bei der Einprobe, so dass die Restauration wieder entnommen und die Politur extraoral erfolgen kann. Eine Erneuerung des Glanzbrands kann Polierspuren egalisieren und den Hochglanz erneuern.

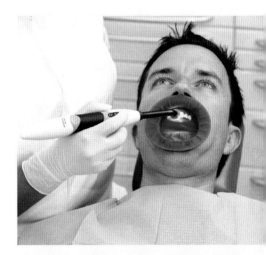

Bei Hochleistungs-LED Geräten reduziert sich die Polymerisationszeit für lichthärtende Befestigungskomposite deutlich.
Abb. Ivoclar Vivadent

Literatur:

Preis V, Weiser F, Handel G, Rosentritt M: Wear performance of monolithic dental ceramics with different surface treatments. Quintessence Int 44, 393-405 (2013).

Rosentritt M, Preis V: Wie behandle ich Zirkonoxid? Zahntech Mag 16, 6 (2012).

Preis V, Behr M, Handel G, Schneider-Feyrer S, Hahnel S, Rosentritt M: Wear performance of dental ceramics after grinding and polishing treatments. J Mech Behav Biomed Mater 10, 13-22 (2012).

Preis V, Schmalzbauer M, Schneider-Feyrer S, Rosentritt M: Surface properties of zirconia after dental adjustment and wear simulation. IADR 2011, Oral Session.

Strub JR, Kern M, Türp J, Wittkowski S, Heydecke G, Wolfart S: Curriculum Prothetik Band II. Artikulatoren – Ästhetik – Werkstoffkunde – Festsitzende Prothetik. 4. Auflage. Quintessenz, Berlin 2011.

Studien- und Klinische Ergebnisse

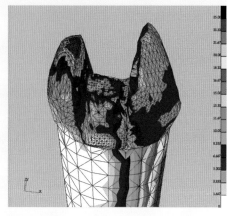

In vitro-Testungen wie die Finite Elemente-Prüfung belegen die hohe Widerstandsfähigkeit des Keramikinlays unter Belastung. Die Restauration nimmt die Kaubelastung auf und stabilisiert die geschwächte Restzahnsubstanz.

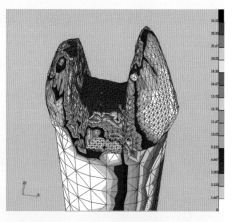

Im Vergleich dazu leitet im Falle geringer Restwandstärken das Kompositinlay aufgrund des niedrigen E-Moduls die Kaudruckbelastung direkt an den Restzahn weiter (Füllung wurde ausgeblendet). Die Spannungen sind am Kavitätenboden zur Höcker-wand als stressbelasteter Bereich (rot) sichtbar.
Abb.: Mehl

Die klinischen Erfahrungen zur Langzeitbewährung vollkeramischer Restaurationen sind ein wesentliches Kriterium bei der Einschätzung der angezeigten Therapielösung. Das Verhalten des Patienten hinsichtlich Kaumechanismus und Mundhygiene, die Ausbreitung des kariösen Defekts, bestehende Rezidive, die Werkstoffwahl, die Art der Präparations- und Befestigungstechnik – alle diese Faktoren spielen beim längerfristigen, klinischen Ergebnis der Restauration eine Rolle.

Seit einigen Jahren stellen Universitäten, Institute, aber auch engagierte Praktiker der Fachwelt klinische Daten zur Überlebenswahrscheinlichkeit vollkeramischer Restaurationen zur Verfügung, so dass heute eine gepflegte Datenbasis besteht, die sehr differenzierte Aussagen enthält. Nachstehend die wichtigsten Daten zur Langzeitbewährung verschiedener Restaurationsarten.

Klinische Überlebensraten vollkeramischer Restaurationen

Versorgung	Keramik Werkstoff	Beob.-dauer [Jahre]	Über-lebens-rate [%]	Komplika-tionen	Ob-serv. Ein-heiten	Autoren	Lite-ratur
Inlays	Feldspat	18	84,6		1011	Reiss	1
Inlays	Feldspat	17	88,7		200	Otto	2
Inlays, TKr	Feldspat	9	95,5		2328	Posselt	3
Veneers	Feldspat	9,5	94		617	Wiedhahn	4
Veneers	Leuzit	6	94,4		182	Fradeani	5
Veneers	Silikat, Lithiumdis.	20	82,9		318	Beier	6
Teilkrone	Lithiumdisilikat	7	100		40	Guess	7
Teilkrone	Leuzit	7	97		40	Guess	7
Kronen	Feldspat	5	94		208	Bindl	8
Kronen	Lithiumdisilikat	5	99,0	9,8% Chipp (1)	102	Kinnen	9
Kronen	Lithiumdisilikat	8	94,8	9,8 %	94	Gehrt	10
Kronen	Lithiumdisilikat	10	95,5		261	Valenti	11
Kronen	Al₂O₃	5	FZ 100, SZ 98,8		135	Zitzmann	12
Kronen, teilw. Implant.	Al₂O₃	6	95,2		206	Sorrentino	13
Kronen	Al₂O₃	10	93,5		87	Ödman	14
Kronen	Al-Oxid infiltriert	6	99,1		546	Segal	15
Kronen	Al-Oxid infiltriert	6	97,2		135	Pröbster	16
Kronen	Al-Oxid infiltriert	18	80,5		272	Rinke	17
Adhäsivbrücke 1-fl. FZ	Al-Oxid infiltriert	10	94,4		22	Kern	18
Adhäsivbrücken	Zirkoniumdioxid	5	100		30	Sasse	19
Inlay-Brücke experim.	Lithiumdisilikat	8	38		40	Harder	20
Brücke inlaybefestigt	Zirkoniumdioxid	5	94	9% Chipping	30	Kern, Chaar	21

(1) Relativer Misserfolg Ü-Rate 90,2 %, vor allem durch Keramikabplatzung, die repariert oder unrepariert in situ belassen wurde.

Studien- und Klinische Ergebnisse

Versorgung	Keramik Werkstoff	Beob.-dauer [Jahre]	Über-lebens-rate [%]	Komplika-tionen	Ob-serv. Ein-heiten	Autoren	Lite-ratur
Brücke 3 gl. FZ	Lithiumdisilikat	5	93,3		21	Kinnen	22
Brücke 3gl. FZ, SZ	Lithiumdisilikat	10	87,9		36	Kern	23
Brücke 3 gl. FZ, SZ	Al-Oxid infiltriert	10	83		42	Olsson	24
Brücke 3 gl. FZ	Al-Oxid infiltriert	5	88,9		18	Tinschert	25
Brücke 3 gl. SZ	Zr-Al-Oxid infiltr.	10	93,6		65	Chaar	26
Brücke 3-5 gl.	Zirkoniumdioxid	5	98,4	1 Fraktur, 4 Chipp (2)	65	Tinschert	27
Brücke 3-5 gl.	Zirkoniumdioxid	10	67		57	Sax	28
Brücke 3 gl.	Zirkoniumdioxid	5	100		35	Pospiech	29
Brücke 3 gl.	Zirkoniumdioxid	3	100	9,5 % Chipp (3)	21	Edelhoff	30
Kronen, Brücken	Zirkoniumdioxid	3	98,5		68	Beuer	31
Brücken 3-4 gl.	Zirkoniumdioxid	7	83,4	12 % Chipp (4)	99	Rinke	32
Brücken 3gliedrig	Zirkoniumdioxid	3	90,5		21	Beuer	31
Brücken 3-4gliedrig	Zirkoniumdioxid	4	96	13 % Chipp	24	Wolfart	33
Brücken 3-4gl vs Cantil	Zirkoniumdioxid	4	92		34	Wolfart	33
Brücken 4-7gliedrig	Zirkoniumdioxid	2	96,6	3 % Chipp	30	Schmitter	34
Brücken 3-6gliedrig	Zirkoniumdioxid	3	90,5	10 % Chipp	21	Edelhoff	35
FZ-Kronen	ZrO$_2$ verblendet Wandstärke 0,3 mm	3	100	-	19	Schmitt	36
Brücke 3gliedrig	Metall ZrO$_2$ Al-Oxid alle verblendet	3	100 99 96	-- Gerüstfraktur Gerüstfraktur	293 gesamt	Christensen	37
Brücken	ZrO$_2$ (Lava) verblendet	5	100	3 % Chipping	33	Burke	38
Brücke 3gliedrig	ZrO$_2$ (Lava) verblendet Wandstärke 0,5 mm Konnektor 9 mm^2	5	100	11 % Chipping	20	Raigrodski	39
Brücken 3-4gliedrig	ZrO$_2$ (Lava)	2	100	6 % Rand-schluss nicht perfekt	16	Perry	40
Brücken 3-4gliedrig	ZrO$_2$	5	97	Chippings auf 8 Brücken, Ersatz 1 Brücke	33	Burke	38
Einzelzahn-Kronen und Brücken, zahngetragen 6gl. und implantat-getragen	ZrO$_2$ Konnektoren 10 mm^2	7	94,7	Abutm.-Fraktur 5 % Chipping 3 % Retentions-verlust 4 %	303	Tartaglia	41

(2) Relative Misserfolge durch Fraktur 1 Brückenpfeilers nach Trepanation, 4 partielle Verblendfrakturen.

(3) Ü-Rate 90,5 %, relativer Misserfolg durch Keramik-abplatzung.

(4) Ü-Rate Verblendkeramik 88 % nach 48 Monaten.

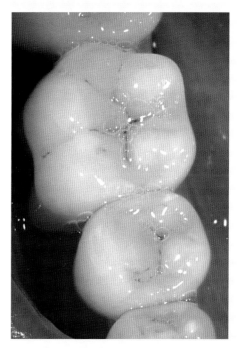

Klinisch bewährt: Vollkeramikkronen, konventionell zementiert, 10 Jahre in situ.
Foto: Schunke

Studien- und
Klinische Ergebnisse

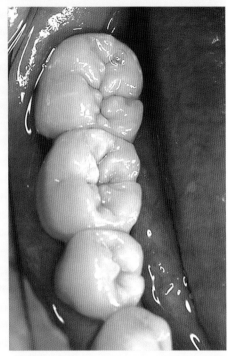

**Klinisch bewährt: 3gliedrige Seitenzahnbrücke
mit Lava-Gerüst. 8 Jahre in situ.**
Foto: Pospiech

Literatur:

1 Reiss B: Clinical results of Cerec inlays in a dental practise over a period of 18 years. Int J Comp Dent 9, 11-22 (2006)

2 Otto T, Schneider D: Long-term clinical results of chairside Cerec CAD / CAM inlays and onlays – A case series. Int J Prosthodont 21, 53-59 (2008)

3 Posselt A, Kerschbaum T: Langzeitverhalten von CAD / CAM-Keramikrestaurationen. ZWR 113, 2004: 15-19. Int J Comp Dent 6, 231-248 (2003);

4 Wiedhahn K., Kerschbaum,T., Fasbinder DF: Clinical longterm results with 617 CEREC veneers: a nine year report. Int J Comput Dent 8, 233-246 (2005)

5 Fradeani M: Six-year follow-up with Empress veneers. Int J Periodontics Restorative Dent 18, 217-225 (1998)

6 Beier US, Kapferer I, Burtscher D, Dumfahrt H: Clinical performance of porcelain laminate veneers for up to 20 years. Int J Prosthodont 25, 79-85 (2012)

7 Guess PC, Selz CF, Steinhart YN, Stampf S, Strub JR: Prospective clinical split-mouth study of pressed and CAD / CAM all-ceramic partial-coverage restorations: 7-year results. Int J Prosthodont 26, 21-25 (2013)

8 Bindl A, Richter B, Mörmann W: Survival of ceramic computer-aided design / manufacturing crowns bonded to preparations with reduced macroretention geometry. Int J Prosthodont 18, 219-224 (2005)

9 Kinnen B, Spiekermann H, Edelhoff D: Five year clinical evaluation of crowns and bridges made of IPS Empress 2. J Dent Res 85 (Spec Iss B), Abstract No 78813 (2006)

10 Gehrt M, Wolfart S, Rafai N, Reich S, Edelhoff D: Clinical results of lithium-disilicate crowns after up to 9 years of service. Clin Oral Invest 17, 275-284 (2013)

11 Valenti M, Valenti A: Retrospective survival analysis of 261 lithium disilicate crowns in a private general practise. Quintessence Int 40, 573-579 (2009)

12 Zitzmann N, Galindo ML, Hagmann E, Marinello CP: Clinical evaluation of Procera AllCeram crowns in the anterior and posterior regions. Int J Prosthodont 20, 239-241 (2007)

13 Sorrentino R, Galasso L, Teté S, de Simone G, Zarone F: Clinical evaluation of 209 all-ceramic single crowns cemented on natural and implant-suported abutments with different luting agents; a 6-year retrospective study. Clin Implant Dent Relat Res 14, 184-197 (2012)

14 Ödman P, Andersson B: Procera AllCeram crowns followed for 5 to 10.5 years: a prospective clinical study. Int J Prosthodont 14, 504-509 (2001)

15 Segal B S: Retrospective assessment of 546 all-ceramic anterior and posterior crowns in a general practice. J Prosthet Dent 85, 544-550 (2001)

16 Pröbster L: Klinische Langzeiterfahrungen mit vollkeramischen Kronen aus In-Ceram. Quintessenz 48,1639-1646 (1997)

17 Rinke S, Tsigaras A, Hüls A, Rödiger M: An 18-year retrospective evaluation of glass-infiltrated alumina crowns. Quintessence Int 42, 625-633 (2011)

18 Kern M, Sasse M: Ten-year survival of anterior all-ceramic resin-bonded fixed dental prostheses. J Adhes Dent 13, 407-410 (2011)

19 Sasse M, Kern M: CAD/CAM single retainer zirconia-ceramic resin-bonded fixed dental prostheses: Clinical outcome after 5-years. Int J Comp Dent 16, 109-118 (2013)

20 Harder S, Wolfart S, Eschbach S, Kern M: Eight-year outcome of posterior inlay-retained all-ceramic fixed dental prostheses. J Dent 38, 875-881 (2010)

21 Chaar MS, Kern M: Five-year clinical outcome of posterior zirconia ceramic inlay-retained FDPs with a modified design. J Dent 43, 1411-1415 (2015)

22 Kinnen B: Klinische Bewährung von Kronen und Brücken aus Lithiumdisilikatkeramik nach 60-monatiger Beobachtungsdauer. Inaugural-Dissertation RWTH Aachen (2007)

23 Kern M, Sasse M, Wolfart S: Ten-year outcome of three-unit fixed dental prostheses made from monolithic lithium disilicate ceramic. J Am Dent Assoc 143(3), 234-240 (2012)

24 Olsson KG, Fürst B, Andersson B, Carlsson GE: A long-term retrospective and clinical follow-up study of In-Ceram Alumina FPDs. Int J Prosthodont 16, 150-156 (2003)

25 Tinschert J: Werkstoffkundliche und klinische Untersuchungen zu vollkeramischen Kronen und Brücken aus Hartkernkeramiken. Med. Habil.-Schrift, Aachen (2002)

26 Chaar MS, Passia N, Kern M: Ten-year clinical outcome of three-unit posterior FDPs madre from a glass-infiltrated zirconia reinforced alumina ceramic (In-Ceram Zirconia). J Dent 43, 512-517 (2015)

27 Tinschert J, Natt G, Latzke P, Schulze KA, Heussen N, Spiekermann H: Bewährung von vollkeramischen Brücken aus DC-Zirkon: 5-Jahres-Ergebnisse. ZWR 116, 58 (2007)

28 Sax C, Hämmerle CHF, Sailer I: 10-year clinical outcomes of fixed dental prostheses with zirconia frameworks. Int J Comput Dent 14, 175-177 (2011)

29 Pospiech PR: DGZPW Tagungs-Abstract, Referat (2008)
Nothdurft FP, Rountree PR, Pospiech, PR: Clinical long-term behaviour of Zirconia-based bridges (LAVA). Five years result. J Dent Res 85, Spec Iss C, 0312 (2006)

30 Edelhoff D, Weber V, Johnen C, Beuer F: HIP zirconia fixed partial dentures – clinical results after 3 years of clinical service. Quintessence Int 39: 459-471 (2008)

31 Beuer F, Edelhoff D, Gernet W, Sorensen JA: Three-year clinical prospective evaluation of zirconia-based posterior fixed dental prostheses (FDPs). Clin Oral Investig 24, 24-28 (2009)

Studien- und
Klinische Ergebnisse

32 Rinke S, Gersdorff N, Lange K, Roediger M: Prospective evaluation of zirconia posterior fixed partial dentures: 7-year clinical results. Int J Prosthodont 26, 164-171 (2013)

33 Wolfart S, Harder S, Eschbach S, Lehmann F, Kern M: Four-year clinical result of fixed dental prostheses with zirconia substructures (Cercon): end abutments vs cantilever design. Eur J Oral 117, 741-749 (2009)

34 Schmitter M, Mussotter K, Rammelsberg P. et al: Clinical performance of extended zirconia frameworks for fixed dental Prostheses: Two year results. J Oral Rehabil 36, 610-615 (2009)

35 Edelhoff D, Beuer F. et al: HIP zirconia fixed partial dentures: Clinical results after 3 years of clinical service. Quintessence Int 39, 459-471 (2008)

36 Schmitt J, Wichmann M, Holst S, Reich S: Restoring severely compromised anterior teeth with zirconia crowns and feather-edged margin preparations: a 3-year follow-up of a prospective clinical trial. Int J Prosthodont 23, 107-109 (2010)

37 Christensen RP, Ploeger BJ: A clinical comparison of zirconia, metal ans alumina fixed-prostheses frameworks veneered with layered or pressed ceramic: a 3-year report. J Am den Assoc 141, 1317-1329 (2010)

38 Burke FJ, Crisp RJ, Cowan AJ, Lamb J, Thompson O, Tulloch N: Five-year clinical evaluation of zirconia-based bridges in patients in UK general dental practices. J Dent 41, 992-999 (2013)

39 Raigrodski AJ, Yu A, Chiche GJ, Hochstedter JL, Mancl LA, Mohamed SE: Clinical efficacy of veneered zirconium dioxide-based posterior partial fixed dental prostheses: 5-year results. J Prosthet Dent 108, 214-222 (2012)

40 Perry RD, Kugel G, Sharma S, Ferreira S, Magnuson B: Two-year evaluation indicates zirconia bridges acceptable alternative to PFMs. Compend Contin Educ Dent 33, 1-5 (2012)

41 Tartaglia G, Sidoti E, Sforza C: Seven-year prospective clinical study on zirconia-based single crowns and fixes dental prostheses. Clin Oral Investig in press 2014 [Epub ahead of print 2015]

Leitlinie für vollkeramische Kronen und Brücken

Die S3-Leitlinie für vollkeramische Kronen und Brücken gibt eine Entscheidungshilfe für prothetische Versorgungsmöglichkeiten mit vollkeramischen Restaurationswerkstoffen. Diese Leitlinie für vollkeramische Kronen und Brücken wurde erarbeitet von der

Deutschen Gesellschaft für Prothetische Zahnmedizin und Biomaterialien (DGPro)

Deutschen Gesellschaft für Zahn-, Mund- und Kieferheilkunde (DGZMK)

– unter Beteiligung der –

Arbeitsgemeinschaft für Keramik in der Zahnheilkunde (AG Keramik)

Arbeitsgemeinschaft Wissenschaftlicher Medizinischer Fachgesellschaften (AWMF)

Bundeszahnärztekammer (BZÄK)

Deutschen Gesellschaft für Ästhetische Zahnheilkunde (DGÄZ)

Deutschen Gesellschaft für Computergestützte Zahnheilkunde (DGCZ)

Deutschen Gesellschaft für Funktionsdiagnostik und Therapie (DGFDT)

Deutschen Gesellschaft für Implantologie (DGI)

Internationalen Gesellschaft für Ganzheitliche Zahnmedizin (GZM)

Kassenzahnärztlichen Bundesvereinigung (KZBV)

Verband Deutscher Zahntechniker-Innungen (VDZI)

Zentrum für Zahnärztliche Qualität (ZZQ)

Die S3-Leitlinie zielt darauf ab, die vorhandene wissenschaftliche Evidenz zu untersuchen und klinische Pfade zu definieren, innerhalb derer die Anwendung vollkeramischer Kronen und Brücken vergleichbare klinische Langzeitergebnisse wie bei metallbasierten Kronen und Brücken bietet. Die Empfehlungen basieren auf Studien mit mindestens fünfjährigem Beobachtungszeitraum.

Folgende Fragen werden in der S3-Leitlinie thematisiert und beantwortet:

- Zeigen vollkeramische Versorgungen bei Patienten mit Bedarf an Kronen und Brücken vergleichbare Langzeitergebnisse in Bezug auf Überleben und Komplikationsfreiheit wie metallbasierte Restaurationen?

- Zeigen vollkeramische Versorgungen bei Bruxismus-Patienten mit Bedarf an Kronen und Brücken vergleichbare Langzeitergebnisse in Bezug auf Überleben und Komplikationsfreiheit wie metallbasierte Restaurationen?

- Welche materialspezifischen Fertigungsempfehlungen können evidenzbasiert gegeben werden?

Studien- und Klinische Ergebnisse

Fall: Frontzahnkronen (gepresst)

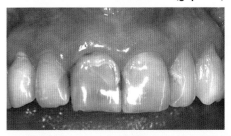

Abb. 1: **Insuffziente Kunststofffüllungen.**

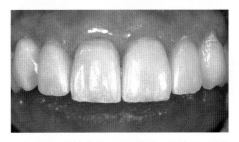

Abb. 2: **Gepresste FZ-Kronen (Empress mit Esthetic Staining, Ivoclar Vivadent), regio 11-13, 21-22. 12 Jahre in situ, klinisch perfekt.**
Fotos: Brodbeck, Grob

Fall: Prämolaren-Brücke

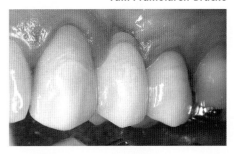

Abb.3: **Monolithische Brücke aus Lithiumdisilikat (e.max. Press) zum Ersatz von Zahn 24 nach 11 Jahren Tragezeit.**
Foto: Kern

Studien- und Klinische Ergebnisse

Fall: Monolithische Teilkronen (gepresst)

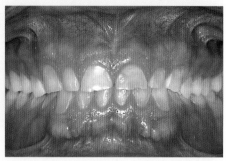

Abb. 4: **Ausgangssituation – Massive Säureschäden durch gastroösophagealen Reflux. Durch die mastikative Dysfunktion sind Schmelz und Dentin erheblich abradiert.**

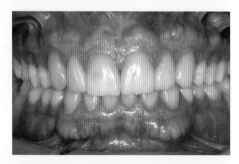

Abb. 5: **Therapie – Monolithische, adhäsive Teilkronen aus Lithiumdisilikat (e.max Press), 11 Einheiten im OK, 10 Einheiten im UK. Situation nach 7 Jahren Tragedauer.**
Fotos: Brodbeck, Grob

Evidenz-gestützte Ergebnisse

Die Analyse belegt, dass die klinische Bewährung wesentlich vom Einsatzbereich, von den verwendeten Werkstoffen und von der Einhaltung materialspezifischer Anforderungen abhängt. Bei vollkeramischen Versorgungen spielt die Wahl der Therapieform die Behandlungserfahrung des Zahnarztes eine entscheidende Rolle. Die evaluierten Studien zeigen, dass die erreichten Überlebensraten nicht nur unter universitären Bedingungen, sondern auch in der niedergelassenen Praxis erreicht werden.

Zu Restaurationen aus monolithischem Zirkoniumdioxid und monolithischer Hybridkeramik konnten noch keine Aussagen gemacht werden, weil dafür noch keine längerfristigen Studien vorliegen.

Die empfohlenen Werkstoffe zeigten bei vollkeramischen Einzelkronen im Frontzahnbereich zufriedenstellende Überlebensraten (nach Kaplan-Meier):

Einzelkronen im Frontzahnbereich – Evidenzbasierte Ergebnisse:

Keramikwerkstoff	Beobachtung Jahre	Überlebensraten %
Silikatkeramik leuzitverstärkt	5-11	98,0-100
Lithiumdisilikat verblendet	5, 8, 10	93,0-96,8
Aluminiumoxid ohne Glasphase, verbl.	5-10	96,7-100
Aluminiumoxid mit Glasphase, verbl.	5-15	87-99
Zirkoniumdioxid verblendet	5	93-99,4

Die Überlebensrate vollkeramischer FZ-Kronen ist vergleichbar mit jenen aus Metallkeramik.

Monolithisches, d.h. unverblendetes Lithiumdisilikat (LS_2) weist eine höhere Festigkeit auf als verblendetes LS_2; deshalb kann monolithisches LS_2 auch für Frontzahnkronen verwendet werden.

Einzelkronen im Seitenzahnbereich

Für Einzelkronen im SZ-Gebiet konnten mit Vollkeramik gute Langzeitergebnisse erzielt werden. Monolithische, leuzitverstärkte Silikatkeramik lieferte nach 11 Jahren eine Überlebensrate von 84,4 Prozent. Verblendetes Lithiumdisilikat kam nach 10 Jahren auf eine Überlebensrate von 95,8 Prozent.

Keramikwerkstoff	Beobachtung Jahre	Überlebensraten %
Silikatkeramik leuzitverstärkte	11	84,4
Lithiumdisilikat verblendet	10	95,8
Aluminiumoxid ohne Glasphase verbl.	5-10	97
Zirkoniumdioxid verblendet	5	79-98
Lithiumdisilikat monolithisch	empfehlenswert	+++

Die Überlebensrate vollkeramischer SZ-Kronen ist vergleichbar mit jenen aus Metallkeramik. Für verblendete Zirkoniumdioxid-Kronen im Seitenzahn kann aufgrund der Datenlage nur eine offene Empfehlung ausgesprochen werden. Die Überlebensraten nach 5 Jahren variieren zwischen 79 und 98 Prozent.

3gliedrige Brücken im Frontzahnbereich

Zirkoniumdioxid mit Verblendung kann für 3gliedrige Brücken im FZ-Gebiet empfohlen werden. Auch monolithische Brücken aus Lithiumdisilikat (LS_2) zeigten nach 10 Jahren hohe Überlebensraten; die Fallzahl in den Studien war jedoch noch gering. Deshalb kann für LS_2 nur eine offene Empfehlung ausgesprochen werden. Aluminiumoxid mit Glasphase (In-Ceram) und Verblendung kann für 3gliedrige Brücken im FZ-Bereich eingesetzt werden. Überspannende Brücken vom Front- zum Seitenzahnbereich können nicht empfohlen werden; hier ist die Evidenz nicht gesichert. Eine 5-Jahresstudie mit mehrgliedrigen Brücken aus verblendetem Zirkoniumdioxid zeigte erhöhte Misserfolge.

Keramikwerkstoff	Beobachtung Jahre	Überlebensraten %
Zirkoniumdioxid verblendet	6	88,9-100
Lithiumdisilikat monolithisch	10	87,9
Aluminiumoxid mit Glasphase, verbl.	10	82,9

Die Datenlage für mehrgliedrige Brücken ist nicht ausreichend. Die Überlebensrate vollkeramischer Frontzahn-Brücken (3gliedrig) ist vergleichbar mit Metallkeramik.

3gliedrige Brücken im Seitenzahnbereich

Brücken mit 3 Gliedern im Seitenzahnbereich, hergestellt aus verblendetem Aluminiumoxid mit Zirkonoxidverstärkung (In-Ceram Zirconia), kamen nach 5 Jahren auf Überlebensraten von 90–96,8 Prozent. Verblendete Zirkoniumdioxid-Brücken lieferten ähnliche Ergebnisse. Monolithisches Lithiumdisilikat kann nur als Ersatz der Prämolaren empfohlen werden.

Keramikwerkstoff	Beobachtung Jahre	Überlebensraten %
Aluminiumoxid (ZrO_2-verstärkt) verbl.	5	90-96,8
Lithiumdisilikat monolithisch, bis 2. PM	6-10	62-88
Lithiumdisilikat verblendet sowie Al_2O_3	5	65-82,9
Zirkoniumdioxid verblendet	5-7	83-100

Für verblendetes Lithiumdisilikat und unverstärktes Aluminiumoxid konnte für den 3gliedrigen Brückeneinsatz im Seitenzahnbereich keine ausreichende Evidenz gefunden und sollten für Seitenzahnbrücken nicht verwendet werden.

Die Überlebensraten vollkeramischer, 3gliedriger Seitenzahnbrücken sind nur teilweise vergleichbar mit jenen aus Metallkeramik. Auch für mehrgliedrige Keramikbrücken (mehr als 3 Glieder) ist die Datenlage nicht ausreichend.

Fall: Frontzahnkronen

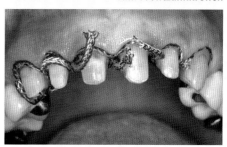

Abb. 6: **Präparierte Zahnstümpfe für FZ-Brücke 13–23.**

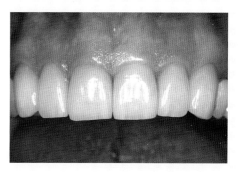

Abb. 7: **LS_2-Kronen klinisch perfekt.**
Fotos: Kern

Eine Patienteninformation der DGZMK zur klinischen Bewährung von vollkeramischen Kronen und Brücken ist im Internet:
www.dgzmk.de

Studien- und Klinische Ergebnisse

Fall: Adhäsivbrücken

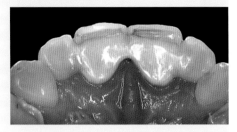

Abb. 9: **Zwei einflügelige Adhäsivbrücken aus Zirkoniumdioxid nach 11 Jahren Tragezeit. Die beiden Flügel wurden aus kieferorthopädischen Gründen miteinander verblockt.**
Foto: Kern

Fall: Molarenbrücke

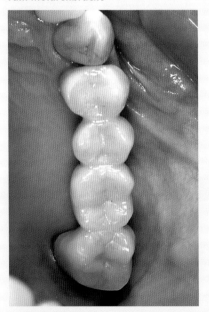

4gliedrige Seitenzahnbrücke auf ZrO2-Gerüst mit 2 freitragenden Zwischengliedern (Lava, befestigt mit RelyX Unicem), 12 Jahre in situ.
Foto: Hüttig, Groten

Adhäsivbrücken einflügelig im Frontzahnbereich:

Bei der aktuellen Studienlage können einflügelige Adhäsivbrücken nur im Frontzahnbereich empfohlen werden. Mit Aluminiumoxid (In-Ceram) betrug die Überlebensrate 94,4 Prozent nach 10 Jahren. Zirkoniumdioxid erzielte 100 Prozent (Zwischenstand nach 5 Jahren). Damit scheinen einflügelige Adhäsivbrücken metallkeramischen Adhäsivbrücken mit zwei Flügeln überlegen.

Keramikwerkstoff	Beobachtung Jahre	Überlebens- raten %
Aluminiumoxid verblendet	10	94,4
Zirkoniumdioxid verblendet	5	100

Adhäsivbrücken im Seitenzahnbereich

Diese Indikation kann nicht empfohlen werden; es liegen dafür keine ausreichenden Daten vor.

Inlay-Brücken im Seitenzahnbereich

Der therapeutische Ansatz für dreigliedrige Inlaybrücken aus Vollkeramik als Lückenversorgung ist im Wesentlichen die Substanzschonung der an die Lücke angrenzenden Zähne (Brückenpfeiler). Da sich Inlaybrücken aus Silikatkeramik nicht langfristig bewährt haben, ist aus heutiger Sicht nur Zirkoniumdioxid für Inlaybrücken angezeigt. Evidenz-gesicherte Daten konnten jedoch nicht gefunden werden.

Vollkeramik bei Bruxismus

Patienten mit Bruxismus ist ein Risikofaktor für die Keramik. Wenn eine Keramikversorgung angezeigt oder erwünscht ist, sollte zum Analysezeitpunkt die monolithische Keramik (Lithiumdisilikat, Zirkoniumdioxid) bevorzugt werden. Ausreichende Studien mit monolithischem Zirkoniumdioxid bei Bruxismus liegen noch nicht vor.

Risikominimierung

Zur Vermeidung von werkstofflichen Komplikationen und Frakturen sind die Empfehlungen der Keramikhersteller zu beachten. Dies gilt insbesondere für die keramikgeeignete Präparation, die Beachtung von Mindestwandstärken und Verbinderquerschnitten, das höckerunterstützende Gerüstdesign, die Werkstoffbehandlung bei Korrekturen (nachträgliches Beschleifen) sowie die empfohlene Befestigungstechnik. Bei der Risikobewertung muss die Versorgung mit vollkeramischen Kronen und Brücken gegen die Therapie mit metallgestützten Restaurationen abgewogen werden. Wird im Frontzahnbereich die klassische, zweiflügelige, pfeilergestützte Metallkeramik-Brücke durch die vollkeramische Einflügel-Adhäsivbrücke substituiert, können die Risiken für den Zahn durch die substanzschonende Präparation reduziert werden.

Die Leitlinie im Netz

Die S3-Leitlinie, die unter der Federführung der DGPro und unter Beteiligung der AG Keramik, DGÄZ, DGCZ und anderen Gesellschaften entstand, ist in vollem Umfang auf der Website der AG Keramik hinterlegt (www.ag-keramik.de/klinik expertise). Dadurch können Zahnärzte jederzeit die Empfehlungen herunterladen und in das Qualitätsmanagement ihrer Praxis integrieren.

Wie Verblendfrakturen vermeiden?

Das partielle Abplatzen von Verblendkeramik (chipping, chip off) auf Gerüsten aus Oxidkeramik tritt zwar gelegentlich auf, wird aber in jüngster Zeit im Zusammenhang mit Zirkoniumdioxid (ZrO_2, Zirkoniumdioxid) diskutiert. Hierbei handelt es sich um die Abschilferung der Verblendkeramik, nicht etwa um Gerüstfrakturen. Chippings sind demnach reine Verblendfrakturen ohne Freilegung der Zirkoniumdioxidoberfläche. Grundsätzlich ist der Anteil von Verblendfrakturen auf ZrO_2-Gerüsten nicht höher als sie auch metall-gestützten Rekonstruktionen zugeschrieben werden, treten aber bisher auf ZrO_2 nach relativ kurzen klinischen Liegezeiten auf [Sailer 2007, Wolfart 2009].

Als Ursache für Verblendfrakturen auf ZrO_2-Gerüsten gelten Misserfolg-anfällige Vorgehensweisen in Praxis und Labor – so z. B.:

- Unterschiedliches Wärmeausdehnungsverhalten (WAK) zwischen Gerüst- und Verblendkeramik (Werkstoffauswahl), besonders bei Verwendung von Gerüst- und Verblendmaterial verschiedener Hersteller (Empfehlung: „Im System bleiben")

- Zu dünne Wandstärke der Kronenkappe zusammen mit zu dicken Verblendschichten (mehr als 1,5 mm Schichtstärke)

- Gestaltung der Kronenkappe folgt nicht der reduzierten, anatomischen Form mit Höckerunterstützung – Empfehlung: Gerüstdesign anatoform, Verblendschicht reduzieren und gleichmäßig dick gestalten

- Zu steil gewinkelte Koronarflächen der Kronenkappe, dadurch geringe Abstützung der Verblendung

- Extensives Beschleifen des dichtgesinterten Gerüsts (Modellaufpassung) und des Innenlumens ohne Wasserkühlung – besonders mit grobkörnigen Diamantschleifern – oder mit ungeeigneten Trockenschleifkörpern

- Zugspannung in der Verblendschicht durch wechselnde, uneinheitliche Schichtstärken

- Keramikschulter am Kronenrand ohne Gerüstunterstützung

- Zu schneller Temperaturanstieg beim Aufheizen zum Verblendungsbrand bzw. zu kurze Aufheizzeit, besonders bei dickwandigen, anatoformen Gerüsten

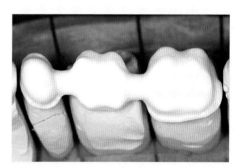

ZrO_2-Brücke:
Die anatoforme Gerüstgestaltung unterstützt die
Höcker und schützt vor Verblendfrakturen.
Foto: Tinschert

Wie Verblendfrakturen vermeiden?

- Zu schnelle Abkühlphase nach dem Sinterbrand der Verblendkeramik
- Intraorales Einschleifen der Verblendung ohne Wasserkühlung, evtl. mit grobkörnigen Diamantschleifern, anschließend keine Oberfächenpolitur oder keine Wiederholung des Glanzbrands.

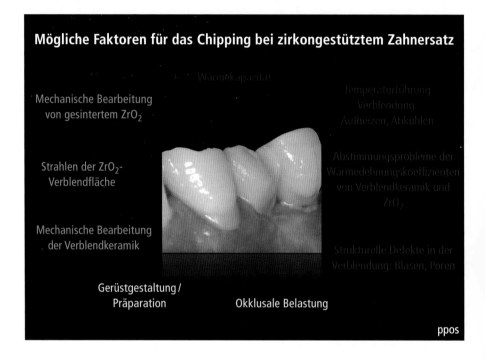

Mögliche Faktoren für das Chipping bei zirkongestütztem Zahnersatz

Mechanische Bearbeitung von gesintertem ZrO_2

Strahlen der ZrO_2-Verblendfläche

Mechanische Bearbeitung der Verblendkeramik

Gerüstgestaltung / Präparation

Okklusale Belastung

ppos

Ursachen von Verblendfrakturen auf ZrO_2-Gerüsten
Quelle: Pospiech

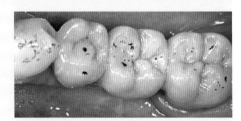

Eine funktionell definierte Okklusion senkt das Risiko von Verblendfrakturen.
Foto: Pospiech

Bearbeitung von Zirkoniumdioxidkeramik – Tipps für Praxis und Labor

Mit Yttriumoxid stabilisiertes Zirkoniumdioxid (ZrO_2, Y-TZP (Tetragonal Zirconia Polycrystals) ist eine polykristalline Oxidkeramik und aufgrund der hohen Biegefestigkeit (900 – 1400 MPa) und Bruchzähigkeit (5 – 10 MPam$^{0.5}$) im dicht gesinterten Zustand für Kronen- und Brückengerüste geeignet, auch im kaulasttragenden Seitenzahnbereich.

Die Fähigkeit zur spontanen, martensitischen Transformation von der metastabilen, tetragonalen Phase zur monoklinen Phase ist die Ursache für die guten mechanischen Eigenschaften. Bei der computergestützten Fertigung von Gerüsten aus fräs- bzw. schleifbaren Oxidkeramikblöcken wird dieses Umwandlungsverhalten zwar einerseits zur Festigkeitssteigerung genutzt, andererseits reagiert der Werkstoff empfindlich auf Bearbeitungsfehler bei der zahntechnischen Nachbearbeitung der Gerüste. Ein zu hoher Anteil an monokliner Phase und

Mikrorisse in der Gefügestruktur und damit ein Verlust der zähen Eigenschaften können die Folge sein. Bei Unterdimensionierung der Wand- und Verbinderstärken kann durch den Ermüdungseffekt der klinische Misserfolg nach funktioneller Überlastung eintreten.

Die in der AG Keramik vertretenen Keramikhersteller haben folgende Empfehlungen für die Verwendung von ZrO_2 für Kronen und Brücken erarbeitet:

- Als Design der Präparationsgrenze wird die Hohlkehle (mind. 0,5 mm Tiefe) zur Abstützung des Kronenrandes empfohlen. Eine Tangentialpräparation, die Zugspannungen auslöst, ist kontraindiziert.

- Das Gerüstdesign soll der anatomisch reduzierten Form der Krone folgen (verkleinerte anatomische Zahnform, evtl. Zurückschleifen mit Cutback-Technik) und hierbei die Höckerform unterstützen.

- Gerüste für Frontzahnkronen sollen eine Wandstärke von mind. 0,5 mm aufweisen.

- Seitenzahn-Kronengerüste erfordern Wandstärken von mind. 0,5 mm.

- Verbinderstellen im Frontzahn brauchen als Querschnittsfläche mind. 7 mm², bei mehrgliedrigen Brücken mind. 9 mm², auch abhängig von der Anzahl der Zwischenglieder.

- Verbinderstellen im Seitenzahn benötigen mind. 9 mm² Verbinderfläche, bei mehrgliedrigen Brücken eine deutliche Verstärkung der Konnektoren auf mindestens 12 mm². Freiendglieder erfordern mindestens 12 mm².

- Die Verbinderflächen sind vertikal auszurichten, dies erhöht deren Belastbarkeit.

- Nachträgliches Einfärben der Gerüste mit Infiltrationslösung (dentinfarbig) und anschließende Trocknung und Sinterung; bessere Ergebnisse in der Farbhomogenität und Konsistenz bieten industriell voreingefärbte Blanks.

- Die Nachbearbeitung der Gerüstoberfläche im dicht gesinterten Zustand muss möglichst vermieden oder zumindest so schonend wie möglich durchgeführt werden. Zur Nachbearbeitung wird die Laborturbine mit Wasserkühlung empfohlen. Korngröße < 30 µm und geringer Anpressdruck. Die Verwendung von zu groben Schleifkörpern (>100 µm) wirkt sich negativ auf die Festigkeit aus. Bei der trockenen Bearbeitung muss ausdrücklich auf die Verarbeitungshinweise der Materialhersteller geachtet werden. Nicht alle Schleifkörper sind zum Trockenschleifen geeignet. Grundsätzlich sollte das Gerüst mit ausreichender Wasserkühlung bearbeitet werden.

- Für eine eventuell geplante Wärmebehandlung des manuell nachbearbeiteten Gerüsts („Regenerationsbrand") ist unbedingt die Empfehlung des jeweiligen ZrO_2-Herstellers zu beachten.

Wie Verblendfrakturen vermeiden?

Chipping Klassifikation

Klasse	Ausmaß	Konsequenz
1	minimal, kaum sichtbar	Politur
2	mir bloßem Auge erkennbar, nicht funktionsrelevant	Politur
3	Frontzahnbereich; mit bloßem Auge erkennbar, ästhetisch relevant, formverändernd	ggf. Reparatur mit Komposit
4	Seitenzahnbereich; mit bloßem Auge erkennbar; im okklusionstragenden Bereich	ggf. Reparatur, je nach Ausmaß auch Ersatz
5	massive Chippings; auch weitergehende kleinere Chippings	Austausch oder Reparatur Veneer

Bewertung von Verblendfrakturen und Konsequenzen.
Quelle: Pospiech

Wie Verblendfrakturen vermeiden?

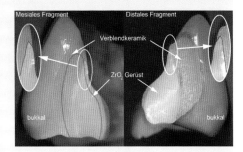

Fraktur einer verblendeten ZrO₂-Brücke. Das Gerüst wurde nach der Verblendung palatinal eingeschliffen (spitz zulaufende Tropfenform konnte somit nicht beobachtet werden) und bot der Verblendung keine ausreichende Unterstützung. Die überdimensionierte Verblendschicht geriet unter Zugspannung. Grün markiert ist eine geeignete Dimensionierung des Gerüstes.
Quelle: Lohbauer

Literatur:

Pospiech P: Chipping – systemimmanente oder verarbeitungsbedingte Probleme? Quintessenz 61, 173-181 (2010)

Lohbauer U: Zirkonoxid braucht Kenntnisse. ZWR Deut Zahnärzteblatt 4, 110-114 (2012)

Lohbauer U, Amberger G, Quinn GD, Scherrer SS: Fractographic analysis of a dental zirconia framework – a case study on design issues. J Mech Behav Biomed Mater 3, 623-629 (2010)

Schmitt J, Wichmann M, Karl M, Göllner M, Lohbauer U, Holst S: Surface characteristics of zirconia-based posterior restorations – clinical and scanning electron microscopic analysis. J Can Dent Assoc 77, b31 (2011)

- Die Reinigung der Gerüstoberfläche durch Abdampfen ist möglich, ebenso der Kronen-Innenflächen.

- Für ein Abstrahlen des Kronenlumens (Klebefläche) mit Korund (Al₂O₃) muss die Verarbeitungsvorschrift des jeweiligen ZrO₂-Herstellers beachtet werden. Generell wird als Korngröße 35 – 50 µm genannt. Strahldauer kurz, höchstens 15 s Empfehlung: 35 µm-Korn, 1,0 – 1,5 bar. Vorsicht im Randbereich; Außenflächen werden nicht abgestrahlt.

- Auch bei adhäsiver Befestigung wird von einigen Keramikherstellern das Abstrahlen der Kroneninnenflächen unterstützt (Al₂O₃-Korn 50 – 100 µm, <1,0 bis 2,5 bar, kurze Strahldauer). Bitte Herstellerempfehlung beachten.

- Die Kalibrierung des Hochtemperatur-Sinterofens muss in festen Intervallen vorgenommen werden, um exakte Brenntemperaturen auf Dauer zu gewährleisten. Manche Hochleistungsöfen besitzen eine automatische Kalibrierung. Hier ist den Empfehlungen des Herstellers zu folgen.

- Die Konditionierung der ZrO₂-Oberfläche durch Liner und Opaquermassen ist möglich, sofern der ZrO₂-Hersteller dies ausdrücklich erwähnt.

- Die Gerüstsinterung (Aufheizphase, Brennführung, Haltezeiten, Abkühlphase) hat nach Vorgaben des jeweiligen Herstellers (ZrO₂, Sinterofen) zu erfolgen. Die meisten ZrO₂-Werkstoffe sind zur Sinterung auf eigene Parameter angewiesen.

- Grundsätzlich sollten intraoral keine umfangreichen Einschleifarbeiten durchgeführt werden.

- Intraorales Einschleifen erfolgt mit Feinkorndiamant unter Wasserkühlung.

- Wenn die Restauration probeweise eingesetzt wurde und Einschleifarbeiten erforderlich waren, ist eine sorgfältige Politur erforderlich, idealerweise auch die Erneuerung des Glanzbrands.

Um spätere Frakturen der Verblendschicht auf ZrO₂-Gerüsten (Chippings) zu vermeiden, empfehlen die Keramikhersteller

- eine gleichmäßige Unterstützung der Verblendkeramik durch ein anatoformes, d. h. die Anatomie reduziert wiedergebendes ZrO₂-Gerüstdesign

- die Höckerunterstützung der Verblendung

- definierte, gleichmäßige Verblendschichten, nicht stärker als ca. 1,5 mm

- die Zurücknahme der Aufheizrate im Brennofen, besonders bei großen und dickwandigen Objekten. Ein schnelles Aufheizen und Abkühlen ist zu vermeiden (bitte Herstellervorschrift beachten); 25 – 30 °C pro Minute sind empfehlenswert

- „Entspannungskühlen" hinab auf 600 °C nach jedem Verblendbrand zum Abbau von Zugspannungen am Interface Gerüstkeramik / Verblendung, dann Temperatur ca. 10 Minuten halten, erst dann Ofen öffnen

- Polieren der Verblendung nach evtl. Einschleifmaßnahmen, besser noch Wiederholung des Glanzbrandes.

Entfernung von adhäsiv befestigten Teilrestaurationen

Bei diesen Restaurationen besteht die Problematik, dass bei dem notwendigen nassen Schleifen der Übergang zwischen Restauration, Kompositbefestigungswerkstoff und Zahn oft nur schwer zu differenzieren ist. Da man nicht unnötig tief in die Zahnsubstanz eindringen will, ist intermittierendes Stoppen und Trockenblasen hilfreich. Am Schmelz ist der Haftverbund in der Regel so gut, dass im Grunde die gesamte Restauration herausgeschliffen werden muss, während sich dentinbegrenzte Anteile auch schon von selbst lösen.

Empfehlung: Normal gekörnter Diamantschleifer (105 – 124 µm) in Walzenform.

Entfernung von konventionell zementierten Kronen, Brücken und Teleskopen

Hier ist eine ähnliche Vorgehensweise wie bei metallgestützten Restaurationen möglich. Bei Silikatkeramikrestaurationen kann die Krone auf der Seite mit dem besten Zugang von marginal bis okklusal geschlitzt werden. Mit einem Hebel ist sie dann spalt- und entfernbar. Bei Oxidkeramiken muss die Krone in toto geschlitzt werden. Erst dann ist sie gut entfernbar. Empfehlenswert ist ein Diamantinstrument mit gröbster Körnung (Grünring, Schwarzring oder spezielle Zirkonschleifer) und guter Kühlung.

Trepanationen

Zum Anlegen einer Trepanationsöffnung muss die grobgekörnte Diamant-Walze quer angelegt werden. Nachdem die Öffnung angelegt ist, kann konventionell weiter gearbeitet werden.

Wie Verblendfrakturen vermeiden?

Entfernen von vollkeramischen Restaurationen

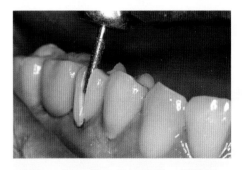

Schlitzen einer vollkeramischen Brücke mit Zirkoniumdioxidgerüst: Mit einem neuen Schwarzringdiamanten ist problemlose Entfernung möglich. Immer mit Wasserkühlung arbeiten!

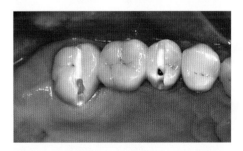

Es empfiehlt sich die Schlitzung im gesamten Bereich der Krone, um eine schnelle Vorgehensweise zu erreichen. Bei reinen Silikatkeramiken reicht zur Spaltung die Schlitzung auf einer Seite und okklusal.
Fotos: Pospiech

Intraorale Keramikreparatur

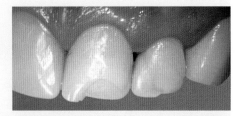

Verblendfraktur im FZ.
Foto: 3M Espe

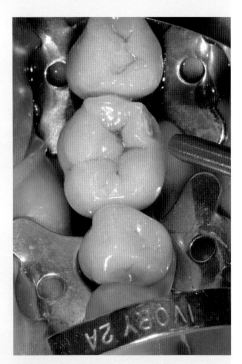

Silikatisieren einer frakturierten Keramik-verblendung mit freiliegendem Metallgerüst.
Foto: Kern

Reparatur von Verblendkeramik

Abplatzungen von Verblendungen sind ein bekanntes Problem. Grund sind Fehlstellen innerhalb der Verblendstruktur durch Mikrorisse oder Mikroporen, aber auch eine unzureichende Unterstützung der Verblendkeramik durch die Gerüstform kann zu Abplatzungen führen.

Die intraorale Reparatur erfolgt, wie rechts dargestellt, vorzugsweise unter Kofferdam-Anwendung und unterscheidet sich zwischen Oxidkeramikgerüsten und Metallgerüsten nur durch das zusätzliche Aufbringen eines Opakers nach der Silanisierung des Metalls zur optischen Abdeckung. Ist keine Kofferdam-Anwendung möglich, hat sich folgendes Vorgehen bewährt:

- Alginatanformung der beschädigten Restauration

- Labortechnische Herstellung einer transparenten Tiefziehfolie aus Polyäthylenbasis (0,5 x 125 mm)

- Selektive Perforation der Folie im Defektbereich der Verblendung

- Einbringen eines ungetränkten Retraktionsfadens an dem zu reparierenden Pfeilerzahn

- Zuschneiden und Anlegen der Tiefziehfolie im Mund zum Schutz der Nachbarzähne während der tribochemischen Beschichtung

- Intraorales Reinigen und Silikatisieren (Rocatec 30 μm oder 110 μm) in 5 Sprühstößen bis zur gleichmäßigen Anrauung. Strahldüseabstand 10 mm senkrecht zur Oberfläche. Patient sollte für einige Sekunden die Luft anhalten

- Vorsichtiges Entfernen der Schutzfolie, Beseitigen verbliebener Strahlgutteile durch Luftbläser (ohne Wasser)

- Silanisieren des Defektbereichs durch Auftragen einer leicht flüchtigen Silan-Lösung (Monobond Plus, Ivoclar Vivadent, 3M Espe Sil)

- Nach 60 s Einwirkung Trocknen mit Luftbläser

- Schichtweiser Aufbau der frakturierten Facettenteile mit einem lichthärtenden Feinpartikel-Hybridkomposit

- Nach Lichthärtung Ausarbeitung mit Arkansassteinen, Vorpolitur mit Gummierern, Endpolitur mit Bürstchen. Übergänge zur bestehenden Restauration mit Polierscheiben bearbeiten (Soflex 3M Espe).

Grundsätzlich besteht auch die Möglichkeit, die Reparatur im indirekten Verfahren vorzunehmen. Hier wird der defekte Verblendbereich einer definitiv eingegliederten Restauration nach den Richtlinien für keramische Veneers präpariert und abgeformt. Eine laborgefertigte, glaskeramische Schale wird mit Fluorwasserstoffsäure extraoral angeätzt und silanisiert. Die Konditionierung des Defektareals geschieht nach der oben beschriebenen Methode. Zur adhäsiven Befestigung wird ein lichthärtendes, niedrigviskoses Komposit verwendet.

Die Vorteile der indirekten Methode liegen in der Erzielung einer besseren Ästhetik, einer geringeren Neigung zu Verfärbungen sowie in der höheren Festigkeit.

Es ist zu beachten, dass die primäre Ursache für die Abplatzung der Verblendung – z. B. die Unterdimensionierung des Gerüsts – durch die Reparatur nicht beseitigt wird.

Intraorale Keramikreparatur

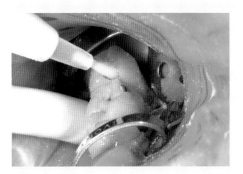

Intraorales silanisieren.

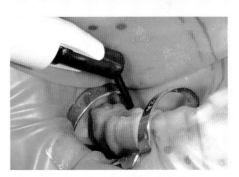

Auftrag Füllungskomposit.

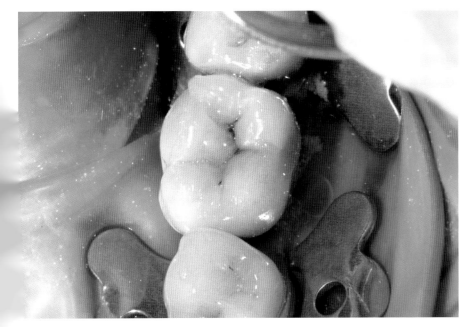

Reparatur fertiggestellt.
Fotos: Kern

Qualitätsbedingungen für ZrO₂-Gerüstkeramik

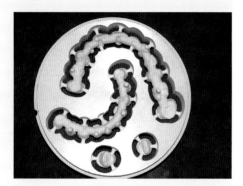

ZrO₂-Disk als Grünling mit ausgefrästen Kronen- und Brückengerüsten. Der Hersteller-Barcode erschließt die Schleifstrategie, Sinterschrumpfung, Passgenauigkeit und den Festigkeitswert.
Quelle: Wieland

Zirkoniumdioxid (ZrO₂ vulgo: Zirkonoxid) hat sich als Gerüstkeramik im Front- und Seitenzahnbereich in klinischen Langzeitstudien bewährt. Es wurden sehr wenige Misserfolge, d. h. nur in Einzelfällen Gerüstfrakturen festgestellt. Auch in zyklischen Belastungsversuchen (Kausimulator), die mit dreigliedrigen Zirkoniumdioxidbrücken bei einer mittleren Kaubelastung von 500 N (entspricht ca. 50 kg) durchgeführt wurden, hatte selbst über einen extrapolierten Zeitraum von mehreren Jahrzehnten das Frakturrisiko für die Brücken kaum zugenommen [Tinschert 2006]. Langzeituntersuchungen mit viergliedrigen ZrO₂-Brückengerüsten (Lava, 3M Espe) an den Universitäten Frankfurt/Main, München und Tübingen zeigten ebenfalls keine Gerüstfrakturen [Lauer 2006, Pospiech 2006, Groten 2007]. Anbetrachts der literaturbelegten Erfahrung, dass metallkeramische Brücken nach 5, 10 und 15 Jahren Tragezeit Überlebensraten von 96, 87 und 85 Prozent aufweisen [Walton 2002] – also pro Jahr mit einer Verlustquote von etwa 1 Prozent zu rechnen ist – hat sich ZrO₂ für Brückengerüste im Front- und Seitenzahnbereich eindeutig qualifiziert. Auch Freiendbrücken konnten sich in einer separaten Studie bislang ohne Fraktur bewähren [Jenatschke 2003].

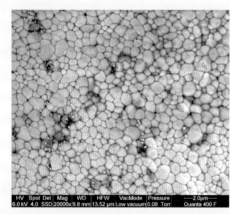

Verunreinigungen in der Matrix eines „Billig-Zirkons".
Quelle: Rosentritt (REM)

Homogene Struktur einer dichtgesinterten ZrO₂-Matrix.
Quelle: Rosentritt (REM)

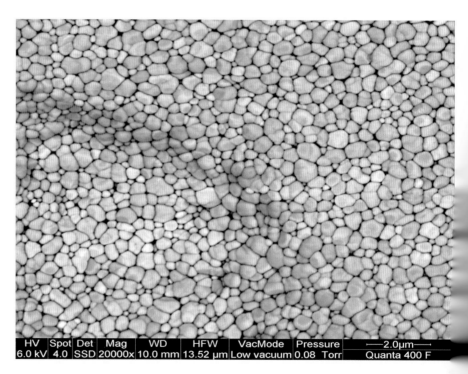

Alle diese klinischen Langzeit-Nachweise wurden von Klinikern mit ZrO_2-Gerüstkeramiken bekannter Hersteller durchgeführt, die über erprobte Fertigungsverfahren und engmaschige Qualitätssicherungssysteme verfügen. Nur spezielle Chargen werden für medizinische Zwecke gefertigt und unterliegen dem MPG (Klasse IIa, in den USA der FDA-Zulassung). Färbende und trübende Metalle müssen aus den Rohstoffen von medizinisch nutzbarem ZrO_2 ausgesondert werden; dies trägt zur „Weißheit" und zur biologischen Verträglichkeit des Werkstoffs bei. Für klinische Anwendungen vorgesehenes ZrO_2 wird entweder uniaxial verpresst, im „wet bag"-Verfahren nur kaltisostatisch verpresst, oder uniaxial vorgepresst und anschließend kaltisostatisch nachverdichtet. Gerichtete Dichtegradienten sind bei den kaltisostatischen Pressverfahren in der Regel sehr gering; dies wirkt sich positiv auf die Passgenauigkeit aus – besonders wichtig bei mehrgliedrigen Brückenkonstruktionen. Bei der thermischen Teilsinterung wird der Binder in speziellen Entbinderungsöfen sehr schonend und vollständig ausgetrieben. Der vorgesinterte Block wird langsam und spannungsfrei abgekühlt. Alle prozesstechnischen Maßnahmen sorgen schließlich für einen defektfreien, verzugsarmen Materialrohling (Blank), konditioniert für eine hohe Biegefestigkeit nach DIN EN ISO 6872.

Risiko durch ZrO_2 „aus grauen Quellen"

Seit geraumer Zeit tauchen ZrO_2-Blocks in zahntechnischen Laboren auf, die den Qualitätsprüfungen und den Standards der renommierten Hersteller nicht standhalten. Das Risiko von „Billig-Blanks" unklarer Herkunft ist, dass sie durch Actinoide verunreinigt sein können – das belegen Untersuchungen von Qualitäts-Keramikherstellern. Riskant ist, dass dieses ZrO_2 in den ZT-Labors oftmals auf Maschinen gefräst wird, die für den einzelnen Materialtyp ungeeignet sind, denn Werkstoff, Bearbeitungssystem und Schleifstrategie sind nicht beliebig austauschbar. Messungen von Materialwissenschaftlern haben ergeben, dass die versprochenen Festigkeitswerte dieser „Grauprodukte" oder Fälschungen teilweise unter den Vorgaben der Norm oder unter den ausgewiesenen Daten auf dem Beipackzettel liegen. Auch fehlerhafte Kornstrukturen, Porositäten (Lunker) und Dimensionsverzüge nach Sinterung wurden festgestellt. Diese Produkte, die oftmals keine anerkannten klinischen Eignungsprüfungen durchlaufen haben und aufgrund der Qualitätsstreuung ein erhöhtes Risiko für Frakturen tragen, bergen die Gefahr, dass Material aus „grauen Quellen" und zweifelhafter Qualität die Reputation vollkeramischer Kronen und Brücken aufs Spiel setzt. Etwaige, diesem Umstand anzulastende Misserfolge können auf ZrO_2 pauschal zurückfallen und das Vertrauen von Zahnarzt und Patient erheblich beschädigen.

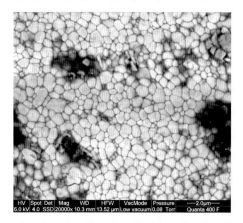

Defekte durch Pressfehler mit Lunkern.
Quelle: Rosentritt (REM)

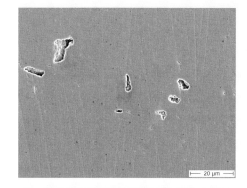

Press- und Strukturdefekte bei „Billig-Zirkon" als Folge fertigungsbedingter Fehler bei der Blankherstellung.
Quelle: Lohbauer (REM)

Qualitätsbedingungen für ZrO$_2$-Gerüstkeramik

Hochschullehrer, Zahnärzte und Werkstoffwissenschaftler sind sich einig, dass unqualifizierte oder aus „grauen Quellen" stammende Werkstoffe sich nicht auf die klinischen Studienergebnisse berufen können, die die Qualität der vollkeramischen Markenprodukte in vielen universitären Arbeiten bisher belegen. Die Anbieter dieser ZrO$_2$-Blanks, die auf die Zusammenarbeit mit Universitäten keinen Wert legen und möglicherweise nachlässig mit dem Werkstoff und seinen Indikationen umgehen, empfehlen auch Einsatzmöglichkeiten, die klinisch noch nicht dokumentiert sind. Auch für manuell bearbeitete ZrO$_2$-Gerüste, die laborseitig mit einfachen Kopierfräswerkzeugen (Pantograph) subtraktiv herausgearbeitet werden, liegen bisher keine systematischen, klinischen Erfahrungen vor; sie müssen daher noch als Verfahren mit unbekanntem Risiko eingestuft werden.

Wie soll man sich vor Billigmaterial und Qualitätsrisiken schützen? Dreh- und Angelpunkt für eine klinisch und technisch perfekte Restauration ist die Zahnarztpraxis. Der Zahnarzt ist gut beraten, wenn er auf seinen Laborauftrag als Werkstoffvorgabe nicht nur z. B. „Zirkon" notiert, sondern System und Name der Keramik, die er wünscht und für deren zertifizierte Qualität die Markenhersteller der Keramik- und CAD/CAM-Industrie einstehen, eindeutig nennt.

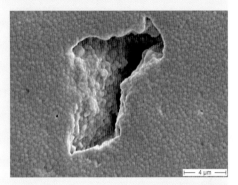

Lunker aufgrund von Inhomogenitäten und Pressfehlern gefährden die Belastbarkeit von ZrO$_2$-Gerüsten.

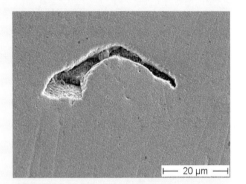

Lunker behindern auch die martensitische Umwandlung der Gefügekörner und reduzieren damit das fehlertolerante Verhalten von Zirkoniumdioxid gegenüber extern eingebrachten Mikrorissen.
Quelle: Lohbauer (REM)

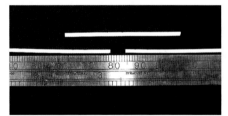

ZrO$_2$-Temperung-Test mit Simulation der Sinterschrumpfung.

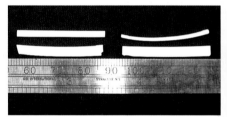

Vom Markenhersteller nicht autorisierte ZrO$_2$-Blanks zeigen Schrumpfungsverzüge.
Quelle: Giordano

Literatur:

Groten M: Prothetischer Lückenschluss mit viergliedrigen Zirkonoxidkeramikbrücken. Klinischer Fallbericht über 3 Jahre; Quintessenz 58, 1045-1053 (2007)

Jenatschke RA, Rinke S: Clinical performance of all-ceramic cantilever fixed partial dentures. Baseline Report. J. Dent. Res. Vol. 82, Spec. Issue B, Abstract 08 43 (2003)

Lauer HC: Vollkeramische Restauration in der Hand des Generalisten. Zahnärztl Mitteil 9, 40-45 (2003)

Pospiech P, Tinschert J, Raigrodski A: Vollkeramik Kompendium. 3M Espe (2006)

Tinschert J, Natt G, Körbe S, Neines N, Heussen N, Weber M, Spiekermann H: Bruchfestigkeit zirkonoxidbasierter Seitenzahnbrücken. – Eine vergleichende In-Vitro-Studie. Quintessenz 57, 867-876 (2006)

Walton TR: An up to 15-year longitudinal study of 515 metal-ceramic FPDs. Part 1 Outcome. Int J Prosthodont 15, 5, 439 (2002)

Einteilung nach Herstellverfahren

Zur Herstellung von Keramikrestaurationen sind derzeit folgende Verfahren von Bedeutung:

Keramikschichttechnik

Diese ist bekannt aus der Metallkeramiktechnik (Vita VM13, Duceram). Die Keramik-Pulvermassen werden dabei auf feuerfesten Duplikatstümpfen individuell geschichtet und im Keramikofen bei 900 °C gesintert.

Presstechnik

Analog zum Metallguss werden die Restaurationen zunächst in Wachs modelliert und eingebettet. Durch die Wachsaustreibung im Vorwärmeofen wird eine Hohlform erzeugt. Anschließend werden in einem Heißpressverfahren industriell vorgesinterte Keramik-Rohlingen auf ca. 1.000 °C erhitzt und in einem plastischen Zustand in die Hohlform gepresst (IPS Empress, IPS e.max Press, PM9).

Manuelles Kopierschleifen

Restaurationsmodelle aus Kunststoff werden taktil abgetastet. Die Form wird synchron in ein Kopierschleifgerät überführt; dort wird die Restauration aus Keramikrohlingen ausgeschliffen (Zirograph, Ceramill).

Computergestützte Herstellung

Hier gelangen industriell vorgefertigte Keramikblöcke (Blanks, Blocs) zur Anwendung. Die Restauration wird von computergesteuerten Fräsautomaten ausgeschliffen. Zur Gewinnung der Messdaten für die Konstruktion und für das Fräsprogramm wird über eine Messkamera (farbige Streifenlicht-Triangulation, konvokale Laser, Videoscanning) die Präparation im Mund aufgenommen (intraoral). Bei einer anderen Messtechnik wird optisch (Laserabtastung, Weißlicht- oder LED-Streifenlicht-Triangulation) oder taktil das Gipsmodell des Zahnkranzes extraoral abgetastet. Auf dem Bildschirm wird die virtuelle Restauration konstruiert (CAD). Die verbundene Schleifeinheit oder Laborfräsmaschine schleifen aus dem Keramikrohling die Restauration (CAM) mit einer Toleranz von 50 – 80 µm. Je nach Art der gewählten Keramikblocks muss die Keramik durch Sintern noch verfestigt werden. Mit den Messdaten des Quadranten oder des Kiefers kann ein virtuelles Modell gerechnet werden, das zur Herstellung eines zahntechnischen Arbeitsmodells dient. Damit können Kronen- und Brückengerüste verblendet und artikuliert werden.

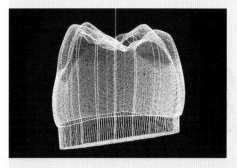

CAD/CAM-gestützte Verarbeitung senkt die Fehlerquote rapide. Im Zahntechniklabor ermöglicht die Digitaltechnik reproduzierbare Arbeitsprozesse und hat den Einsatz von Hochleistungskeramiken erschlossen.
Abb. Kohlbach

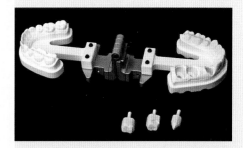

Mit dem computergestützt generierten Datensatz können Ganzkiefer-Modelle – aus Kunststoff gefräst – als Arbeitsunterlage für den Zahntechniker hergestellt werden.
Foto: Straumann

Keramik- und CAD/CAM-Systeme

Silikatkeramiken und Lithiumdisilikat-Keramiken

Silikatkeramiken wie Feldspat- und Glaskeramiken werden aus Quarz, Kaolin und Feldspat in einer Glasschmelze hergestellt. Durch Wärmehandlung und kristallkeimbildende Zusätze entsteht die Glas- oder Silikatkeramik. Bei Silikatkeramiken wie z. B. VitaBlocs, Empress CAD wird die Verfestigung der Keramik durch feinverteilte Leuzit- und Feldspatkristalle erreicht. Allerdings endet die Biegefestigkeit bei ca. 100 MegaPascal (MPa). Die Opazität und die Transparenz lassen sich mit Hilfe von mineralischen Zusätzen gezielt steuern und so natürliche Zahnfarben gewinnen, die auch bei unterschiedlicher Lichteinwirkung (Kunstlicht, Tageslicht, UV-Discolicht) ein identisches Reflexionsvermögen wie der natürliche Zahn besitzen.

Bei Restaurationen aus Silikatkeramik ist die adhäsive Befestigung erforderlich, um einen kraftschlüssigen Verbund am Zahn zu initiieren. Wenn genügend konditionierbare Zahnhartsubstanz zur Verfügung steht, können mit hinreichender klinischer Sicherheit Inlays, Onlays, Teilkronen, Veneers und Einzelkronen eingliedert werden.

Durch Lithium und andere Zusätze werden die physikalischen Eigenschaften der Glaskeramiken zusätzlich optimiert und man gewinnt Festigkeitswerte bis 450 MPa. Hierbei werden die Keramiken in industriellen Verarbeitungsprozessen zu Rohlingen geformt, die im zahntechnischen Labor durch Heißpressen oder als Keramikblocks in CAD/CAM-Systemen weiterverarbeitet werden. Diese hochfesten Lithiumdisilikatkeramiken verfügen über unterschiedliche Opazitäten und Transparenzen. Sie können deshalb sowohl für vollanatomische, farblich charakterisierte Restaurationen Verwendung finden, als auch als Gerüstwerkstoffe mit aufgeschichteten Verblendkeramiken oder als geschliffene Verblendstrukturen. Diese hochfeste Glaskeramikart kann konventionell, selbstadhäsiv oder adhäsiv befestigt werden.

Die Besonderheit der industriell vorproduzierten Keramikkörper liegen darin, dass sie dimensionstreu weiterverarbeitet werden können. Im Keramikkörper finden keine Schrumpfungsprozesse bei der Weiterverarbeitung statt. Dadurch können sehr präzise Restaurationen hergestellt werden.

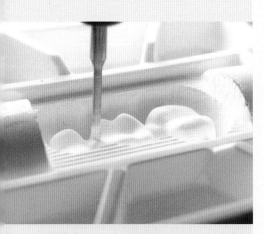

Hochleistungskeramiken werden computerunterstützt ausgefräst.
Foto: 3M

Polykristalline Oxidkeramiken – Hochleistungskeramiken

Hochleistungskeramiken auf der Basis von Oxidkeramiken entstehen dadurch, dass sie mit Borid, Carbid, Nitrid, Silicid, Titanat, Yttrium „veredelt" werden, um bestimmte Eigenschaften für extreme mechanische, thermische und korrosive Beanspruchungen zu erzielen. Der medizinische Einsatz von Keramik aus hochverdichtetem Aluminiumoxid und Zirkoniumdioxid hatte sich zuerst in der Hüftgelenksimplantologie als Knochenersatzmaterial etabliert. Vor einigen Jahren begannen die Versuche, Zirkoniumdioxid in der Zahnprothetik aufgrund der hohen initialen Festigkeit und Langzeitstabilität für Kronen und Brücken zu nutzen. Zirkoniumdioxid (Kurzzeichen ZrO_2) ist chemisch eine unlösliche Verbindung, die von Säuren und Laugen nicht angegriffen wird. Hergestellt aus Zirkonsand ($ZrSiO_4$, Alvit), Zirkonerde (ZrO_2, Baddeleyit, Brasilit), durchläuft es beim Abkühlen aus der Schmelze bis zur Raumtemperatur mehrere kristallografische Veränderungen. Der Schmelzpunkt von Zirkoniumdioxid liegt bei 2.715 °C. Bei 2.706 °C kristallisiert die kubische Phase, die sich bei 2.370 °C in die tetragonale und diese dann bei 1.163 °C in die monokline Phase umwandelt. Beim Abkühlen tritt beim tetragonal-monoklinen Phasenübergang eine starke Volumenzunahme auf, die zur Rissbildung in der Struktur führen kann. Durch gezielte Zugabe von ca. 5 Gewichtsprozent Yttriumoxid ($Y2O_3$) wird diese Phase stabilisiert. Der Zusatz von 0,1 bis 1 Prozent Aluminiumoxid verbessert die Korrosions- und Alterungsbeständigkeit des Werkstoffs.

Die dentalen Hochleistungs-Zirkoniumdioxidkeramiken unterscheiden sich vor allem durch den Herstellungsprozess und durch die Verarbeitung. Dem Sintervorgang kommt dabei besondere Bedeutung zu, da er die Kristallbildungen und Gefügestrukturen beeinflusst und damit mehr oder weniger homogene und gefügefehlerfreie Materialien liefert. Die vorgesinterten Zirkoniumdioxidblöcke (Weißkörper) weisen einen Verdichtungsgrad von 55 bis 70 Prozent auf und können deshalb gefräst werden. Nach der subtraktiven Formgebung im Dentallabor ist bei der darauffolgenden Sinterung mit einer Schwindung linear bis zu 20 Prozent zu rechnen. Deshalb werden beim subtraktiven Ausfräsen die Teile überdimensioniert herausgearbeitet; bei der anschließenden Sinterung schrumpft der Werkstoff wieder auf Modellgröße zurück. Der Vorteil bei diesem Vorgehen ist, dass eventuell durch den Fräsprozess induzierte Risse oder Oberflächendefekte durch den Sintervorgang wieder zum großen Teil verschlossen werden.

In jedem keramischen Werkstoff liegen herstellungsbedingt Mikrorisse vor oder werden während der Bearbeitung im zahntechnischen Labor oder durch die zyklische Kaudruckbelastung initiiert. Im wässrigen Mundmilieu wird das Risswachstum zusätzlich durch den Mechanismus der Spannungsrisskorrosion beschleunigt. Beim Yttrium-stabilisierten ZrO_2 führen die Tangentialspannungen an den Rissspitzen zur Umwandlung des tetragonalen, weniger voluminösen Kristallgefüges in die monokline Kristallphase mit der Folge einer

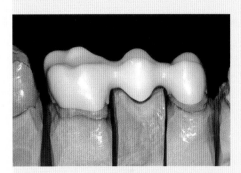

e.max ZirCAD – Oberkiefer-Brückengerüst
aus Zirkoniumdioxidkeramik zur Verblendung.
Foto: Ivoclar Vivadent

Keramik- und CAD/CAM-Systeme

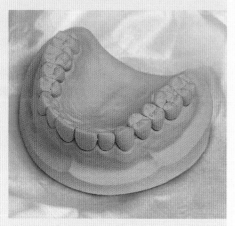

„Scanner-lesbares" Modell aus Hartgips. Einfärbung und Oberflächenstruktur ist ohne Weißpudern für die lichtoptische, elektronische Abtastung geeignet.
Foto: Dentona

Literatur:

Albashaireh ZS, Ghaza M, Kern M: Two-body wear of different ceramic materials opposed to zirconia ceramic. J Prosthet Dent 104, 105-113 (2010)

Ghazal M, Kern M: The influence of antagonistic surface roughness on the wear of human enamel and nanofilled composite resin artificial teeth. J Pros-thet Dent 101, 342-349 (2009)

Preis V, Behr M, Kolbeck C, Hahnel S, Handel G, Rosentritt M: Wear performance of substructure ceramics and veneering porcelains. Dent Mater 27, 796-804 (2011)

Volumenvergrößerung von ca. 5 Prozent. An der Rissspitze entstehen Druckspannungen, die das Risswachstum aufhalten. Der Riss wird durch die Umwandlungsverstärkung faktisch „zugeklemmt" (sog. Airbag-Effekt nach Pospiech). Zirkoniumdioxid ist dadurch in der Lage, eine auftretende Rissbildung selbständig zu „reparieren" und entstandene Risse zu schließen. Dieser Effekt ist die Ursache für die Langzeitstabilität und Bruchfestigkeit von Yttrium-stabilisiertem Zirkoniumdioxid.

Hochleistungskeramiken werden aufgrund ihrer Materialeigenschaften auf computergesteuerten Fräsautomaten subtraktiv verarbeitet. Mit ZrO_2-Keramik sind grazile Dimensionierungen von Verbindern zum Zwischenglied sowie geringe Gerüst-Wandstärken möglich geworden. Das Ausmaß des Zahnsubstanzabtrages bei der Präparation gleicht jener für eine metallkeramische Restauration. Da ZrO_2 gleiche und auch höhere Festigkeitswerte als Metalle bietet, besitzt es theoretisch das Potenzial, Metallgerüste oder metallische Primärkronen für Konusprothesen in Zukunft zu ersetzen. Zudem schätzt der Zahntechniker bei weitspannigen Brückengerüsten aus ZrO_2 den Vorteil, dass beim Aufbrennen der Verblendkeramik kein Verzug des Gerüsts eintritt. Bei metallischen Substrukturen ist dieses Problem hinlänglich bekannt und erschwert vor allem die Fertigung von implantatgetragenen Brücken, die aufgrund einer nicht mehr vorhanden Eigenbeweglichkeit der Pfeilerzähne eine erhöhte Passgenauigkeit aufweisen müssen.

Diese ursprünglich weiße Zirkoniumdioxidkeramik kann in der Phase der industriellen Blockherstellung bereits mit Farbzusätzen versehen werden, so dass nach dem Sinterprozess ein zahnfarbenes Gerüst vorliegt. Alternativ hierzu können auch weiße Gerüste vor dem Sinterprozess in spezielle Färbelösungen getaucht werden, die ebenfalls die gewünschte Zahngrundfarbe ergeben.

Eine weitere Option für Zirkoniumdioxid besteht darin, dass die Keramik vollanatomisch als monolithische Krone oder Brücke ausgefräst bzw. geschliffen wird. Dadurch ist keine Verblendung erforderlich. Das Ausmaß des Zahnsubstanzabtrags bei der Präparation kann gegenüber jener für eine Verblendrestauration auf Wandstärken bis 0,5 mm reduziert werden.

Zur Vermeidung einer Abrasion am Antagonisten ist eine sehr glatte, dichte Restaurationsoberfläche (Hochglanzpolitur) sowie ein funktionelles Okklusionskonzept zwingend erforderlich. Opazität, geringe Transluzenz, eingeschränkte Ästhetik und die damit erforderliche Farbanpassung an die Nachbarzähne (Einfärben) reduzieren den prothetischen Einsatz auf den weniger sichtbaren Seitenzahnbereich. Klinische Belege zum Langzeitverhalten monolithischer ZrO_2-Restaurationen liegen noch nicht vor.

Dentinkern-Technologie für eine gesteuerte Ästhetik

Die exakte, identische Nachbildung natürlicher Zähne ist eine große Herausforderung für den Zahntechniker. Neben Kenntnissen über Form und Oberfläche der Zähne muss der Techniker auch seine keramischen Massen perfekt beherrschen. Vor allem der schichtweise Aufbau stellt hohe Anforderungen. Der innere Aufbau des Zahnersatzes, insbesondere der Verlauf der Grenzfläche zwischen dem Dentinkern und dem Schmelz, wird bisher durch das Geschick und die Erfahrung des Zahntechnikers gesteuert. Der dreidimensionale Aufbau der Kroneninnenstruktur ist entscheidend für die ästhetische Wirkung einer Krone. Grundsätzlich können Fehler im Dentinkern selbst durch perfekte Schneide/Transpaschichtungen nicht kompensiert werden.

Das „Dentinkern"-Verfahren, entwickelt von Prof. Florian Beuer und ZT Josef Schweiger, LMU München, bietet die Möglichkeit, die innere Grenzfläche zwischen Dentin und Schmelz bereits im CAD-Programm zu bestimmen. Das Konzept beruht darauf, dass es einen biogenerischen Zusammenhang zwischen der Zahnaußenform und dem schichtweisen inneren Aufbau des Zahns gibt – das bedeutet, dass jeder Zahnaußenfläche ein exakt definierter Dentinkern zugeordnet werden kann.

Hierbei wird zur Bestimmung des Dentinkernes auf die Zahnaußengeometrie bzw. auf einen noch zur Verfügung stehenden Teil der Außengeometrie des Zahnes zurückgegriffen, um die Form des Dentinkerns zu konkretisieren. Damit wird die Ästhetik vorhersehbar festgelegt. Dieser „digitale Dentinkern" wird anschließend im Schneidebereich individuell durch den Zahntechniker komplettiert. Das Verfahren ist unabhängig vom Material und der eingesetzten Verblendtechnologie und ist mit allen zahnfarbenen, transluzenten Materialien umsetzbar. Auch hochwertiges PMMA für Langzeitprovisorien kann mit einem digitalen Dentinkern erstellt und anschließend mit Schmelz eines Verblendmaterials auf PMMA-Basis ergänzt werden.

Die digital erzeugte Dentinkern-Krone und Dentinkern-Brücke ist eine neue Technik zur Reproduktion hochästhetischer Kronen und Brücken, besonders für den Frontzahnbereich. Das Verfahren reduziert auch die Chipping-Wahrscheinlichkeit in der Verblendung. Diese Technologie bietet dem Anwender eine Reihe von Vorteilen:

1. Sicherheit in der Ästhetik: Durch die Berechnung und Ausformung des Dentinkernes beim Modellieren am PC wird der Zahntechniker in der Gestaltung der Kroneninnenstruktur unterstützt.

2. Höhere Wirtschaftlichkeit: Das Auftragen der Dentinmasse entfällt, so dass hier viel Zeit gespart werden kann.

Keramik- und CAD/CAM-Systeme

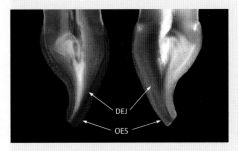

Abb. 1: **Die Äußere Schmelzoberfläche (Outer Enamel Surface = OES) und die Dentin-Schmelz-Grenze (Dentin-Enamel-Junction = DEJ) bilden die Basis für Zahnstruktur-Datenbanken.**

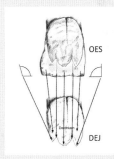

Abb. 2: **Das Grundprinzip der digitalen Dentinkern-Krone: Korrelation zwischen der Zahnaußenfläche und dem innenliegenden Dentinkern.**

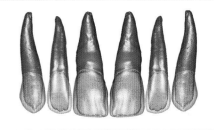

Abb. 3: **Beispiel für eine Oberkiefer-Frontzahngarnitur aus der Zahnstrukturdatenbank (STL-Datensätze).**

Keramik- und CAD/CAM-Systeme

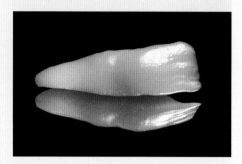

Abb. 4: **Im CAD / CAM-Verfahren gefräster Dentinkern.**

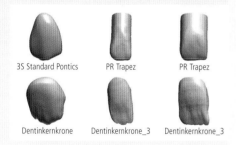

3S Standard Pontics   PR Trapez   PR Trapez

Dentinkernkrone   Dentinkernkrone_3   Dentinkernkrone_3

Abb. 5: **Beispiele von Dentinkernen in der Zahnstrukturdatenbank.**

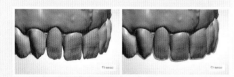

Abb. 6: **CAD-Konstruktion einer Oberkieferfront mit Hilfe digitaler Dentinkerne.**

3. Höhere Stabilität: Da die Kronen- und Brückengerüste zusätzlich das Volumen de Dentinkerns beinhalten, erzielt man hier eine höhere Stabilität, nicht zuletzt auch ir sehr sensiblen Interdentalbereich von Brückengerüsten.

4. Verringertes „Chipping"-Risiko: Wissenschaftliche Untersuchungen zeigen, dass da Chipping-Risiko mit der Stärke der Verblendung steigt. Da sich die Verblendung bei de dargestellten Restaurationsform auf die Dicke des Schneidebereiches reduziert, kann ma von einer Verminderung des Risikos für Verblendungsabplatzungen ausgehen.

5. Kombination mit verschiedenen Verblendtechniken: Die dargestellte Versorgungsform is mit verschiedenen Verblendtechniken kombinierbar: Manuelles Aufschichten (des Schnei debereichs), Überpresstechnik und Sinterverbundtechnik.

6. Materialvielfalt: Die dargestellte Kronen- und Brückentechnik ist für alle transluzenter dentinfarbenen Materialien anwendbar.

7. Antagonisten schonend: Im Schneidebereich kommen die bisher verwendeten Verblend keramiken zum Einsatz, sodass hier keinerlei Veränderungen zu den bisherigen Technike gegeben sind.

8. Vorgehen am Patienten wie bisher: Für den Zahnarzt ändert sich beim Einschleifen de Restaurationen nichts, da im Schneidebereich die gleichen Keramikmassen wie bishe zum Einsatz kommen.

Zusammenfassung:

Das neuartige Restaurationsverfahren mit Dentinkern bietet mehr Sicherheit für die Ästheti sowie für die mechanische Belastbarkeit – bei gleichzeitig höherer Wirtschaftlichkeit.

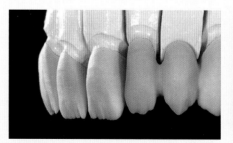

Abb. 7: **Dentinkerne einer Oberkiefer-Frontzahn- versorgung aus Lithium-Metasilikat.**

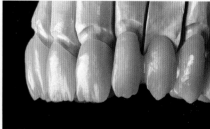

Abb. 8: **Dieselben Restaurationen nach der Kristalli- sation zu Lithiumdisilikat.**
Alle Abbildungen: Schweiger

Stellvertretend für das große Marktangebot an vollkeramischen Materialien werden hier Werkstoffsysteme von Unternehmen vorgestellt, die im Kuratorium der Arbeitsgemeinschaft für Keramik in der Zahnheilkunde mitarbeiten. Als industrielle Hersteller von Keramik- und CAD/CAM-Systemen betreiben die Unternehmen seit vielen Jahren Produktforschung, führen universitäre Studien zur klinischen Bewährung vollkeramischer Restaurationen durch und halten für die Anwender in Klinik, Praxis und Dentallabor eine anwendungstechnische Beratung bereit. Die profunden Kenntnisse aus Forschung und Entwicklung sowie aus der klinischen Begleitung, unterstützt durch das Qualitätssicherungsprogramm der AG Keramik in niedergelassenen Praxen (CSA-Projekt, siehe Seite 178), haben dazu beigetragen, dass die vorgestellten Systeme sich im Markt bewährt haben.

Ivoclar Vivadent – IPS Empress, IPS e.max

IPS Empress – eine Glaskeramik aus Siliziumoxid, Aluminiumoxid und Kaliumoxid mit Leuzit als Kristallbildner – ist der Urvater vieler Presskeramiken, die heute am Markt sind. Das Leuzit wird bei 1.170 °C aus Kalifeldspat gebildet und stabilisiert die Struktur der Keramik. Dieser Keramikwerkstoff wird zur Weiterverarbeitung als zylindrischer Pressrohling und als kubischer Block zur CAD/CAD-Bearbeitung angeboten. Bei der Presskeramik wird die schmelzflüssige Keramik pneumatisch in eine Hohlform gepresst. Im abtragenden Schleifverfahren werden die in digitaler Form vorliegende Restauration mittel diamantierter Schleifer und Wasserkühlung aus dem Keramikblock geschliffen. Für beide Varianten gilt: Aufgrund der Festigkeit von ca. 160 MPa und der exzellenten Ästhetik (Farbe, Lichtbrechung) eignet sich IPS Empress besonders für Inlays, Onlays, Teilkronen, Veneers und Einzelkronen. Alle Glaskeramiken müssen adhäsiv befestigt werden.

IPS e.max Press / CAD ist eine werkstoffliche Weiterentwicklung dieser Glaskeramik und wird als Lithium-Disilikat-Glaskeramik definiert. Auch hier ist eine zahntechnische Verarbeitung mittels Presstechnik und CAD/CAM-Bearbeitung möglich, mit identischen Indikationsbereichen. Diese hochfeste Keramik liegt in unterschiedlichen Transluzenzen und Opazitäten vor. Damit können Restaurationen vom dünnen Veneer über Kronen bis zu engspanniger Brücken im Frontzahnbereich und Prämolaren (bis Zahn 5) hergestellt werden. Die Lithium-Disilikat-Kristalle wachsen in der Kristallisations- bzw. Heißpressphase zu einem Mehrfachen ihrer Ursprungsgröße und führen so zu einer kompakten, festen Gewebestruktur. Dieses Prinzip führt zu einer erhöhten Festigkeit von ca. 500 MPa. Mögliche Mikrorisse in der Struktur werden durch die langen, verzahnten Kristalle am Weiterlaufen behindert. Als ergänzende Werkstoffkomponente findet die Lithium-Disilikat-Keramik in Kombination mit Titanbase weitere Anwendung in der Herstellung von Hybrid-Abutments. In Verbindung mit Zirkonoxidgerüsten werden Lithium-Disilikat-Verblendstrukturen zur langspannigen Brücken keramisch verfügt.

Vollkeramische Werkstoffe und Verarbeitungssysteme

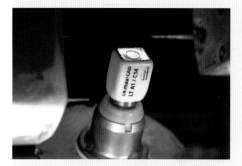

Lithiumdisilikat-Block (IPS e.max CAD) in der Schleifkammer von Cerec MC XL.

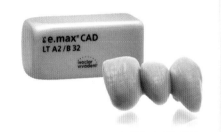

3gliedrige Frontzahnbrücke aus IPS e.max CAD vor der Kristallisation.

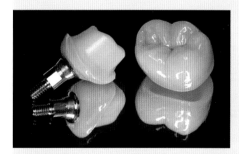

Hybrid-Abutment aus Lithiumdisilikat; wird mit der stabilisierenden Titanbasis (Ti-Base) verklebt.

Vollkeramische Werkstoffe und Verarbeitungssysteme

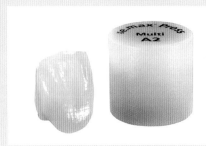

Polychromatischer IPS e.max Press Multi-Rohling zur Herstellung monolithischer Kronen im Pressverfahren.

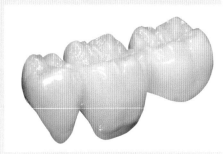

Monolithische Seitenzahnbrücke aus IPS e.max ZirCAD mit Liquidinfiltration vor der Sinterung.
Fotos: Ivoclar Vivadent

Für darüber hinaus gehende Indikationen wird IPS e.max ZirCAD angeboten. Diese Zirkoniumdioxid-Keramik wird für den CAD/CAM-Laboreinsatz als Ronden in verschiedenen Transluzenzen und Einfärbungen im Festigkeitsbereich von 850 – 1200 MPa hergestellt. Eine hohe Festigkeit bei gleichzeitig hoher Bruchzähigkeit ermöglicht die Wandstärken der Restaurationen deutlich zu reduzieren. Der Indikationsbereich von IPS e.max ZirCAD umfasst monolithische und verblendete Kronen und Brücken für den Front- und Seitenzahnbereich sowie verschraubte Implantat-Brücken.

In der Blockdarreichung für die Chairside-Anwendung (Cerec, PrograMill oder PlanMill) können Einzelkronen sowie bis 3-gliedrige, monolithische Seitenzahnbrücken hergestellt werden. In dieser Anwendung finden nach dem Schleifprozess eine Schnellsinterung statt.

Teilweise langjährige klinisch Untersuchungen haben für das IPS e.max Lithium-Disilikat die Eignung für diese Indikationsbereiche belegt:

- IPS e.max CAD für 3gliedrige Brücken (bis 2. PM), 10-Jahresstudie (Quelle: Kern, Wolfart, 2012)
- Implantat-Hybrid-Abutments sowie Abutment-Kronen aus IPS e.max CAD und IPS e.max Press, mit Titanbasen verklebt.

Hinweise zur Implantatprothetik auch unter Seite 85 – 97.

Dentsply Sirona – Das Cerec-Verfahren

Das chairside arbeitende System besteht aus einer Aufnahmeeinheit (Cerec Omnicam oder Bluecam) mit der Intraoral-Messkamera und der Schleifeinheit (Cerec MC XL). Mit der Intraoralkamera wird vom Zahnarzt die zu behandelnde Situation sowie die Lateralzähne im Patientenmund abgeformt und die Aufnahmen in einem Bildkatalog gespeichert. Daraus wird automatisch ein dreidimensionales, virtuelles Modell gerechnet. Mit diesem Modell wird auf dem Bildschirm die Restauration konstruiert (CAD-Prozess) und die Daten in die Schleifeinheit übertragen. Innerhalb weniger Minuten wird aus dem Keramikblock die Restauration ausgeschliffen.

Das Cerec-System ermöglicht die Versorgung von Einzelzahndefekten mit Keramikrestaurationen in einer Behandlungssitzung. Das Spektrum umfasst die Herstellung von Inlays, Onlays, Teilkronen, Veneers, Kronen und vollanatomische, monolithische Brücken (ohne Verblendung) bis zu vier Gliedern sowie die Fertigung von Langzeitprovisorien aus Kunststoff. Die Chairside-Behandlung nutzt die lichtoptische Intraoralabformung; die vielseitige Software bietet automatische Konstruktionsvarianten mit patientenspezifischer Individualisierung. Die Soforteingliederung erfordert kein Provisorium. Bei Nutzung der Adhäsivtechnik werden postoperative Sensitivitäten vermieden.

Als Werkstoffe können genutzt werden: Feldspatkeramik (Cerec Blocs, auch polychromatisch; Vita TriLuxe, Vita RealLife), Lithiumdisilikat (e.max CAD, Empress CAD), zirkonverstärktes Lithiumsilikat (Celtra Duo, Dentsply Sirona; Suprinity, Vita), Hybridkeramik (Vita Enamic), Nanoresin-Verbundwerkstoff (Lava Ultimate, 3M).

Für die Planung von Implantaten und der prothetischen Aufbauten stellt Cerec virtuell die individuelle Konstruktion der Implantat-Suprastruktur zur Verfügung. Dafür werden die aus dem Intraoralscan projektierten Konstruktionsdaten der Aufbauteile in das DVT-Röntgenbild (Digitale Volumentomographie) exportiert. Diese „Backward"-Planung ermöglicht, Enossalpfeiler und Abutment mit Krone exakt zu positionieren, bevor der OP-Eingriff vorgenommen wird. Für die Implantierung kann mit Cerec eine chirurgische Bohrschablone hergestellt werden.

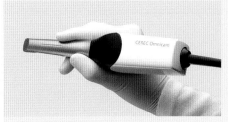

Aufnahmekamera, System Cerec Omnicam.

Über die mit dem Cerec-System gefertigten Restaurationen liegen klinische Daten seit 1985 und mehrere klinische Langzeitstudien an Universitäten und in Anwenderpraxen vor – zum Teil mit Liegezeiten von über 18 Jahren. Die hohen Überlebensraten der Restaurationen liegen im gleichen Korridor wie Gussrestaurationen, die bisher als „Goldstandard" galten.

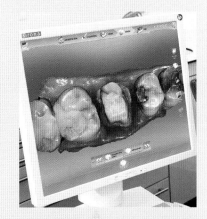

Intraoral-Aufnahmeeinheit Cerec Omnicam.

Das inLab-System

Als „Schwestersystem" zu Cerec wurde inLab für das zahntechnische Labor konzipiert. Hier wird eine konventionelle Elastomer-Abformung von der Präparation genommen. Das duplizierte Sägemodell wird vom inEos-Scanner lichtoptisch abgetastet und die Messdaten erfasst. Auch die mit Cerec AC intraoral generierten Abformungen und Modelldatensätze werden vom inLab-System verarbeitet. Die Konstruktion erfolgt auf dem Bildschirm. Die Wanddicken werden automatisch kontrolliert und können digital modifiziert werden. Die Konstruktionsdaten gelangen in die Schleifeinheit zur Herstellung der Restauration.

Das inLab-Verfahren fertigt Inlays, Onlays, Teilkronen, Veneers, anatomische Vollkronen, teleskopierende Primärkronen, Geschiebe, Implantat-Suprastrukturen sowie Gerüste für Verblendkronen und Brückengerüste. Als Materalien können verarbeitet werden: Feldspat- und Glaskeramik für Kronenkappen und Brückengerüste, die aufbrennkeramisch verblendet werden.

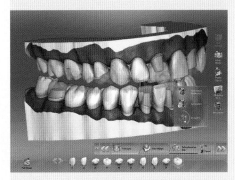

Virtuelles Modell, System Cerec Omnicam.

Alle Abbildungen: Dentsply Sirona

Für monolithische Kronen eignet sich inCoris TZI als transluzentes Zirkoniumdioxid (Sirona) oder Lithiumdisilikat (e.max CAD, Ivoclar Vivadent). Für verblendete Rekonstruktionen aus yttrium-stabilisiertem Zirkoniumdioxid (ZrO_2) stehen inCoris TZI, e.max ZirCAD oder Vita In-Ceram YZ zur Verfügung. Die ZrO_2-Gerüste werden vergrößert ausgeschliffen

Vollkeramische Werkstoffe und Verarbeitungssysteme
(nach Herstellerangaben)

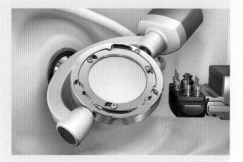

Die inLab MC X5 verarbeitet Ronden aus diversen Werkstoffen.

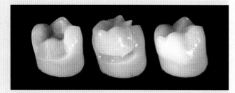

Die hohe Lichtleitfähigkeit und Farbadaption von Celtra sorgt im Zusammenspiel mit dem natürlichen Restzahnbestand und der ausgeprägten Opaleszenz für den Chamäleoneffekt. Die Teilkrone ist nur poliert, weder bemalt noch glasiert.

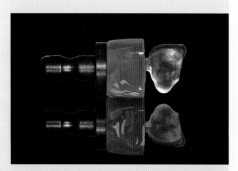

Die Lithium-Silikat-Kristallite in der Größe 500 – 700 nm entsprechen exakt dem Wellenbereich des natürlichen Lichtes, der für die Opaleszenz verantwortlich ist. Celtra verhält sich damit wie der natürliche Zahnschmelz.

und in einem Hochtemperaturofen dichtgesintert; hierbei schrumpft das Gerüst auf das exakte Rekonstruktionsmaß. Zur Substitution der manuellen Schichtverblendung können für Kronen und Brücken computergestützt Verblendschalen ausgeschliffen werden, die mit dem Gerüst verklebt oder aufgesintert werden.

Für NEM-Restaurationen ist inCoris CC, ein Sintermetall auf Basis einer CoCro-Legierung, geeignet.

Dentsply Sirona – Keramiken

Strukturkeramiken

Seit der Markteinführung 2001 hat sich Cercon millionenfach bewährt. Das in Zusammenarbeit mit der ETH-Zürich entwickelte Verfahren, Zirkondioxid im sogenannten Grünzustand zu fräsen, hat es für die Anwendung prothetischer Restaurationen zugänglich gemacht und zum weltweiten Verarbeitungsstandard werden lassen. Seit Markeinführung wird Cercon umfassend klinisch dokumentiert und gibt somit Zahnärzten, Dentallaboren und Patienten ein hohes Maß an Sicherheit.

Das grundsätzliche Problem „Chipping" wurde von DeguDent in einer Kooperation mit den Universitäten Aachen und Heidelberg auf der Basis eines grundlegend neuen Ansatzes mit der Finite Element-Methode untersucht (Zahnarztwoche 10 / 09). Dabei wurden alle temperaturabhängigen Werkstoffparameter durch Messungen bestimmt und die viskoelastischen Eigenschaften der Verblendkeramik mit einbezogen. Die Veränderung der Abkühlrate hatte einen signifikanten Einfluss auf die maximale Zugspannung der Verblendkeramik und floss als gezielte Langzeitabkühlung in die Verarbeitungsempfehlungen Cercon mit ein.

Durch die Varianten Cercon base und Cercon ht (hochtransluzentes Zirkondioxid) bietet Cercon multiindikative Einsatzmöglichkeiten, die von der Einzelkrone über Brücken bis hin zu individuellen Abutments und Primärteilen reichen. Ob monolithisch, teilverblendet oder vollverblendete Restaurationen, die Indikationsbreite bietet dem Anwender eine hohe Flexibilität.

Verblendkeramiken

Die Keramik-Systeme Kiss und Love sind abgestimmt auf unterschiedlichste Gerüstwerkstoffe, wie Zirkondioxid, Edelmetalle und Nichtedelmetalle. Damit arbeitet der Anwender in seinem Schichtsystem und der bevorzugten Farbdidaktik, wie Vita classical oder 3D-Master, auf nahezu allen prothetischen Gerüstwerkstoffen in einem System.

Hochfeste Glaskeramiken

Mit Celtra Duo, zirkondioxidverstärktes Lithiumsilikat (ZLS), wurde eine innovative hochfeste Glaskeramik entwickelt, deren neuartige Mikrostruktur sowohl mechanische als auch lichtoptische Vorteile dem Anwender bietet. Durch die Einbindung von 10 % Zirkonoxidanteil wird eine besonders hohe Festigkeit erzielt. Die vielen kleinen Kristallite, 0,5 – 0,7 µm, sorgen für einen hohen Anteil der Glasphase. Das Resultat eine sehr feine Mikrostruktur, die eine hohe mittlere Biegefestigkeit bei gleichzeitig hohem Glasanteil aufweist. Eine hohe Kantenstabilität und exzellente Polierbarkeit ist das Ergebnis.In der Kausimulation zeigt Celtra Duo ein für keramische Werkstoffe untypisches Verhalten (Universität Heidelberg, 2012). Verlieren Keramiken üblicherweise im Alterungsprozess an Festigkeit, behält Celtra Duo jedoch durch seine Festigkeitsreserven sein hohes Festigkeitsniveau.

CAD / CAM

Der werkstoffgerechten Verarbeitung von CAD / CAM-Materialien kommt eine besondere Bedeutung zu. Hier bietet Dentsply DeguDent sowohl Lösungen für das eigene Labor (Cercon base, Cercon ht) als auch über die Netzwerkfertigung Compartis (Cercon base, Cercon ht). Zudem steht Celtra Duo für Cerec MC XL-Schleifeinheiten zur Verfügung. Die Individualisierung erfolgt mit den Celtra Universal Malfarben.

Aktuelle Neuentwicklungen

Mit seiner Materialkompetenz entwickelt Dentsply Sirona derzeit Cercon ht Discs in allen 16 Vita-Farben im eigenen Haus. Im Rahmen dieser True Color Technology soll eine neue Benchmark hinsichtlich der Farbreferenz und Farbsicherheit der Vita-Farbskala für Cercon ht geschaffen werden.

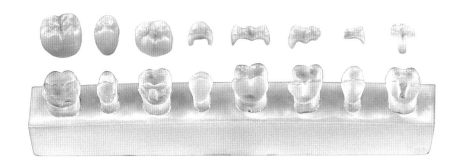

Vollkeramische Werkstoffe und Verarbeitungssysteme

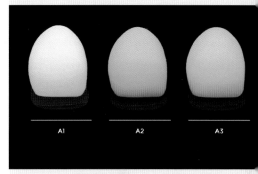

Die Fluoreszenz bei Celtra Materialien ist nach Helligkeiten abgestuft. Durch die feinen Kristallite und den hohen Glasanteil der Mikrostruktur kann die Fluoreszenz aus der Tiefe wirken und die Intensität gut eingestellt werden.

Celtra bietet ein breites Indikationsspektrum: vom Endo-Inlay bis zur Vollkrone.
Bildquelle: Dentsply Sirona

Vollkeramische Werkstoffe und Verarbeitungssysteme

3M Lava™ Werkstoffe und Verarbeitungssysteme

Das Angebot von 3M umfasst den Intraoralscanner 3M™ Mobile True Definition Scanner zur optoelektronischen Abformung der intraoralen Situation – ebenso CAD / CAM-Restaurationsmaterialien in unterschiedlichen Rohlingsformaten. Dazu gehören 3M™ Lava™ Ultimate CAD / CAM-Restaurationsmaterial, 3M™ Lava™ Frame Zirkoniumoxid, 3M™ Lava™ Plus Hochtransluzentes Zirkoniumoxid und 3M™ Lava™ Esthetic Fluoreszierendes Vollzirkoniumoxid.

Intraoralscanner

Mit dem 3M Mobile True Definition Scanner steht ein Tablet-basierter Intraoralscanner für digitale Präzisionsabformungen zur Verfügung. Er ist mit einem sehr kleinen Handstück ausgestattet, das sich leicht über die Zahnreihen führen lässt, um Daten aufzunehmen und aus ihnen ein 3D-Modell zu erzeugen. Überprüfen lassen sich Präparation und Abformqualität in bis zu 20-facher Vergrößerung am Touchscreen des Gerätes. Erkennt der Anwender Problembereiche, kann er sofort reagieren, noch bevor die Abformung an das Labor versandt wird. Die generierten Daten werden zur Weiterverarbeitung entweder über eine der sogenannten „Trusted Connections" (validierte Workflows) an ein zahntechnisches Partnerlabor übermittelt oder in eine Konstruktionssoftware mit offener Architektur importiert (offener Workflow mit STL-Daten). Verschiedene Studien attestieren dem System eine sehr hohe Genauigkeit.

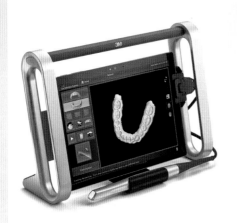

Der Tablet-basierte 3M Mobile True Definition Scanner.

Verbundwerkstoff

Mit Lava Ultimate steht ein innovativer Verbundwerkstoff für die Herstellung von Inlays, Onlays und Veneers zur Verfügung. Er vereint die positiven Eigenschaften der Glaskeramik wie brillante Ästhetik, dauerhaften Glanzerhalt, und die sehr gute Plaqueresistenz mit der Resilienz und dem dentinähnlichem E-Modul. Lava Ultimate ist als Block für die Verarbeitung in Chairside-Systemen und in einigen Labor-Fräseinheiten erhältlich. Bei diesem Werkstoff ist die adhäsive Befestigung, bevorzugt mit 3M™ Scotchbond™ Universal Adhäsiv und 3M™ RelyX™ Ultimate adhäsives Befestigungscomposite, empfohlen.

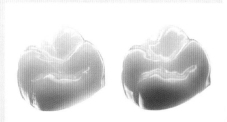

Krone aus Lava Esthetic fluoreszierendes Vollzirkoniumoxid (links) und Lava Plus hochtransluzentes Zirkoniumoxid (rechts):
Bei gleicher Materialstärke ist im Durchlicht ein deutlicher Transluzenzunterschied sichtbar.

Zirkoniumoxid 3Y-TZP

Das seit dem Jahr 2001 millionenfach erfolgreich eingesetzte Lava Frame Zirkoniumoxid sowie das auf diesem Material basierende Lava Plus bestehen aus 3 Mol-% Yttriumoxid stabilisiertem Zirkoniumoxid (3Y-TZP = 3 Mol-% Yttria stabilized Tetragonal Zirconia

Polycrystal). Mit den CAD/CAM Systemen werden die Rohlinge im vorgesinterten Zustand (Weißkörper) verarbeitet. Beide Werkstoffe sind für die Herstellung zahn- und implantatgetragener Kronen- und Brückengerüste, monolithischer Kronen und Brücken, Abutments sowie weiterer Versorgungen freigegeben. Durch den finalen Sintervorgang kann bei beiden Varianten eine initiale 3-Punkt-Biegefestigkeit nach ISO 6872:2015 von über 1.100 MPa erreicht werden. Lava Plus weist gegenüber Lava Frame eine höhere Transluzenz auf und kann aus diesem Grund auch für die Herstellung monolithischer Restaurationen eingesetzt werden. Für eine natürliche Farbgestaltung lässt sich der Werkstoff vor dem Sintern manuell einfärben. Dafür stehen 18 Body-Shade- und 3 Enamel-Shade-Färbelösungen sowie 8 Effektfarben zur Verfügung.

Lava Frame Zirkoniumoxid ist ausschließlich im Frame-Format für Lava Fräsmaschinen erhältlich, während Lava Plus auch in Ronden im Standard-Durchmesser 98 mm mit Stufe und verschiedenen Höhen angeboten wird. Dadurch ist die Verarbeitung dieses Werkstoffes in zahlreichen Dental-Fräseinheiten möglich. Die Befestigung von Lava Zirkoniumoxid-Restaurationen kann konventionell, z. B. mit 3M™ Ketac™ Cem Plus Kunststoffmodifizierter Glasionomer-Befestigungszement, oder adhäsiv mit 3M™ RelyX™ Unicem 2 selbstadhäsiver Komposit-Befestigungszement erfolgen.

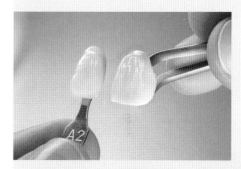

Exakte farbliche Übereinstimmung zwischen der Zahnfarbe A2 der VITA classical A1-D4® Farbskala und einer Frontzahnkrone aus Lava Esthetic fluoreszierendes Vollzirkoniumoxid (A2).

Zirkoniumoxid 5Y-CZP

Seit 2017 wird das Portfolio durch Lava Esthetic, ein kubisches Zirkoniumoxid im Rondenformat mit hoher Transluzenz, ergänzt. Es ist voreingefärbt und weist einen gradierten Farbverlauf sowie eine an die jeweilige Zahnfarbe angepasste, in die Materialstruktur integrierte Fluoreszenz auf. Bei Lava Esthetic handelt es sich um einen Werkstoff mit vornehmlich kubischer Materialstruktur, das 5 Mol-% Yttriumoxid zur Stabilisierung in dieser Kristallphase enthält (5Y-CZP = 5 Mol-% Yttria-stabilized Cubic Zirconia Polycrystal).

Der erhöhte Anteil an Yttriumoxid ist verantwortlich für die zahnähnliche Transluzenz, gleichzeitig aber auch für eine im Vergleich zu tetragonalem Zirkoniumoxid geringere initiale Biegefestigkeit von rund 800 MPa*. Aufgrund dieser Festigkeitswerte liegt eine Freigabe für die Herstellung von Einzelzahnrestaurationen sowie dreigliedrigen Brücken vor. In der Regel wird das voreingefärbte Material monolithisch eingesetzt. Es erfolgt lediglich eine Charakterisierung mit Malfarben sowie Glasur mit niedrigschmelzenden Materialien, deren Brenntemperatur unter 900° C liegt.

Eine konventionelle Befestigung ist bei retentiven Präparationsformen möglich. Derzeit ist Lava Esthetic in den Farben A1, A2, A3, A3.5, B1, C1, D2 und Bleach erhältlich; die Einführung zusätzlicher Farben steht bevor.

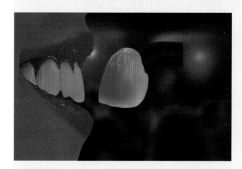

Fluoreszenz einer Frontzahnkrone aus Lava Esthetic fluoreszierendes Vollzirkoniumoxid im Vergleich zu natürlichen Zähnen.

Alle Abbildungen: 3M

* 3-Punkt-Biegefestigkeit nach ISO 6872:2015; geeignet für Typ II, Klasse 4 Indikationen: Kronen, dreigliedrigen Brücken, Inlays, Onlays und Veneers.

Vollkeramische Werkstoffe und Verarbeitungssysteme

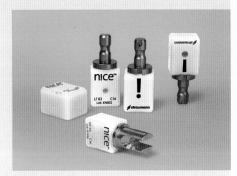

Lithium-Disilikat verstärkte Lithium-Aluminosilikat Glaskeramik (n!ce™, Straumann).

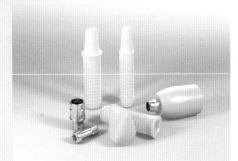

Straumann Pure Ceramic Implantat.

Literatur zu Keramikimplantaten:

Lithium-Disilikat verstärkte Lithium-Aluminosilikat Glaskeramik (n!ce™, Straumann)

Die vollkristallisierte Glaskeramik (Typ II, Klasse 2, gemäß ISO 6872:2015) wird durch eine nadelförmige Kristallstruktur gestützt und bietet eine erhöhte Stabilität sowie eine optimale Gleitfähigkeit auf dem Antagonisten. Die Glaskeramik gibt es in zwei Transluzenzstufen: HT (hochtransluzent) und LT (semi-transluzent). Beide Varianten sind in den Farbtönen verfügbar: Bleach, A1, A2, A3, B2, B4 gemäß Vita classical A1-D4 Farbskala.

Indikation:

Inlay, Onlay, Veneer, Teilkrone, Krone.

Verarbeitung:

Die Verarbeitung kann auf den gängigen CAM-Fräsmaschinen oder in der Straumann-Zentralfertigung erfolgen.

Bearbeitung:

Kein Kristallisationsbrand erforderlich. Nachbehandlung durch Polieren, Bemalen zur individuellen Charakterisierung, Glasieren sind möglich.

Befestigung:

Mit adhäsiven oder selbstadhäsiven Zementierungssystemen.

Klinische Bewährung:

Mittel- und langfristige Daten stehen noch aus.

Straumann Pure Ceramic Implantat aus Yttrium-stabilisiertem Zirkonia

Keramische Komponenten werden seit über 35 Jahren erfolgreich in der orthopädischen Chirurgie eingesetzt und sind aufgrund ihrer Zähigkeit und Dimensionsstabilität geschätzt. Die klinische Zuverlässigkeit des Straumann Pure Ceramic Implantats wurde in einer multizentrischen Studie bestätigt. In einem 100-Prozent Belastungstest werden die Zirkonoxid-Implantate stets auf mechanische Festigkeit geprüft.

Die Oberflächenstruktur des Implantats beeinflusst dessen Osseointegration, Festigkeit und Alterungsbeständigkeit. Die retentive ZLA-Oberfläche des Straumann Pure Ceramic Implantats ähnelt jener der seit über 20 Jahren in praxi bewährten SLA-Struktur der Titanimplantate. Mit über 100 Studien ist die Osseointegrations-fördernde Topografie eines der am besten dokumentierten Features. Untersuchungen zeigen für die ZLA-Oberfläche günstige Einheilungsmuster, Einheilzeiten, gute Werte für die periimplantäre Knochendichte und den Implantatkontakt zum Knochen – vergleichbar mit der SLA-Struktur.

Das Straumann Pure Ceramic Implantat Monotype wies nach 3jährigem Follow-up eine Erfolgsrate von 97,5 Prozent auf. Damit bietet dieses Implantat eine zuverlässige, erfolgreiche Behandlungsalternative zu Titanimplantaten.

Vita CAD / CAM Materialien

Vita Zahnfabrik ist Pionier auf dem Gebiet der dentalen CAD / CAM-Werkstoffe für Praxen und ZT-Labore. Seit 1985 bietet Vita Materiallösungen aus einer Hand für viele Indikationen. Das Portfolio umfasst neben Werkstoffen für temporäre Versorgungen auch hochästhetische Lösungen für Einzelzahnversorgungen und Materialien für Gerüstkonstruktionen sowie vollanatomische Brückenversorgung. Praxis- und Laboranwender profitieren heute sowohl von bewährten Lösungen als auch von richtungsweisenden Materialinnovationen.

Vita Suprinity – die neue Generation der Glaskeramik

Mit Suprinity bietet Vita eine zirkondioxidverstärkte Lithiumsilikatkeramik (ZLS) an. Der im Vergleich zu traditioneller CAD / CAM-Glaskeramik um etwa das Zehnfache erhöhte Zirkondioxidanteil bei ZLS sorgt in Kombination mit einer besonders feinkörnigen und homogenen Gefügestruktur für exzellente mechanische Eigenschaften. Die hohe Festigkeit und Verlässlichkeit des neuen Werkstoffs eröffnet dem CAD / CAM-Praxis- und Laboranwender ein weites Spektrum an Einsatzmöglichkeiten. Die hochfeste Glaskeramik lässt sich zudem einfach manuell nachbearbeiten, sehr gut polieren und ferner z. B. ohne Brennstützpaste kristallisieren. Zusätzlich sorgt die optimierte Kantenstabilität für eine verbesserte Präzision.

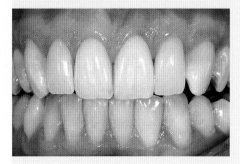

FZ-Restaurationen aus zirkonverstärktem Lithiumsilikat.

Vita Enamic – die erste dentale Hybridkeramik

Vita Enamic ist die weltweit erste dentale Hybridkeramik mit einer dualen Netzwerkstruktur, die synergistisch Keramik und Komposit vereint. Die CAD / CAM-Rohlinge eignen sich nicht nur für die Fertigung klassischer Inlays, Veneers und Kronen, sondern auch für minimalinvasive Restaurationen bzw. Versorgungen bei reduziertem Platzangebot. Bei Vita Enamic durchdringen sich die dominierende, keramische Struktur und das verstärkende Polymer-Netzwerk gegenseitig. Dank dieser dualen Keramik-Polymer-Netzwerkmatrix vereint der neue Verbundwerkstoff die positiven Eigenschaften sowohl von Keramik als auch von Komposit. Materialwissenschaftliche Untersuchungen belegen, dass Vita Enamic neben hoher Belastbarkeit nach adhäsivem Verbund auch eine besondere Elastizität sowie eine integrierte Riss-Stopp-Funktion bietet.

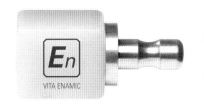

Vita Enamic Hybridkeramik.

Vita YZ HT– hochtransluzentes Zirkondioxid für Brückenversorgungen

Vita YZ HT ist ein hochtransluzentes Zirkondioxid, das sich aufgrund hoher Festigkeit und guter Lichtleitfähigkeit besonders für monolithische Brückenversorgungen eignet. Dank der Transluzenz ist das Vita Zirkondixoid eine kostengünstige, zahnfarbene und vor allem ästhetisch ansprechende Werkstoffalternative zu traditionellen NEM- und teilverblendeten Metallkeramikversorgungen. Vita YZ HT basiert auf dem seit über 10 Jahren bewährten Vita Zirkondioxid. Dank der hohen Festigkeit und Transluzenz lassen sich aus Vita YZ HT besonders stabile, monolithische Restaurationen herstellen, die ein Chippingrisiko nahezu ausschließen.

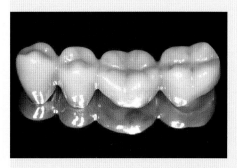

Monolithische Brücke aus „Voll-Zirkon".
Abbildungen: Vita Zahnfabrik

Vollkeramische Werkstoffe und Verarbeitungssysteme

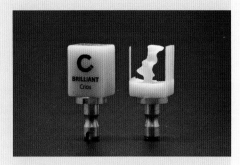

Der Brilliant Crios Hochleistungskomposit Block weist eine hohe Schleifgenauigkeit auf.

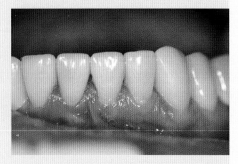

Kronen, regio 33 – 42, aus Brilliant Crios, A2 low translucent.

Quelle: Coltene/Rahm

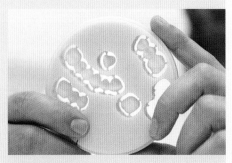

Fräsbare Ronden aus CAD-Composite und Zirkoniumdioxid – hergestellt von DMG.

Quelle: DMG

Coltene Brilliant Crios CAD/CAM Hochleistungskomposit-Block

Der globale Materialhersteller Coltene ist seit über drei Jahrzehnten im Bereich der adhäsiven Füllungstherapie erfolgreich tätig. Hierbei stehen innovative, langlebige Komposite mit hoher Ästhetik, sowie Bonding-Systeme und Kompositzemente im Zentrum.

Mit der Markteinführung des Hochleistungskomposit CAD/CAM Blocks Brilliant Crios in 2016, wurden die spezifischen Vorteile von Komposit der CAD/CAM-Technologie eröffnet. Die sehr hohe Biegefestigkeit und das dentinähnliche E-Modul vermeiden Chipping und Rissbildung. Einhergehend hat es eine stoßdämpfende Wirkung, ideal für Implantatversorgungen, die sich positiv auf das Bissgefühl des Patienten auswirkt.

Dank der ausgezeichneten Schleifpräzision des Materials können auch bei ganz engen Platzverhältnissen sehr dünn auslaufende, minimalst invasive Restaurationsränder präpariert werden. Wissenschaftliche Untersuchungen bestätigen zudem die hervorragende Abrasionsbeständigkeit von Brilliant Crios bei gleichzeitig hohem Schutz der antagonistischen Zahnhartsubstanz. Das Einsatzgebiet umfasst definitive Inlays, Non-Prep-Overlays, Tabletops, sowie vollanatomische Kronen und Veneers. Farbindividualisierungen und Reparaturen sind mithilfe eines Universalkomposits – z. B. mit Brilliant EverGlow – einfach zu realisieren. Brilliant Crios CAD/CAM Blöcke sind in neun Low- und vier High-Transluzenzstufen erhältlich.

DMG Dental Material Gesellschaft

Von der Abformung bis zur dauerhaften Restauration, DMG als talentierter Pionier für innovative Produkte „Made in Germany" erleichtert Zahnärzten die Behandlung.

LuxaCam Portfolio: Das Angebot für Praxis und Labor enthält Qualitätsmaterialien für temporäre und definitive Restaurationen mit guten mechanischen Eigenschaften.

LuxaCam Zirkon bietet drei unterschiedliche Transluzenzen. Als Gerüstwerkstoff, als zahnfarbenes hochtransluzentes Zirkon und als mehrschichtiges Material für monolithische Restaurationen zur Erfüllung hoher ästhetischer Ansprüche.

LuxaCam Composite hat ein dentinähnliches Elastizitätsmodul sowie anspruchsvolle mechanische Eigenschaften. Die Resilienzfähigkeit unterbindet Spannungen in der Restauration; Stress und Abrasion am Antagonisten, z. B. bei Bruxismus, können dadurch weitgehend vermieden werden. Restaurationen können mit DMG-Zementen befestigt werden und sind polierbar.

PermaCem 2.0, PermaCem Universal:

Zur Befestigung von ZrO_2-Restaurationen eignet sich der selbstadhäsive Zement Perma-Cem 2.0. Die Haftmonomer-Rezeptur geht mit Oxidkeramik eine enge Bindung ein. Die sehr gute Fließfähigkeit ermöglicht einen gleichmäßigen Zementfilm. In der Gelphase können Überschüsse leicht entfernt werden.

Der dualhärtende Composite-Zement PermaCem Universal ist in 5 Farben verfügbar. Die kompatiblen Vitique Try-In Pasten erleichtern es, hohe ästhetische Ansprüche zu erfüllen. Der Zement eignet sich zur Befestigung von Inlays, Onlays, Kronen, Brücken, Veneers und Wurzelstiften aus NEM, Edelmetalllegierung, Oxidkeramik, Silikatkeramik und Composites. Der Zement verfügt über eine natürlich wirkende Fluoreszenz für ästhetische Ergebnisse.

**Literatur
zur Vollkeramik**

Restaurationstechnik mit Silikat- und Lithiumdisilikat-Keramik

Bindl A, Richter B, Mörmann W: Survival of ceramic computer-aided design/manufacturing crowns bonded to preparations with reduced macroretention geometry. Int J Prosthod 18, 3, 219-224 (2005)

Clausen JO, Abou Tara M, Kern M: Dynamic fatigue and fracture resistance of non-retentive all-ceramic full-coverage molar restorations. Influence of ceramic material and preparation design. Dent Mater, im Druck 2010

Edelhoff D, Spiekermann H, Rübben A, Yildirim M: Kronen- und Brückengerüste aus hochfester Presskeramik. Quintessenz 50, 177-189 (1999)

Edelhoff D, Horstkemper T, Richter EJ, Spiekermann H, Yildirim M: Adhäsiv und konventionell befestigte Empress 1-Kronen – Klinische Befunde nach vierjähriger Liegedauer. Dtsch Zahnärztl Z 55, 326-330 (2000)

Edelhoff D.: Gute Langzeitergebnisse ohne Experimente. Ästhetische Zahnmedizin 5, 278-280 (2002)

Edelhoff D: Vollkeramik von A bis Z für Praktiker. Ästhetische Zahnmedizin 3, 16-25 (2003)

Edelhoff D: IPS Empress 2 – adhäsiv und konventionell befestigt. E2-Kronen und -Brücken nach 3jähriger Tragedauer. Dental-Praxis 22, 21-33 (2005).

Etman M, Woolford MJ: Three-year clinical evaluation of two ceramic crown system – a preliminary study. J Prosthetic Dent 103, 80-90 (2010)

Fasbinder D, Dennison JB, Heys D, Neiva G: A clinical evaluation of chairside lithium disilicate CAD/CAM crowns – a two-year report. J Am Dent Assoc 141, 10-14 (2010)

Gehrt M, Wolfart S, Rafai N, Reich S, Edelhoff D: Clinical results of lithium-disilicate crowns after up to 9 years of service. Clin Oral Invest 17, 275-284 (2013)

Literatur
zur Vollkeramik

Guess P, Strub JR, Steinhart N, Wolkewitz M, Stappert CFJ: All-ceramic partial coverage restorations – midterm results of a 5-year prospective clinical splitmouth study. J Dent 37, 627-637 (2009)

Harder S, Wolfart S, Eschbach S, Kern M: Eight-year outcome of posterior inlay-retained all-ceramic fixed dental prostheses. J Dent 38, 875-881 (2010)

Hickel R, Manhardt J: Review of the clinical survival of direct and indirect restorations in posterior teeth of the permanent dentition. Oper Dent, 29-5, 481-508 (2004)

Kern M: Clinical outcome of all-ceramic restorations. In: Roulet JF, Kappert HF (Hrsg): Statements diagnostic and therapy in dental medicine today and in the future: Quintessence Publ. Co. Ltd, London, 195-208 (2009)

Kern M, Sasse M: Ten-year survival of anterior all-ceramic resin-bonded fixed dental prostheses. J Adhes Dent 13, 407-410 (2011)

Kern M, Sasse M, Wolfart S: Ten-year outcome of three-unit fixed dental prostheses made from monolithic lithium disilicate ceramic. J Am Dent Assoc 143(3), 234-240 (2012)

Klosa K, Wolfart S, Lehmann F, Wenz HJ, Kern M: The effect of storage conditions, contamination modes and cleaning procedures on the resin bond strength to lithium disilicate ceramic. J Adhes Dent 11,127-135 (2009)

Krämer N, Kunzelmann KH, Taschner M, Mehl A, Garcia-Godoy F, Frankenberger R: Antagonist enamel wears more than ceramic inlays. J dent Res 85, 1097-1100 (2006)

Luthardt R, Tinschert J, Pospiech P, Reich S, Kern M: Vollkeramische Restaurationen. Wissenschaftliche Mitteilung der DGZPW. Zahnärztl Mitt 63, 1186-1188 (2009)

Mehl A, Godescha P,Kunzelmann KH, Hickel R.: Randspaltverhalten von Komposit- und Keramikinlays bei ausgedehnten Kavitäten. Dtsch Zahnärztl Z 51, 701-704 (1996)

Mehl A, Kunzelmann KH, Folwaczny M, Hickel R.: Stabilization effects of CAD / CAM ceramic restorations in extended MOD-cavities. J Adhes Dent 6, 239-245 (2004)

Mehl A: CAD/CAM und Keramik. Eine Symbiose der neuen Entwicklungen. Ästhetische Zahnmedizin 7, 260-268 (2004)

Mörmann W, Bindl A: 3D-CAD / CAM für jedermann in Praxis und Labor. ZM 94, Nr. 3, 32-36 (2004)

Otto T, Schneider D: Long-term clinical results of chairside Cerec CAD/CAM inlays and onlays. A case series. Int J Prosthodontics 21, 53-59 (2008)

Pospiech P, Kistler S, Frasch C.: Clinical success of Empress 2 glass ceramic as a bridge material. Glastechn. Ber. Glass Sci Technol 73, 302-309 (2000)

Posselt A; Langzeitverhalten von CAD / CAM-gefertigten Keramikrestaurationen. ZWR 113, 137-144 (2004)

Puschmann D, Wolfart S, Ludwig K, Kern M: Load-bearing capacity of all-ceramic posterio inlay-retained fixed dental prostheses. Eur J Oral Sci 117, 312-318 (2009)

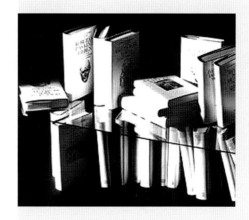

Reich S, Kern M, Luthardt RG, Pröbster L, Tinschert J, Wolfart S, Pospiech P: Klinische Indikation von Kronen und Teilkronen – der geschädigte Zahn. Wissenschaftliche Mitteilung der DGZPW. Dtsch Zahnärztl Z 64, 51-52 (Erratum: 69) (2009)

Reiss B: Clinical results of Cerec inlays in a dental practice over a period of 18 years. Int J Comput Dent 9, 11-22 (2006)

Reiss B, Walther W: Clinical long-term result and 10 year Kaplan-Meier analysis of Cerec restorations. Int J Comp Dent 3, 9-23 (2000)

Valenti M, Valenti A: Retrospective survival analysis of 261 lithium disilicate crowns in a private general practise. Quintessence Int 40(7) 573-579 (2009)

Walther W, Reiss B: Six year survival analysis of Cerec restorations in a private praxis. In: Mörmann, W. (Editor) CAD/CAM in aesthetic dentistry. Chicago: Quintessence 199-204 (1996)

Wiedhahn K, Kerschbaum T, Fasbinder D: Clinical long-term results with 617 Cerec Veneers: a nine year report. Int J Comp Dent 4, 233-246 (2005)

Wolfart S, Eschbach S, Scherrer S, Kern M: Clinical outcome of three-unit lithiumdisilicate glass-ceramic fixed dental prostheses: Up to 8 years results. Dent Mater 25, e63-e71 (2009)

Aluminiumoxid- und Zirkoniumdioxidkeramik

Abou Tara M, Eschbach S, Wolfart S, Kern M.: Zirconia ceramic inlay-retained fixed dental prostheses-first clinical results with a new design. J Dent 39, 208-211 (2011)

Albashaireh ZS, Ghazal M, Kern M: Two-body wear of different ceramic materials opposed to zirconia ceramic. J Prosthet Dent 104, 105-113 (2010)

Beuer F, Fick K, Erdelt KJ, Gernet W: Marginale und innere Passung von CAM-gefrästen Zirkoniumoxid-Einzelkronengerüsten bei unterschiedlichen Präparationswinkeln. Dtsch Zahnärztl Z 58, 517521 (2003).

Beuer F, Gernet W, Edelhoff D, Güth JF, Naumann M: Prospective study of zirconia-based restorations – 3-year clinical results. Quintessence Int 41, 631-637 (2010)

Dimaczek B, Eschbach S, Kern M: Wiederherstellung einer Zirkonoxidkeramikbrücke nach Verblendungsfraktur mittels direkter adhäsiver Befestigung der Frakturscherbe. Quintessenz 60, 33-39 (2009)

Edelhoff D, Weber V: Inlaybrücke mit CAD/CAM-gefertigtem Gerüst aus Zirkoniumdioxidkeramik. Quintessenz Zahntech 27, 91-100 (2004)

Gehaar MS, Passia N, Kern M: Ten-year clinical outcome of three-unit posterior FDPs made from a glass-infiltrated zirconia reinforced alumina ceramic (In-Ceram Zirconia). J Dent 65, 51-55 (2017)

Glaser F, Lüthy H, Kocher P, Schärer P, Gauckler LJ: Vollkeramischer Zahnersatz im Seitenzahnbereich. Quintessenz Zahntech 28, 48-60 (2002)

Literatur
zur Vollkeramik

Fischer H, Weinzierl P, Weber M, Marx R: Bearbeitungsinduzierte Schädigung von Dentalkeramik. Dtsch Zahnärztl Z 54, 484-488 (1999)

Fischer H, Yildirim M, Schmitz F, Marx R: Festigkeitsminderung von Zirkonoxid-Abutments infolge der Bearbeitung? Dtsch Zahnärztl Z 54, 443-445 (1999)

Garvie RC, Hannink RH, Pascoe RT: Ceramic steel? Nature 258, 703-704 (1975)

Ghazal M, Kern M: The influence of antagonistic surface roughness on the wear of human enamel and nanofilled composite resin artificial teeth. J Prosthet Dent 101, 342-349 (2009)

Geis-Gerstorfer J, Fäßler P: Untersuchungen zum Ermüdungsverhalten der Dentalkeramiken Zirkondioxid-TZP und In-Ceram. Dtsch Zahnärztl Z 54, 692-694 (1999)

Hüls A: Zum Stand der klinischen Bewährung infiltrationskeramischer Verblendkronen. Dtsch Zahnärztl Z 50, 674-676 (1995)

Kappert H, Knode H: In-Ceram auf dem Prüfstand. Quintessenz Zahntech 16, 9801002 (1990)

Kappert HF, Knode H, Schultheiss R: Festigkeitsverhalten der In-Ceram-Keramik bei mechanischer und thermischer Wechsellast im Kunstspeichel. Dtsch Zahnärztl Z 46, 129-131 (1991)

Kappert HF, Knipp U, Wehrstein A, Kmitta M, Knipp J: Festigkeit von Zirkonoxid-verstärkten Vollkeramikbrücken aus In-Ceram. Dtsch Zahnärztl Z 50, 683-685 (1995)

Kelly JR, Tesk JA, Sorensen JA: Failure of all-ceramic fixed partial dentures in vitro and in vivo: Analysis and modeling. J Dent Res 74, 1253-1258 (1995)

Kern M: Controlled airborne-particle abrasion of zirconia ceramic restorations. J Prosthet Dent 103, 127-128 (2010)

Luthardt R, Holzhüter M, Sandkuhl O, Herold V, Walter M: Festigkeit und Randzonenschädigung von Zirconia-TZP-Keramik nach simulierter Innenbearbeitung von Kronen. Dtsch Zahnärztl Z 55, 785-789 (2000)

Mehl A: CAD/CAM und Zirkonoxid die Zahnmedizin vor dem Umbruch in ein neues Zeitalter? Dental Zeitung Today 1, 41-42 (2002)

Mehl CJ, Harder S, Kern M, Wolfart S: Patients' and dentists' perception of dental appearance Clin Oral Invest 15, 193-199 (2011)

Mehl CJ, Ludwig K, Steiner M, Kern M.: Fracture strength of prefabricated all-ceramic posterior inlay-retained fixed dental prostheses. Dent Mater 26, 67-75 (2010)

Olsson KG, Furst B, Andersson B, Carlsson GE: A long-term retrospective and clinical follow up study of In-Ceram Alumina FPDs. Int J Prosthodont 16, 150-156 (2003).

Paul SJ, Werder P: Clinical success of zirconium oxide posts with resin composite or glass ceramic cores in endodontically treated teeth: a 4-year retrospective study. Int J Prosthodont 17, 524-528 (2004)

Pospiech P, Rountree P, Nothdurft F: Clinical evaluation of ziconia-based all-ceramic posterior bridges – two-year result. J Dent Res 82, 817-820 (2003)

Pospiech P, Tinschert J; Raigrodski A: Keramik-Vollkeramik Kompendium, 3M Espe (2005)

Pospiech P, Schweiger J, Meinen J: Vom Zirkongerüst zur Lava-Vollkeramik. Dent Lab 1, 59-67 (2002)

Pospiech P: Vollkeramische Klebebrücken – eine substanzschonende Alternative als Ergänzung des vorhandenen Therapiespektrums. DZÄK 59, 69-89 (2000)

Pröbster L: Four-year clinical study of glass-infiltrated, sintered alumina crowns. J Oral Rehabil 23, 147-151 (1996)

Raigrodski AJ, Chiche G, Potiket N, Hochstedler JL, Mohamed SE, Billiot S, Mercante DE: The efficacy of posterior three-unit zirconium-oxide-based ceramic fixed partial dental prostheses – a prospective clinival pilot study. J Prosthet Dent 96, 237-244 (2006)

Rinke S: Vollkeramik – ein Praxiskonzept. ISBN 978-3-86867-049-3 Quintessenz Verlag (2012)

Sax C, Hämmerle CHF, Sailer I: 10-year clinical outcomes of fixed dental prostheses with zirconia frameworks. Int J Computerized Dent 14, 175-177 (2011)

Spur G: Keramikbearbeitung – Schleifen, Honen, Läppen, Abtragen. Carl Hanser Verlag, München – Wien 1989

Tinschert J, Natt G: Oxidkeramiken und CAD/CAM-Technologien. Atlas für Klinik, Labortechnik und Werkstoffkunde. ISBN 978-3-7691-3442-4 Deutscher Ärzte Verlag (2007)

Tinschert J, Natt G, Doose B, Fischer H, Marx R.: Seitenzahnbrücken aus hochfester Strukturkeramik. Dtsch Zahnärztl Z 54, 545-550 (1999).

Tinschert J, Natt G, Mautsch W, Spiekermann H, Anusavice KJ: Marginal fit of all-ceramic fixed partial dentures machined by a CAD/CAM-system. Oper Dent 26, 367-374 (2001)

Tinschert J, Schimmang A, Fischer H, Marx R: Belastbarkeit von zirkonoxidverstärkter In-Ceram Alumina-Keramik. Dtsch Zahnärztl Z 54, 695-699 (1999)

Tinschert J, Zwez D, Marx R, Anusavice KJ: Structural reliability of alumina-, feldspar-, leucite-, mica- and zirconia-based ceramics. J Dent 28, 529-535 (2000)

Tinschert J, Natt G, Latzke P, Schulze K, Heussen N, Spiekermann H: Vollkeramische Brücken aus DC-Zirkon. Ein klinisches Konzept mit Erfolg? Dtsch Zahnärztl. Z 60, 8, 435-445 (2005)

Walter MH, Wolf BH, Wolf AE, Boening KW: Six-year clinical performance of all-ceramic crowns with alumina cores. Int J Prosthodont 19, 162-163 (2006)

Wolfart S, Bohlsen F, Wegner SM, Kern M: A preliminary prospective evaluation of all-ceramic crown-retained and inlay-retained fixed partial dentures. Int J Prosthodont 18, 497-505 (2005)

Wolfart S, Kern M: A new design for all-ceramic inlay-retained FPDs. A report of two cases. Quintessence Int 37, 27-33 (2006)

Literatur
zur Vollkeramik

Wolfart S, Harder S, Eschbach S, Lehmann F, Kern M: Four-year clinical results of fixed dental prostheses with zirconia substructures (Cercon): end abutments vs cantilever design. Eur J Oral Sci 117, 741-749 (2009)

Yang B, Barloi A, Kern M: Influence of air-abrasion on zirconia ceramic bonding using an adhesive composite resin. Dent Mater 26, 44-50 (2010)

Yang B, Lange-Jansen HC, Scharnberg M, Wolfart S, Ludwig K, Adelung R, Kern M: Influence of saliva contamination on zirconia ceramic bonding. Dent Mater 24, 508-513 (2008)

Adhäsivbrücken

Kern M, Sasse M: Ten-year survival of anterior all-ceramic resin bonded fixed dental prostheses, J Adhes Dent, 13, 407-410 (2011)

Kern M: Clinical long-term survival of two-retainer and single-retainer all-ceramic resin-bonded fixed partial dentures. Quintessence Int 36, 141-147 (2005)

Kern M: Adhäsivbrücken. Minimalinvasiv – ästhetisch – bewährt. Quintessenz, Berlin 2017

Kern M: Fifteen-year survival of anterior all-ceramic cantilever resin-bonded fixed dental prostheses. J Dent 56, 133-135 (2017)

Kern M, Passia N, Sasse M, Yazigi C: Ten-year outcome of zirconia ceramic cantilever resin-bonded fixed dental prostheses and the influence of the reasons for missing incisors. J Dent 65, 51-55 (2017)

Kern M: Warum die Schneidezahn-Adhäsivbrücke einflügelig und in Deutschland Regelversorgung wurde. Quintessenz 68, 777–789 (2017)

Sasse M, Kern M: Survival of anterior cantilevered all-ceramic resin-bonded fixed dental prostheses made from zirconia ceramic. J Dent 42, 660-663 (2014)

Sasse M, Kern M: CAD/CAM single retainer zirconia-ceramic resin-bonded fixed dental prostheses – clinical outcome after 5 years. Int J Comput Dent 16, 109-118 (2013)

Sasse M, Kern M: Vollkeramische Adhäsivbrücken – heute. ZMK Magazin 25, 21-28 (2009)

Vollkeramik in der Implantatprothetik

Eschbach S., Ebert A, Hedderich J, Kern M.: Retention von geklebten Zirkonoxidkeramikhülsen auf Titanimplantatpfosten. Implantol 15, 417-426 (2007)

Elsayed A, Wille S, Al-Akhali M, Kern M: Comparison of fracture strength and failure mode of different ceramic implant abutments. J Prosthet Dent 117, 499-506 (2017)

Elsayed A, Wille S, Al-Akhali M, Kern M: Effect of fatigue loading on the fracture strength and failure mode of lithium disilicate and zirconia implant abutments. Clin Oral Implants Res 29, 20–27 (2018)

Harder S, Kern M: Survival and complications of computer aided-designing and computer-aided manufacturing vs. conventionally fabricated implant-supported reconstructions: a systematic review. Clin Oral Implants Res 20, Suppl 4, 48-54 (2009)

Harder S, Wiltfang J, Kern M. Prothetische Versorgung distaler Freiendsituationen mit dentalen Implantaten zur Vermeidung herausnehmbaren Zahnersatzes. Quintessenz 60, 1305-1318 (2009)

Mehl C, Harder S, Wolfart M, Kern M, Wolfart S: Retrievability of implant retained crowns following cementation. Clin Oral Impl Res 19, 1304-1311 (2008)

Wenz HJ, Bartsch J, Wolfart S, Kern M: Osseointegration and clinical success of zirconia dental implants. A systematic review Int J Prosthodont 21, 21-36 (2008)

Wolf D., Bindl A, Schmidlin PR, Lüthy H, Mörmann WH: Strength of CAD/CAM generated esthetic ceramic molar implant crowns. Int J Oral Maxillofac Implants 23(4), 609-617 (2008)

Wolfart S., Brunzel S, Kern M: Strategische Pfeilervermehrung mit Implantaten unter vorhandenen Doppelkronenprothesen. Quintessenz 60, 1053-1059 (2009)

Übersicht zur vollkeramischen Restauration

Guess PC, Schultheis S, Bonfante EA, Coelho PG, Ferencz JL, Silva NR: All-ceramic systems: laboratory and clinical performance. Dent Clin North Am 55, 333-352 (2011)

Befestigungstechnik

Attia A, Kern M: Long-term resin bonded to zirconia ceramic with a new universal primer. J Prosthet Dent 106(5), 319-327 (2012)

Azimian F, Klosa K, Kern M: Evaluation of a new universal primer for ceramics and alloys. J Adesive Dent 14(3), 275-282 (2012)

Brunzel S, Yang B, Wolfart S, Kern M: Tensile bond strength of a so-called self-adhesive resin to dentin. J Adhes Dent 12, 143-150 (2010)

Edelhoff D, Abuzayeda M, Yildirim M, Spiekermann H, Marx R: Adhäsion von Kompositen an hochfesten Strukturkeramiken nach unterschiedlicher Oberflächenbehandlung. Dtsch Zahnärztl Z 55, 617-623 (2000)

Frankenberger R: Zur Dauerhaftigkeit des Dentinverbundes. Dtsch Zahnärztl Z 57, 154-171 (2002). Deutscher Miller-Preis 2001.

Frankenberger R, Kern M: Dentinadhäsive schaffen einen kraftschlüssigen Verbund zur Zahnsubstanz. Dentin adhesives create a positive bond to dental hard tissue. Int J Comp Dent 6, 187-192 (2003)

Literatur
zur Vollkeramik

Frankenberger R, Krämer N, Appelt, A, Lohbauer U, Naumann M, Roggendorf MJ: Chairside vs. labside ceramic inlays: effect of temporary restoration and adhesive luting on enamel cracks and marginal integrity. Dent Mater 27, 892-898 (2011)

Frankenberger R, Reinelt C, Petschelt A, Krämer N: Operator vs. material influence on clinical outcome of bonded ceramic inlays. Dent Mater 25, 960-968 (2009)

Frankenberger R, Strobel WO, Taschner M, Krämer N, Petschelt A: Total Etch vs. Self Etch – Evaluation klassischer Parameter unterschiedlicher Adhäsivsysteme. ZWR 113, 5, 188-196 (2004)

Kern M, Barloi A, Yang B: Surface conditioning influences zirconia ceramic bonding. J Dent Res 88, 817-822 (2009)

Kern M, Blatz M, Sadan A: Adhäsive Befestigung hochfester Vollkeramikrestaurationen. Quintessenz 55, 1, 33-45 (2004)

Kern M: Resin bonding to oxide ceramics for dental restorations. J Adhes Sci Technol 23, 1097-1111 (2009)

Kern M., Eschbach S: Kleben: Neue Wege in der Prothetik. Zahnärztl Mitt 98, 3392-3398 (2008)

Kern M: Bonding to oxide ceramics – laboratory testing versus clinical outcome. Dent Mater 31, 8-14 (2015)

Van Meerbeck B; de Munck J, Yoshida Y, Inoue S, Vargas M, Vijay P, van Landuyt K, Lambrechts P, Vanherle G: Adhäsion an Schmelz und Dentin (Teil 1 und 2). Ästhetische Zahnmedizin, Ausg. 1, Teil 1: 4-18 (2004); Ausg. 2, Teil 2: 95-109 (2004)

CAD/CAM-Technologie:

Arnetzl GV, Kern M: Digitalisierung standardisiert die Prozesskette. ZWR 120, 446-451 (2011)

Arnetzl GV, Kern M: Dental wird digital. Wissen Kompakt 1, 7-14 (2012), Springer Verlag Heidelberg

Ender A, Mehl A: Full arch scan: conventional versus digital impressions – an in-vitro study. Int J Comput Dent 14, 11-21 (2011)

Ender A, Mörmann WH, Mehl A: Efficiency of a mathematical model in generating CAD/CAM partial crowns with natural tooth morphology. Clin Oral Investig 15, 283-289 (2011)

Haller B, Ernst CP, Hugo B, Kunzelmann KH, Merte K, Ott K, Reiss B, Wiedhahn K: Assessment of ceramic restorations according to the Cerec method. Int J Comput Dent 9, 153-155 (2006)

Mehl A, Blanz V: New procedure for fully automatic occlusal surface reconstruction by means of a biogeneric tooth model. Int J Comput Dent 8, 13-25 (2005)

Mehl A, Blanz V, Hickel R: A new mathematical process for the calculation of average form of teeth. J Prosthet Dent 94, 561-566 (2005)

Mehl A, Ender A, Mörmann WH, Attin T.: Accuracy testing of a new intraoral 3d camera. Int J Comput Dent 12, 11-28 (2009)

Mehl A, Litzenburger A, Blanz V.: Funktionelle CAD-Kauflächenrekonstruktion von Inlays und Onlays mit dem biogenerischen Ansatz. Aesth. Zahnmedizin 10, 1, 12-18 (2007)

Mehl A, Kern M.: Nach dem Vorbild der Natur. Automatische Kauflächenrekonstruktion durch intelligente CAD/CAM-Software. ZWR 116, 486-489 (2007)

Mehl A: CAD/CAM und Keramik. Eine Symbiose der neuen Entwicklungen. Aesth. Zahnmedizin 5, 260-267 (2004)

Reiss B: Occlusal surface design with Cerec 3D. Int J Comput Dent 6, 333-342 (2003)

Richter J, Mehl A: Evaluation fort he fully automatic inlay reconstruction by means of the biogeneric tooth model. Int J Comput Dent 9, 101-111 (2006)

Wiedhahn K: The impression-free Cerec multilayer bridge with the CAD-on method. Int J Comput Dent 14, 33-45 (2011)

S3 Leitlinie zu vollkeramischen Kronen und Brücken
Quelle: DGPro, DGZMK et al. (2015)

Beier, US, Kapferer I, Dumfahrt H.: Clinical long-term evaluation and failure characteristics of 1,335 all-ceramic restorations. Int J Prosthodont 25, 70-78 (2012)

Chaar MS, Passia N, Kern M: Ten-year clinical outcome of three-unit posterior FDPs made from a glass-infiltrated zirconia reinforced alumina ceramic (In-Ceram Zirconia). J Dent 43, 512-517 (2015)

Edelhoff, D, Sorensen JA: Tooth structure removal associated with various preparation designs for anterior teeth. J Prosthet Dent 87, 503-509 (2002)

Gehrt M, Wolfart S, Rafai N, Reich S, Edelhoff D: Clinical results of lithium-disilicate crowns after up to 9 years of service. Clin Oral Investig 17, 275-284 (2013)

Harder S, Wolfart S, Eschbach S, Kern M: Eight-year outcome of posterior inlay-retained all-ceramic fixed dental prostheses. J Dent 38, 875-881 (2010)

Kern M: Klinische Langzeitbewährung von zwei- und einflügeligen Adhäsivbrücken aus Vollkeramik. Quintessenz 56, 231-239 (2005)

Kern M: Misserfolge vermeiden – adäquate Retentions- und Widerstandsform von Brückenpfeilern. Quintessenz 62, 1017-1023 (2011)

Kern M, Sasse M: Ten-year survival of anterior all-ceramic resin-bonded fixed dental prostheses. J Adhes Dent 13, 407-410 (2011)

Kern M, Sasse M, Wolfart S: Ten-year outcome of three-unit fixed dental prostheses made from monolithic lithium disilicate ceramic. J Am Dent Assoc 143, 234-240 (2012)

Literatur
zur Vollkeramik

Kern M, Passia N, Sasse M, Yazigi C: Ten-year outcome of zirconia ceramic cantilever resin-bonded fixed dental prostheses prostheses and the influence of reasons for missing incisors. J Dent 65, 51-55 (2017)

Marquardt P, Strub JR: Survival rates of IPS empress 2 all-ceramic crowns and fixed partial dentures: results of a 5-year prospective clinical study. Quintessence Int 37, 253-259 (2006)

Olsson KG, Furst B, Andersson B, Carlsson GE: A long-term retrospective and clinical follow-up study of In-Ceram Alumina FPDs. Int J Prosthodont 16, 150-156 (2003)

Pjetursson BE, Tan WC, Tan K, Brägger U, Zwahlen M, Lang NP: A systematic review of the survival and complication rates of resin-bonded bridges after an observation period of at least 5 years. Clin Oral Implants Res 19, 131-141 (2008)

Raigrodski AJ, Yu A., Chiche GJ, Hochstedler JL, Mancl LA, Mohamed SE: Clinical efficacy of veneered zirconium dioxide-based posterior partial fixed dental prostheses: fiveyear results. J Prosthet Dent 108, 214-222 (2012)

Rinke S, Tsigaras A, Hüls A, Roediger M: An 18-year retrospective evaluation of glassinfiltrated alumina crowns. Quintessence international 42, 625-633 (2011)

Rinke S, Gersdorff N, Lange K, Roediger M: Prospective evaluation of zirconia posterior fixed partial dentures: 7-year clinical results. Int J Prosthodont 26, 164-171 (2013)

Sailer I, Bonani T, Brodbeck U, Hammerle CH: Retrospective Clinical Study of Single-Retainer Cantilever Anterior and Posterior Glass-Ceramic Resin-Bonded Fixed Dental Prostheses at a Mean Follow-up of 6 Years. Int J Prosthodont 26, 443-450 (2013)

Sasse M, Kern M: CAD/CAM single retainer zirconia-ceramic resin-bonded fixed dental prostheses: clinical outcome after 5 years. Int J Comput Dent 16, 109-118 (2013)

Sasse M, Kern M: Survival of anterior cantilevered all-ceramic resin-bonded fixed dental prostheses made from zirconia ceramic. J Dent 42(6), 660-663 (2014)

Sax C, Hammerle CH, Sailer I: 10-year clinical outcomes of fixed dental prostheses with zirconia frameworks. Int J Comput Dent 14, 183-202 (2011)

Schmitt J, Goellner M, Lohbauer U, Wichmann M, Reich S: Zirconia posterior fixed partial dentures: 5-year clinical results of a prospective clinical trial. Int J Prosthodont 25, 585-589 (2012)

Schmitter M, Mussotter K, Rammelsberg P, Gabbert O, Ohlmann B: Clinical performance of long-span zirconia frameworks for fixed dental prostheses: 5-year results. J Oral Rehabi (2012)

Schmitter M, Boemicke W, Stober T: Bruxism in prospective studies of veneered zirconia restorations – a systematic review. Int J Prosthodont 27(2), 127-133 (2014)

Silva N, Valverde GB, Coelho CP, Powers JM, Farah JW: Comparative reliabiltiy analyses of zirconium oxid and lithium disilicate restorations in vitro and in vivo. Am Dent Assoc 142, supp 2, 4s-9s (2011)

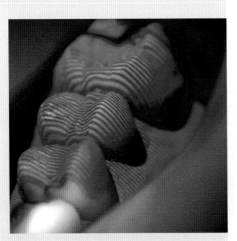

Streifenlichtprojektion des optoelektronischen Triangulations-Scanners als Reproduktionsmatrix der intraoralen Abformung.
Abb. Ender

Ziel und Aufgabe der Arbeitsgemeinschaft für Keramik in der Zahnheilkunde e.V. ist, die Vollkeramik im Bereich der Zahnerhaltung und Prothetik zu fördern und sie als adäquate und bewährte Therapielösung sowohl in der Fachwelt als auch in der Öffentlichkeit zu vertreten.

Die Arbeitsgemeinschaft Keramik unterstützt die defektorientierte und substanzschonende Behandlung als Therapielösung für die Restauration behandlungsbedürftiger Zähne. In diesem Zusammenhang kooperiert sie mit der DGZMK, Deutsche Gesellschaft für Zahn-, Mund- und Kieferheilkunde e.V., mit der DGCZ, Deutsche Gesellschaft für Computergestützte Zahnheilkunde e.V., mit der DGZ, Deutsche Gesellschaft für Zahnerhaltung e.V., mit der DGÄZ, Deutsche Gesellschaft für Ästhetische Zahnheilkunde e.V., mit der DGPro, Deutsche Gesellschaft für Prothetische Zahnmedizin und Biomaterialien e.V. und anderen wissenschaftlichen Fachgesellschaften im In- und Ausland.

Im klinischen Teil hat sich die Arbeitsgemeinschaft Keramik zum Ziel gesetzt, die Therapie mit Keramik durch wissenschaftlich fundierte und praxisgerechte Informationen für Zahnärzte auf eine breite Basis zu stellen. Damit soll eine dauerhafte, ästhetische, biologisch verträgliche und wirtschaftliche Versorgung defekter Zähne sichergestellt werden. Ein wissenschaftlicher Beirat überwacht die strategische Ausrichtung der Arbeitsgemeinschaft Keramik, prüft die inhaltliche Richtigkeit ihrer Aussagen und vertritt sie zudem in der Öffentlichkeit und gegenüber der Fachwelt.

Seit 1999 schreibt der wissenschaftliche Beirat alljährlich den „Forschungspreis Vollkeramik" der Arbeitsgemeinschaft aus und entscheidet über die Preisvergabe. Die Mitglieder des wissenschaftlichen Beirats stehen zudem den Gesundheitsbehörden und Medien als Ansprechpartner für fachliche Beiträge zur Verfügung und liefern fach- und sachkundige Informationen aus erster Hand zu Themen wie:

- aktueller Stand restaurativer Behandlungsmethoden in der Zahnmedizin,

- Möglichkeiten der Versorgung mit keramischen Werkstoffen,

- Ergebnisse des im Rahmen der AG Keramik organisierten Qualitätssicherungsprojekts für niedergelassene Zahnärzte CSA

- Behandlungssicherheit für die Patienten,

- Ästhetik und biologische Verträglichkeit von Keramik.

Aus der Praxis
für die Praxis

Ceramic Success Analysis CSA: „Habe ich denn alles richtig gemacht?"

Der Weg zum gesicherten klinischen Erfolg mit keramischen Restaurationen in Ihrer eigenen Praxis

Dieses Projekt der AG Keramik setzt neue Maßstäbe für die klinische Sicherheit im Praxisalltag. Sie dokumentieren, welche Art der Versorgung Sie mit welchen Materialien und welchem klinischen Vorgehen einsetzen. Wir vergleichen Ihre Vorgehensweise mit mehr als 10.000 Einsetzprotokollen aus 250 teilnehmenden Zahnarztpraxen. Dank der grafischen Aufarbeitung können Sie Ihr spezifisches klinisches Behandlungsschema im Vergleich betrachten und mühelos individuelle Besonderheiten und Abweichungen erkennen. In der Folge berichten Sie über den weiteren klinischen Verlauf Ihrer Behandlung: Dazu genügt es, die Ergebnisse der regulären Kontroll- bzw. Routineuntersuchungen oder die Behandlung eines Ereignisses des betreffenden Zahnes zu erfassen und zu dokumentieren. Wir vergleichen Ihre Behandlungs-

Diagramm Einsetzuntersuchung

eigene Fälle (n = 50): mehrfarbig   Vergleichsgruppe (n = 10.000): blau

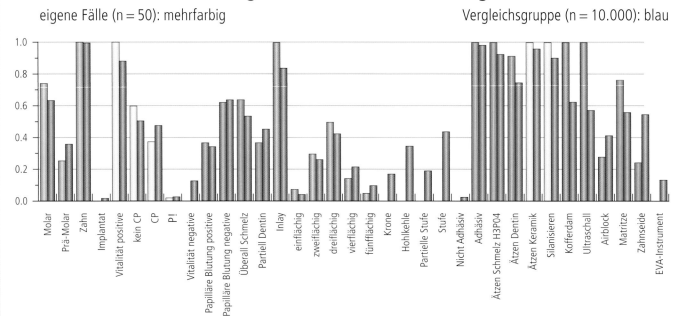

Vergleich der eigenen Einsetztechnik mit der Gesamtgruppe.
Abb.: Reiss

ergebnisse mit denen Ihrer Kollegen und werten sie sowohl grafisch als auch mithilfe statistischer Analysen aus. Der Zahnarzt, häufig „Einzelkämpfer" in seinem Praxisalltag, kann durch die Teilnahme an der CSA-Studie mit einer klinischen Dokumentation sein individuelles Behandlungskonzept überprüfen – nicht spekulativ, sondern durch den direkten Vergleich mit Daten aus mehr als 250 Zahnarztpraxen.

Das CSA wurde vor mehr als 18 Jahren für Cerec-Anwender ins Leben gerufen. Dank der Unterstützung durch die AG Keramik steht es heute auf einer breiteren, internationalen Basis und umfasst alle vollkeramischen Zahnversorgungen. Dieses Projekt dient nicht nur dazu, individuell relevante Praxiskriterien zu erkennen und in der Praxis mit keramischen Restaurationen sicherer umzugehen. Es dokumentiert auch die Langzeitbewährung bei korrektem klinischen Vorgehen. Durch die individuelle Aufarbeitung für jede Einzelpraxis erhält die viel zitierte „evidence based dentistry" eine neue Dimension. Die über einen langen Zeitraum

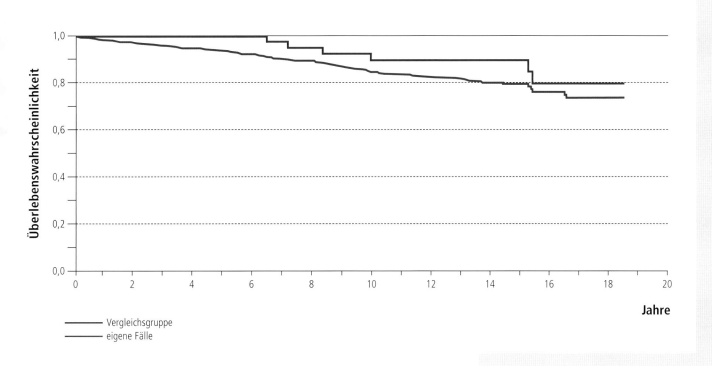

Kaplan-Meier-Analyse:
Konfidenzintervall bis 18 Jahre.
Vergleich Praxis XY mit der Gesamtgruppe.
Abb.: Reiss

Aus der Praxis für die Praxis

(mehr als 18 Jahre) stetig angewachsene Datenbasis (mehr als 8.000 Nachuntersuchungen) ermöglicht eine gesicherte Indikationsempfehlung und Therapie-Evaluation.

Für den einzelnen Teilnehmer ist der Zeitaufwand gering und delegierbar. Die Dateneingabe erfolgt online unter: www.csa-online.net oder manuell auf dem Papierweg.

Konkret sieht der Ablauf folgendermaßen aus:

1. Befunderhebung und Einsetzprotokoll
2. Vergleich des klinischen Vorgehens
3. Nachuntersuchung
4. Analyse der klinischen Ergebnisse aus der eigenen Praxis
5. Bewertungen und Empfehlungen durch übergreifende Analyse aller Praxen

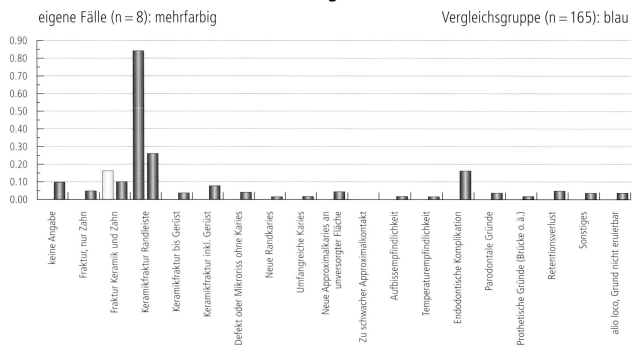

Misserfolg/Ursache

eigene Fälle (n = 8): mehrfarbig   Vergleichsgruppe (n = 165): blau

Individualisierte Analyse der Misserfolge Praxis XY.
Abb.: Reiss

Ad 1: Der Zahnarzt erstellt ein Einsetzprotokoll mit dem Ausgangsbefund, dem klinischen Vorgehen und den verwendeten Materialien. Drop down-Menüs erleichtern die Eingabe und stellen eine Standardisierung sicher. In dieser eigenen Online-Datenbank kann jeder Teilnehmer Voreinstellungen machen und den Eingabeaufwand bei konstant gleichem Vorgehen minimieren.

Ad 2: Bereits nach der ersten Eingabe kann der Zahnarzt anhand tabellarischer und grafischer Darstellungen sein eigenes Vorgehen mit dem „Durchschnittsvorgehen" aller anderer Kollegen vergleichen. Aktuell umfasst die Datenbasis mehr als 10.000 Einsetzprotokolle von mehr als 250 Behandlern. Damit ergeben sich erste vergleichende Hinweise zum eigenen klinischen Procedere. Sowohl die individuellen Praxisdaten als auch die Durchschnittswerte sind in anonymisierter Form dargestellt. Einzeldaten wie z. B. klinische Ausgangssituation,

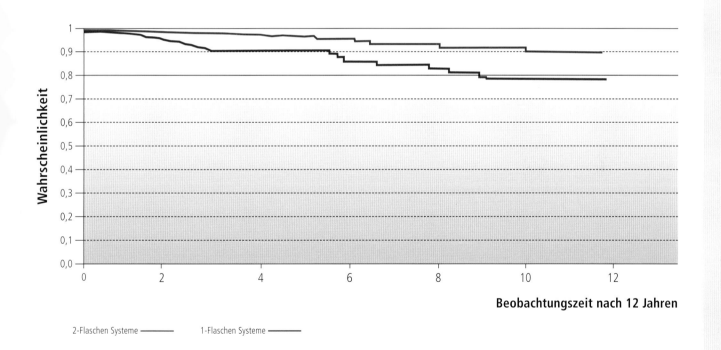

Langzeitvergleich Dentinadhäsiv:
2-Flaschen Systeme vs. 1-Flaschen-System
Abb.: Reiss

Aus der Praxis
für die Praxis

klinisches Vorgehen, besondere Maßnahmen, Größe der Restauration und Zahntyp sind in farblich getrennte Gruppen untergliedert. Besonders auffällige Unterschiede zwischen Individualdaten und Mittelwert werden kommentiert. Jeder Teilnehmer erhält zudem einmal jährlich ein individualisiertes Feedback. Bei Rückfragen ist selbstverständlich auch ein direkter Kontakt mit der AG Keramik möglich.

Ad 3: Die Ergebnisse der Nachuntersuchungen können online eingegeben werden. Dabei werden Parameter erfasst, die auch im Rahmen einer normalen Routineuntersuchung erhoben werden: Kariesdiagnostik, Randkontrolle, Vitalitätstest und Erhebung des Papillenblutungsindex. Ereignisse, Komplikationen, therapeutische Nacharbeit oder Misserfolge werden gesondert erfasst. Die Nachuntersuchungsergebnisse müssen nicht am selben Tag online eingegeben werden. Die Eingabe der Daten kann auch gebündelt, in spezifischen Zeitabständen erfolgen.

Ad 4: Die Ergebnisanalyse ist als Grafik aufgearbeitet sofort online verfügbar. Neben den Tabellen ist dabei die Kaplan-Meier-Darstellung besonders aussagekräftig; sie zeigt das Erfolgsergebnis der eigenen Praxis im Vergleich mit der Gesamtgruppe direkt an – ein in der Zahnmedizin einmaliges Werkzeug.

Die bisher durchgeführten Nachuntersuchungsanalysen ergeben durchwegs hervorragende klinische Ergebnisse. Diese Resultate dienen den CSA-Teilnehmern als Feedback für ihren kompetenten Umgang mit dem klinischen Procedere; sie bieten ihnen zugleich auch die Möglichkeit, individuelle Besonderheiten der eigenen Praxis im Vergleich zum Durchschnitt der anderen Kollegen zu erkennen und daraus eventuell Anregungen für effizientere Vorgehensweisen abzuleiten.

Beispielsweise Praxis XY: Mit 4 Misserfolgen zählt der Behandler zu den Risikozahnärzten (50 Prozent der Misserfolge konzentrieren sich auf 6 Prozent der Teilnehmer). Dennoch ist das Gesamtresultat klinisch gut.

Eine genauere Analyse zeigt, dass Frakturen die Hauptursache für Misserfolge sind, besonders im Bereich der Randleiste. Dort war die Abweichung zum durchschnittlichen Misserfolgsmuster enorm. Daraus ergaben sich folgende Empfehlungen: akribischere Überprüfung der Artikulationsbewegungen als bisher, um Frühkontakte oder Balancen zu entfernen und besonderer Augenmerk auf die Politur oder eventuell Nachbrand nach der Einprobe an diesen frakturempfindlichen Stellen.

Ad 5: Des Weiteren kann man aus den Misserfolgen wichtige Rückschlüsse sowohl für die Indikation als auch für die Therapie ziehen. Die meisten Misserfolge traten an avitalen Zähnen auf; Frakturen waren die Hauptursache und es bestand eine Häufung solcher Fälle in einzelnen Praxen.

Auch die allgemeinen Therapieempfehlungen werden fundierter. Unsere Metaanalysen basieren auf Daten von mehr als 8.000 Zähnen und aus der Praxis gewonnenen Langzeitergebnissen. Riskante Indikationsstellungen, techniksensitive Vorgehensweisen und Materialbesonderheiten werden auf diesem Weg erkannt: nicht nur „aus dem Bauch heraus" oder spekulativ, sondern belegbar und mit direkter praktischer und klinischer Konsequenz. Viele der Aussagen dieses Buches wurden durch CSA praxisvalidiert. Ein Beispiel hierfür ist die momentane Langzeitüberlegenheit der 2-Flaschen Dentinadhäsiv-Systeme bei der adhäsiven Eingliederung keramischer Restaurationen.

Das durchwegs positive Feedback der derzeit über 250 Teilnehmer bestätigt die große Relevanz der Auswertungen und Ergebnisse für die Praxis.

Anmelden unter www.csa-online.net – registrieren – Daten eingeben – Ergebnisse erhalten. All das geschieht im kollegialen Vergleich und dabei völlig anonym, freiwillig und auf internationaler Ebene.

Es ist ein gutes Gefühl, zu wissen, was man wirklich tut und was tatsächlich dabei herauskommt.

Dr. Bernd Reiss

Bei Interesse an der CSA-Studie wenden Sie sich an:

Arbeitsgemeinschaft Keramik
Postfach 11 60, 76308 Malsch, Deutschland
Tel.: (07 21) 945 2929, Fax 945 2930
eMail: info@ag-keramik.de
oder einfach im Internet www.csa-online.net

Literatur:

Collares K, Correa MB, Laske M, Kramer E, Reiss B, Morares RR, Huysmans MC: A practice-based research network on the survival of ceramic inlay/onlay restorations. Dent Mater 2016; 32(5): 687-694

Mattmüller A: Navigation führt zum klinischen Erfolg. Niedergelassene Zahnärzte vergleichen Behandlungsdaten. CSA-Studie seit 15 Jahren ein praktischer Ratgeber. ZWR 2014; 123(4): 166-171

Otto T: Up to 27-years clinical long-term results of chairside Cerec 1 CAD/CAM inlays and onlays. Int J Comput Dent 2017; 20(3): 315-329

Reiss B: CSA – the online portal for detemining the clinical standing of ceramic restorations in practice. CSA – Das Online-Portal zur klinischen Standortbestimmung bei keramischen Restaurationen in der Praxis. Int J Comput Dent 2011; 14: 243-253

Reiss B: 10 Jahre Ceramic Success Analysis (CSA). Zahnärztl Mitteil 2008; 98, 2: 36-38

Reiss B: Clinical results of Cerec inlays in a dental practice over a period of 18 years. Int J Comput Dent 2006; 9: 11-22

Forschungs-, Förder- und Videofilm-Preise der AG Keramik

Forschungspreis Vollkeramik dokumentiert den Fortschritt

Die Arbeitsgemeinschaft für Keramik in der Zahnheilkunde e.V. (AG Keramik) tritt seit dem Jahr 2001 mit der Ausschreibung des „Forschungspreises Vollkeramik" an die Fachwelt heran. Der Preis motiviert Wissenschaftler, Zahnärzte und Laborleiter und besonders interdisziplinäre Teams, Manuskripte bzw. Studien zur vollkeramischen Restaurationen einzureichen.

Im Rahmen des Themas werden klinische Untersuchungen angenommen, die auch die zahntechnische Ausführung im Labor umfassen können. Deshalb ist auch die Teilnahme ausführender Zahntechniker als Mitglieder von Arbeitsgruppen vorgesehen. Materialtechnische Untersuchungen mit Vollkeramiken sind ebenfalls im Fokus der Ausschreibung. Ferner werden klinische Arbeiten geschätzt, die sich mit der computergestützten Fertigung (CAD/CAM) und Eingliederung von vollkeramischen Kronen, Brückengerüsten und Implantat-Suprakonstruktionen befassen.

In der alljährlichen Ausschreibung zum Forschungspreis werden wissenschaftliche Arbeiten und klinische Untersuchungen angenommen. Die einzureichenden Arbeiten können folgende Inhalte haben:

- Defektorientierte Behandlung für den Einsatz vollkeramischer Werkstoffe,
- Darstellung von Risikofaktoren mit Keramikwerkstoffen und Befestigungssystemen,
- Erfahrungen mit adhäsiven Verfahren,
- Bearbeitungstechniken verschiedener Keramiken – auch CAD/CAM, – Untersuchungen über das Langzeitverhalten,
- Evaluation für eine praxisgerechte Umsetzung.

Die Arbeit wird vom unabhängigen, wissenschaftlichen Beirat der AG Keramik bewertet. Die Initiatoren der Ausschreibung begrüssen insbesondere die Bewerbung von Nachwuchswissenschaftlern. Der Forschungspreis wird verliehen im Rahmen des alljährlich stattfindenden Keramik-Symposiums. Die Publikation der Preisträger-Arbeit in einem englischsprachigen Fachjournal wird unterstützt.

Weitere Informationen stehen auch im Internet unter www.ag-keramik.de

Förderpreis „Das digitale Wachsmesser" für zahntechnische Arbeiten

Zahnmedizin und Zahntechnik ohne Computerunterstützung sind heute nicht mehr vorstellbar. Die abdruckfreie Praxis, die virtuelle Konstruktion, der Austausch von Datensätzen und die Auswahl geeigneter Hochleistungskeramiken haben Praxis und Labor noch näher zusammen gerückt, den Workflow verkürzt.

Mit dem Förderpreis „Das digitale Wachsmesser" tritt die AG Keramik an die zahntechnische Fachwelt mit der Einladung heran, Publikationen zum Thema „Vollkeramik in der Zahntechnik" einzureichen. Die Jury des Förderpreises motiviert Laborleiter, Zahntechnikermeister, Zahntechniker und interdisziplinäre Arbeitsgruppen, innovative Arbeiten vorzustellen. Im Rahmen des Themas werden Manuskripte angenommen, die die zahntechnische Planung und Ausführung im Labor umfassen. Hierbei soll auch die klinische Anforderung und ggfs. die Wirtschaftlichkeit der Restauration beleuchtet werden. Die Beschreibung der klinischen Situation und der therapeutischen Versorgung kann unter Beteiligung des Zahnarztes erfolgen. Auch materialtechnische Untersuchungen mit Vollkeramiken sind im Fokus der Ausschreibung. Näheres unter www.ag-keramik.de

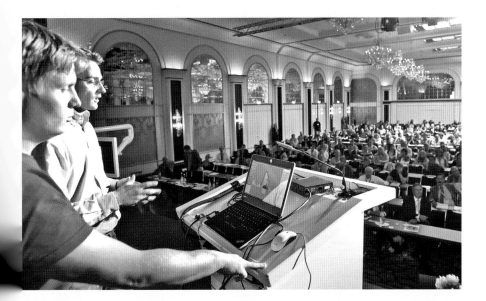

Die Preisträger werden auf Keramiksymposien und
Fachveranstaltungen vorgestellt und geehrt.
Foto: AG Keramik

Forschungs-, Förder- und Videofilm-Preise der AG Keramik

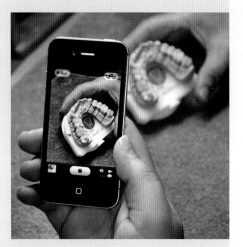

Die Herstellung eines Videos kann mit einfachen Mitteln geschehen. Auf die Filmregie kommt es an.
Quelle: AG Keramik / Weber

Filmpreis der AG Keramik: Videos bringen die Praxis näher

Tipps und Tricks rund um die vollkeramische Restauration, mit Video in Klinik, Praxis und ZT-Labor aufgenommen – das kann Zahnärzten und Zahntechnikern sowie interdisziplinären Teams gut dotierte Auszeichnungen durch die AG Keramik bringen.

Die schnelle Verbreitung von Videofilmen mit fachlichen Botschaften wird von der Arbeitsgemeinschaft unterstützt. Aufgerufen sind alle Behandler und Verarbeiter von Vollkeramik, ihre Videos für das Filmfestival der AG Keramik einzureichen. Erwünscht sind 3-minütige Filme zur vollkeramischen Zahnversorgung mit Kommentierung (Ton), die die Arbeitsschritte sowie besondere Vorgehensweisen (Tipps & Tricks) darstellen. Das Video kann den zahnärztlichen als auch den zahntechnischen Wirkungsbereich zeigen.

Die Jury, d.h. der wissenschaftliche Beirat der AG Keramik sowie ZT-Fachleute bewerten die eingereichten Filme. Die prämierten Videoclips werden auf der Website der AG Keramik, auf dem alljährlichen Keramiksymposium und in einem Wissenschaftsportal dem Publikum vorgestellt. Näheres unter www.ag-keramik.de

Über diese QR-Codes gelangen Sie auf prämierte Videofilme auf YOUTUBE sowie auf die Ausschreibungs-Plattform der AG Keramik.

Urheber- und Kennzeichenrecht

In diesem Buch werden Produkte genannt, deren Verwendung mit den Herstellern vereinbart wurden. Alle genannten Produkte sind eingetragene Warenzeichen ihrer jeweiligen Eigentümer und ggf. nicht gesondert gekennzeichnet; sie unterliegen uneingeschränkt den Bestimmungen des jeweils gültigen Kennzeichenrechts und den Besitzrechten der eingetragenen Eigentümer. Allein aufgrund der bloßen Nennung ist nicht der Schluss zu ziehen, dass Markenzeichen nicht durch Rechte Dritter geschützt sind. Eigentümer der folgenden Produktmarken sind:

Warenzeichen	Warenzeichen-Inhaber
Adper™	
Prompt L-Pop™	
Lava™	
Lava™ Plus	
Lava™ Ultimate	
RelyX™ Unicem	
Ketac™	
Scotchbond™ Universal	
Sof-Lex™	
3M Lava™ Esthetic	
3M True Definition Scanner	3M Deutschland
iTero®	Align Technology
A.R.T. Bond™	
BRILLIANT Crios®	
BRILLIANT EverGlow®	Coltène / Whaledent
Calibra®	
Celtra®	
Cercon®	
Prime&Bond®	
Xeno®	
Bluecam®	
Cerec®	
inLab®	
inCoris®	
inEos®	
inFire®	
Omnicam®	
ScanPost®	
TiBase®	Dentsply Sirona

Warenzeichen und Schutzrecht-Inhaber

Warenzeichen	Warenzeichen-Inhaber
GLUMA®	Kulzer / Mitsui Chemical Group
Heliobond®	
IPS e.max CAD®	
IPS e.max Press®	
IPS e.max ZirCAD®	
IPS Empress CAD®	
IPS Empress Cosmo®	
Monobond®	
Multilink®	
OptraFine®	
Syntac®	
Tetric®	Ivoclar Vivadent
KaVo ARCTICA®	
KaVo Everest®	KaVo
Occlubrush®	
TempBond® Clear	Kerr
Clearfil®	
Panavia®	Kuraray
Procera®	
Laminates®	Nobel Biocare
VITA ENAMIC®	
VITABLOCS® TriLuxe forte	
Vita YZ® Solutions	
VITABLOCS RealLife®	
VITA SUPRINITY® PC	
VITABLOCS® Mark II	
VITAPAN®	VITA Zahnfabrik
LuxaCam®	
PermaCem	DMG
n!ce™	
zerion®	
Straumann® PURE Ceramic Implant	
Straumann® SLA® surface	
Straumann® ZLA® surface	Straumann

Danksagung

Die Arbeitsgemeinschaft für Keramik in der
Zahnheilkunde e.V. als Initiator
dieses Handbuches dankt den Autoren

Prof. Dr. Florian Beuer, Berlin
Prof. Dr. Roland Frankenberger, Marburg
Manfred Kern, Wiesbaden
Prof. Dr. Matthias Kern, Kiel
Prof. Dr. Ralf-Joachim Kohal, Freiburg
Prof. Dr. Karl-Heinz Kunzelmann, Erding
Prof. Dr. Dr. Albert Mehl, CH-Zürich
Prof. Dr. Peter Pospiech, Berlin
Dr. Bernd Reiss, Malsch
Dr. Klaus Wiedhahn, Buchholz

für die Erarbeitung des Manuskriptes und die
Auswahl des Bildmaterials –
sowie den Autoren und Mitgliedern des
Kuratoriums der AG Keramik

Prof. Dr. Florian Beuer, Berlin
Dr. Armin Bock, Seefeld
Jürgen Dettinger, Ellwangen
Hartmut Kimmich, Bad Säckingen
Peter Kleefuß, Freiburg
Prof. Dr. Ulrich Lohbauer, Erlangen
Britta Meister-Petuker, Hamburg
Reinhard Pieper, Bensheim
Dr. Frank Pfefferkorn, Konstanz
Claus Pukropp, Bad Säckingen
Dr. Birgit Renggli, CH-Basel
Dr. Wilhelm Schneider, Frankfurt/Main
Dr. Peter Schubinski, München
Alexandra Stüben, Hamburg
Cornel Weber, Owingen
Jörg Weis, CH-Altstätten
Sonja Zander, CH-Altstätten

für die fachliche Unterstützung bei der Konzeption
und Herstellung dieser Publikation.

Ebenso sei folgenden Bildautoren
und Unternehmen für die Überlassung
der Abbildungen gedankt:

Holger Bellmann, Rastede
PD Dr. Andreas Bindl, CH-Zürich
Dr. Urs Brodbeck, CH-Zürich
Dr. Alessandro Devigus, CH-Bülach
Prof. Dr. Daniel Edelhoff, München
Prof. Dr. Claus-Peter Ernst, Mainz
Dr. Andreas Ender, CH-Zürich
Prof. Dr. Roland Frankenberger, Marburg
Rafael Gerhard, Kiel
Russel A. Giordano, Boston USA
PD Dr. Martin Groten, Reutlingen
Dr. Jan Hajtò, München
Peter Hirschfeld, Jever
Gert B. Huiss, Augsburg
Prof. Dr. Matthias Kern, Kiel
Dieter Knappe, Schweigen-Rechtenbach
Prof. Dr. Ralf-Joachim Kohal, Freiburg
Michael Kolbach, Hofheim
Dr. Florian Krekel, München
Prof. Dr. Karl-Heinz Kunzelmann, Erding
Prof. Dr. Hans C. Lauer, Frankfurt/Main
Dr. Michael Leistner, Merzhausen
Prof. Dr. Ulrich Lohbauer, Erlangen
Prof. Dr. Dr. Albert Mehl, CH-Zürich
Dr. Gunnar Meyer, Kiel
Peter Neumann, Berlin
Prof. Dr. Peter Pospiech, Würzburg
Prof. Dr. Lothar Pröbster, Wiesbaden
Prof. Dr. Sven Reich, Aachen
Kurt Reichel, Hermeskeil
Dr. Sven Rinke, Hanau
PD Dr.-Ing. Martin Rosentritt, Regensburg
PD Dr. Susanne Scherrer, Genf
Dipl.-Stom. Oliver Schneider, Zwickau
Stefan Schunke, Forchheim
Josef Schweiger, Bergen
Jürgen Seger, FL-Schaan
Prof. Dr. Jürgen Tinschert, Aachen
Dr. Klaus Wiedhahn, Buchholz
Prof. Dr. Stefan Wolfart, Aachen
Dr. Moritz Zimmermann, CH-Zürich

3M   Ivoclar Vivadent
COLTENE   Straumann
Dentsply Sirona   VITA Zahnfabrik
DMG